W0395400

Mosaik
bei GOLDMANN

Buch

Aufgrund ihrer langjährigen Erfahrung rund um das Thema Fitneß haben die Autoren ein ausgewogenes Trainingsprogramm entwickelt, das äußerst wirkungsvoll ist und trotzdem keinen extremen Aufwand erfordert. Die Übungen sind so aufgebaut, daß jeder selbst bestimmen kann, wie sehr er sich verausgaben will. Das Programm besteht aus drei Elementen: dem Stretching, das für Beweglichkeit sorgt, dem Krafttraining, das den Körper stärkt, und dem Ausdauertraining, das den Kreislauf in Schwung bringt.

Autoren

Bob Anderson ist der weltweit bekannteste Stretching-Experte.
Bill Pearl ist Bodybuilder. Er wurde zum Mr. America und viermal zum Mr. Universum gekürt.
Ed Bruke führte als technischer Direktor und Leiter des Zentrums für Wissenschaft, Medizin und Technologie des US-Radsportverbands die Amerikaner zu sensationellen Olympia-Erfolgen.

Von Bob Anderson ist bei Goldmann außerdem erschienen:
Stretching (13910)

BOB ANDERSON
ED BURKE · BILL PEARL

Fitness-Basics

Stretching
Krafttraining
Ausdauertraining

Aus dem Amerikanischen
von Ulrike Poyda

Mosaik
bei GOLDMANN

Umwelthinweis:
Alle bedruckten Materialien dieses Taschenbuches
sind chlorfrei und umweltschonend.

Genehmigte Taschenbuchausgabe April 2000
Wilhelm Goldmann Verlag, München
in der Verlagsgruppe Bertelsmann GmbH
© der deutschen Ausgabe 1997 by Oesch Verlag, Zürich
© der Originalausgabe 1994 by Robert A. Anderson, Bill Pearl
and Shelter Publications, Inc., Bolinas, California, USA
Illustrationen: Jean Anderson
Umschlaggestaltung: Design Team München
unter Verwendung folgender Fotos:
Umschlag: The Stock Market, Rob Lewine
Umschlaginnenseiten: Bavaria/TCL
Druck: Presse-Druck Augsburg
Verlagsnummer: 13947
Kö · Herstellung: Max Widmaier
DTP: Martin Strohkendl
Made in Germany
ISBN 3-442-13947-3

1 3 5 7 9 10 8 6 4 2

Inhalt

Kurze Einführung

Wir drei zusammen vereinen 90 Jahre Erfahrung in drei verschiedenen Fitneßbereichen:

- Bob beim Stretching
- Bill beim Krafttraining
- Ed beim aeroben Ausdauertraining

Wir haben mit Tausenden von Leuten gearbeitet, ob im Einzeltraining oder im Rahmen von Vorträgen und Workshops mit Gruppen.

Wir haben das Kommen und Gehen von Modeerscheinungen miterlebt. Inzwischen meinen wir zu wissen, was funktioniert und was nicht. Wir haben festgestellt, daß die Trainingsprogramme und »Fitneßrezepte« der letzten zwanzig Jahre für die meisten Menschen nicht taugen. (Meistens waren die Standards für den Durchschnittssportler zu hoch angesetzt.)

Ebenso haben wir verfolgt, wie sich in den letzten Jahren die Philosophie des »mäßigen« Trainings immer mehr durchsetzte.

Unserer Ansicht nach sind heute durchdachte, ausgewogene Trainingsprogramme gefragt, die

- keine zu extreme Belastung erfordern,
- sich anhand einer Skizze veranschaulichen lassen,
- es jedem einzelnen überlassen, inwieweit er sich verausgaben will,
- auch in einem vollen Terminkalender noch Platz finden.

So haben wir uns entschlossen, unsere Erfahrungen zu bündeln, um Sie, lieber Leser/liebe Leserin, in diesem Buch auf einen Weg zu lenken, der Ihnen langsam, aber sicher für den Rest Ihres Lebens zu

- einem ausdauernden Herz-Kreislauf-System,
- mehr Kraft sowie
- besserer Beweglichkeit

verhilft.

Lassen Sie es auf einen Versuch ankommen.

Wir wünschen Ihnen dabei Entspannung und viel Vergnügen.

Bob Anderson *Bill Pearl* *Edmund R. Burke*

Grundelemente

Vereinfacht ausgedrückt, geht es hier um drei Grundelemente:

Stretching

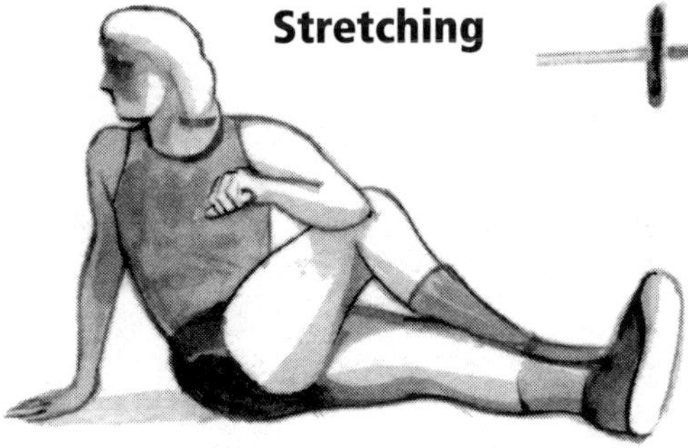

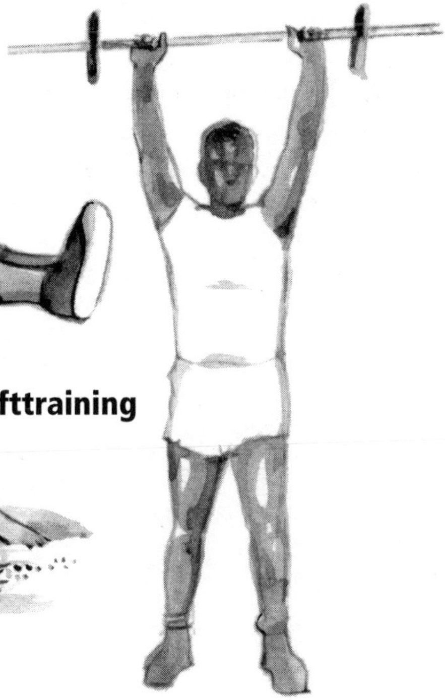

Krafttraining

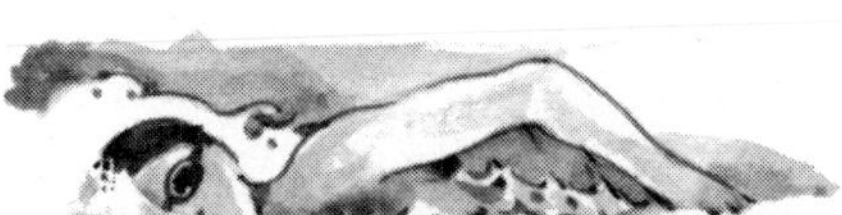

Ausdauertraining

- **Stretching** sorgt für Beweglichkeit und Gelenkigkeit.
- **Krafttraining** macht Sie »stark«.
- **Ausdauertraining** stärkt Herz und Lungen und hält den Kreislauf in Schwung.

Vorher den Arzt fragen

Wer über 35 Jahre alt ist oder die letzten Jahre sportlich nicht mehr aktiv war, sollte erst seinen Arzt konsultieren, bevor er irgendein Trainingsprogramm in Angriff nimmt. Besonders angesagt ist dies, wenn in der Familie Herzkrankheiten, erhöhter Blutdruck, hoher Cholesterinspiegel, Diabetes, Arthritis, Fettleibigkeit oder sonstige Risiken für Ihre Gesundheit vorkommen oder falls Sie rauchen.

Wer davon nicht betroffen ist, kann auch ohne Arztkonsultation mit den Übungen beginnen. Die Programme sind auf eine mittlere Belastung ausgelegt und stellen deshalb keine übermäßigen Leistungsansprüche dar.

Im Zweifelsfall sollten Sie jedoch grundsätzlich den Arzt zu Rate ziehen.

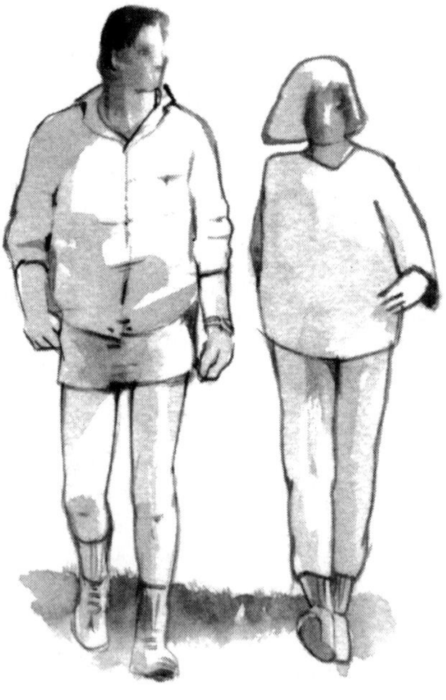

Vorgehensweise

Fitneß-Basics ist ein Buch für die Praxis. In ihm finden Sie sämtliche Trainingsprogramme, Übungen und Anleitungen – was man tun soll und wie man es tun soll.

Das Buch enthält 28 Übungsprogramme, die leicht zu befolgen sind. Wir zeigen Ihnen auf einer oder zwei Seiten die Abläufe in Bild und Text.

Sie können die entsprechenden Seiten fotokopieren und überallhin mitnehmen.

Bevor Sie anfangen, lesen Sie bitte die nachstehenden allgemeinen Grundsätze über richtiges Stretching, Kraft- und Ausdauertraining. Wenn Sie diese Grundsätze beachten, werden Sie sicher Erfolg haben. Richtiges Training zahlt sich aus und macht die Zeit und die Anstrengung, die Sie investiert haben, hundertmal wieder wett.

Auf den Seiten 185 bis 327 finden Sie eine genaue Beschreibung aller Übungen (bzw. der verschiedenen Möglichkeiten des Ausdauertrainings). Wenn Sie zum ersten Mal ein Programm in Angriff nehmen, gehen Sie bitte bei jeder Übung genau nach den jeweiligen Anleitungen vor (die entsprechenden Seitenverweise finden Sie bei allen Trainingsprogrammen). Lesen Sie diese Anleitungen jedesmal kurz vor der Übung durch, bis Sie sie auswendig können. Danach reicht ein Blick auf die Skizzen.

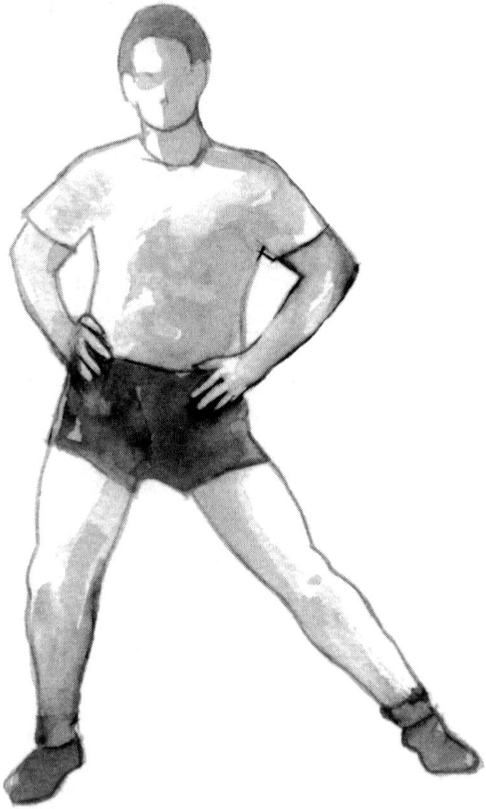

Richtiges Stretching

Stretching ist einfach. Dennoch kann man es richtig oder falsch machen. Richtig stretchen heißt, langsam die Muskeln dehnen, sich dabei entspannen und sich auf die zu dehnende Muskelpartie konzentrieren. Viele machen es falsch, indem sie beim Dehnen nachfedern oder so stark dehnen, daß es schmerzt. Damit kann man mehr Schaden als Gutes anrichten.

Einfaches Dehnen

Dehnen Sie so weit, bis Sie eine *leichte Spannung* im Muskel verspüren; Dehnung 5 bis 15 Sekunden halten und dabei entspannen. **Auf keinen Fall nachfedern!** Die Spannung sollte nach kurzer Zeit nachlassen. Wenn nicht, etwas nachgeben, bis sich der Zug im Muskel wieder angenehm anfühlt. Diese Übung lockert die Muskeln und bereitet sie für das aufbauende Dehnen vor.

Aufbauendes Dehnen

Wiederholen Sie die Übung, doch dehnen Sie jetzt ein Stück weiter, bis Sie wieder eine leichte Spannung verspüren. Halten Sie diese 5 bis 15 Sekunden. Kein Nachfedern. Auch hier sollte die Spannung wieder nachlassen. Wenn nicht, Dehnung etwas zurücknehmen.

Ein-Phasen-Stretch

Bereits die einfache Dehnübung genügt, um verspannte Muskeln wieder zu lockern. Bald stellt sich ein allgemeines Wohlbefinden ein. Auch ohne das aufbauende Dehnen bleiben Sie bei regelmäßiger Ausführung dieser Übung beweglich.

Atmen

Atmen Sie bei jeder Übung langsam und gleichmäßig. Auf keinen Fall beim Dehnen den Atem anhalten.

Entspannen

Halten Sie beim Dehnen Hände, Füße, Schultern und Unterkiefer entspannt. Verkrampfung beeinträchtigt das Dehnen.

Spindelreflex

Bei Überbelastung der Muskelfasern (durch Nachfedern oder Überdehnen) erhält der Muskel über einen Reflex der Nerven das Signal zu kontrahieren. Dieser Spindel- oder Stretchreflex ist ein automatischer Schutzmechanismus des Körpers und verhindert eine Muskelverletzung. Wenn Sie es übertreiben, zieht sich der Muskel zusammen, anstatt, wie bezweckt, sich zu dehnen.

Hinweis: Bei zu starkem Dehnen besteht die Gefahr kleinster Faserrisse (Mikrotraumen), die zur Bildung von Narbengewebe führen und die Elastizität des Muskels schrittweise reduzieren.

Ohne Fleiß – sprich Schmerz – kein Preis?

Schmerz ist ein Zeichen dafür, daß Sie beim Stretching etwas *falsch* machen. Ignorieren Sie ihn nicht einfach, sondern nehmen Sie die Dehnung zurück! Die meisten durch Stretching verursachten Verletzungen entstehen dadurch, daß man zu stark oder zu schnell dehnt.

Wann fühlt sich eine Dehnung richtig an?

Leichtes Spannen der Muskeln genügt. Sie sollten das Gefühl haben, in dieser Haltung unendlich lang ausharren zu können. Wir sind nicht alle gleich beweglich. Vergleichen Sie sich also nicht mit anderen. Stretching ist kein Wettkampf. Jeder und jede bringt andere Voraussetzungen mit.

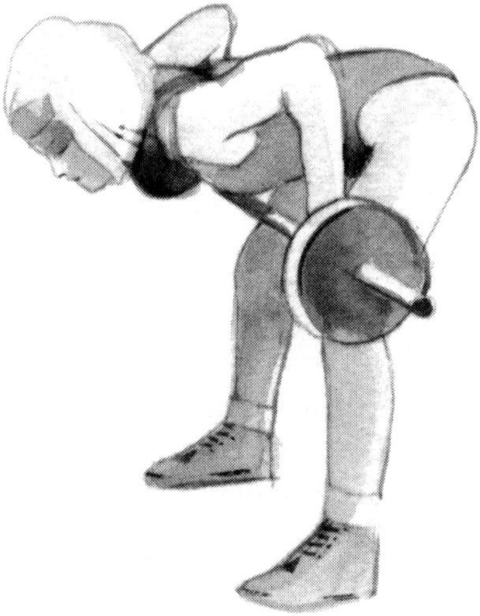

Richtiges Krafttraining

Die richtige Technik beschert Ihnen den größtmöglichen Erfolg und hilft, Verletzungen vorzubeugen.

Wiederholungen, Sätze

In den Programmen ist bei jeder Übung die Anzahl der Wiederholungen und Sätze angegeben.

- Unter *Wiederholung* (Wdhl.) ist ein vollständiger Bewegungsablauf (hoch und tief bzw. vor und zurück) einer Übung zu verstehen. Eine Wiederholung beginnt also bei der Ausgangsposition.
- Ein Satz besteht aus einer festgelegten Zahl von Wiederholungen.

Wie viele Gewichte?

Immer nur so viele Gewichte auflegen, daß die vorgeschriebenen Sätze und Wiederholungen relativ mühelos ausgeführt werden können; *die letzte Wiederholung sollte allerdings etwas mehr Mühe kosten.* Damit geben Sie Ihren Muskeln den zum Kraftaufbau nötigen Widerstand (Gewicht) und beugen gleichzeitig Verletzungen vor. Wenn Sie merken, daß die Übung immer leichter geht und die letzte Wiederholung keinen zusätzlichen Kraftaufwand erfordert, erhöhen Sie die Gewichte – und gehen wieder nach demselben Prinzip vor.

Richtige Haltung

Beine im Stand etwas mehr als schulterbreit auseinander, ganze Fußsohle belasten. Kopf und Nacken bleiben gerade. Beim Gewichtstraining ist ein Verdrehen des Kopfes, Nackens oder

Rumpfes an zahlreichen Verletzungen schuld, weil dadurch der Hebelansatz nicht mehr stimmt und eine verdrehte Wirbelsäule häufig zu Muskelverletzungen führt. Führen Sie bei jeder Übung den gesamten Bewegungsablauf aus.

Wenn Sie mit einer Hantelbank arbeiten, versuchen Sie, die Füße seitlich flach auf den Boden zu stellen. Ist die Bank zu hoch, stellen Sie die Füße mit leicht angewinkelten Knien auf das Bankende. Heben und senken Sie das Gewicht in einer kontrollierten Bewegung, legen Sie nach jeder Wiederholung eine kurze Pause ein. Kopf und Hüfte bleiben auf der Bank liegen. Gehen Sie nicht ins Hohlkreuz.

Atmen

Hier gelten grundsätzlich zwei Regeln:

- Blasebalgregel: Wenn der Brustkorb zusammengepreßt wird – ausatmen, wenn er gedehnt wird – einatmen.
- Verankern: Ausatmen im Moment der höchsten Anstrengung (vor allem beim Heben von Gewichten), unmittelbar davor den Atem kurz anhalten. Einatmen beim Rückführen der Gewichte.

Manchmal fallen die beiden Regeln zusammen, manchmal nicht. Wenn der Brustkorb nicht betroffen ist oder bei größeren Gewichten empfehlen wir die Verankerung, sonst den Blasebalg.

Sicherheit

- Verwenden Sie bei den Langhanteln immer den Stellring zum Sichern der Scheiben. Die Versuchung ist zwar groß, ihn aus Zeitersparnis wegzulassen, doch dann besteht die Gefahr, daß die Gewichte herausrutschen und Verletzungen verursachen.

- Achten Sie auf eine korrekte Körperhaltung. Orientieren Sie sich dabei an den Skizzen.
- Zu Verletzungen können ruckartige oder rotierende Bewegungen beim Hochdrücken führen, die den Muskel zu stark belasten.

Ruhetag

Zum *Training mit progressivem Widerstand* gehört ein Ruhetag. Trainieren Sie nicht an zwei Tagen hintereinander. Die beanspruchten Muskeln benötigen 24 Stunden Regenerationszeit, um sich an die höhere Belastung anzupassen. Beim Gewichtheben beanspruchen, sprich »überlasten« Sie den Muskel über sein ursprüngliches Leistungsniveau hinaus. Erst in der anschließenden Erholungsphase können sich die Muskeln richtig aufbauen.

Achten Sie auf ihr Körpergefühl

Achten Sie in der Erholungsphase auf die positiven Auswirkungen Ihres Trainings. Sie werden eine neue und angenehme Art von Körpererfahrung machen. Sicher bemerken Sie fast sofort, daß Sie sich kräftiger fühlen und daß sich ihr Muskeltonus verbessert hat. Sie sind energiegeladener und spüren, wie gut es tut, sich zu bewegen und aktiv zu sein.

Sollte sich dieses Gefühl nicht einstellen, dann heißt es, härter zu trainieren. Erhöhen Sie die Gewichte, fügen Sie den Sätzen ein paar Wiederholungen hinzu oder gehen Sie zur nächsten Schwierigkeitsstufe in Ihrem Programm über. Reagieren Ihre Muskeln jedoch zu »sauer«, so daß Sie sich vor Muskelkater kaum mehr rühren können, dann schrauben Sie die Belastung lieber wieder etwas zurück. Ein bißchen Muskelkater darf schon sein, schließlich müssen sich Muskeln und Gelenke erst einmal an die neue Belastung anpassen, doch Schmerzen sollten Sie keine verspüren.

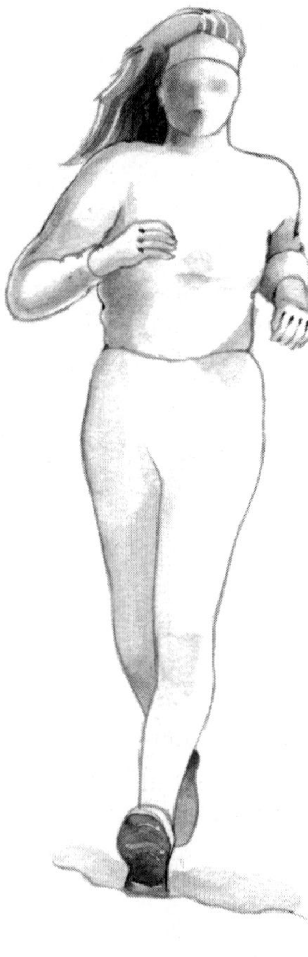

Richtiges Ausdauertraining

Auf den Seiten 185 bis 203 finden Sie einige Vorschläge für effektiveres Gehen, Radfahren, Schwimmen oder Laufen. Sie sind aber nicht auf diese Bewegungsformen festgelegt: Zur Stärkung des Herz-Kreislauf-Systems muß man nicht immer gleich den Jogginganzug überziehen und die Straße hinunter keuchen. Es gibt Alternativen wie Tennis, Golf, Softball oder produktive Tätigkeiten wie Gartenarbeit, Hausputz, Autowaschen usw. – alles, was Sie in Bewegung hält und das Herz stärker pumpen läßt.

Wie stark Sie Ihr Herz beanspruchen, verrät Ihnen Ihr Pulsschlag. Diesen sollten Sie vor allem dann regelmäßig messen, wenn Sie sich eine Weile lang körperlich nicht betätigt haben, egal, ob es sich um eine rein sportliche Aktivität (wie Gehen, Laufen, Radfahren, Schwimmen) handelt oder aber Gartenarbeit, Schneeschaufeln oder Tanzen.

Pulsfrequenz

Auf den Seiten 329–331 finden Sie weitere Anleitungen zum Pulsmessen.

- *Einsteigerprogramm*: Bei diesen Vorübungen ist es wegen der noch sehr geringen Anstrengung nicht nötig, den Puls zu messen. Achten Sie nur darauf, daß Sie nicht zu sehr außer Atem geraten.

- *Basisprogramme 1 bis 5*: Hier werden Sie den Puls messen wollen, um auf diese Weise herauszufinden, wie Ihr Herz auf Bewegung anspricht.
  Trainieren Sie bei mittlerer Belastungsintensität, messen Sie den Puls und vergleichen Sie ihn mit Ihrem Maximalpuls.

Wieviel Prozent des Maximalpulses Sie bei mittlerer Belastungsintensität erreichen, spielt hier noch keine Rolle.

- *Wenn Sie schon etwas Kondition erlangt haben,* sollten Sie bei mindestens 50 Prozent Ihres Maximalpulses trainieren.

Subjektives Pulsmessen

Hier handelt es sich eher um eine intuitive denn wissenschaftliche Methode. Wenn Sie eine Zeitlang regelmäßig Ihren Puls gemessen haben, werden Sie an Ihrer Atmung feststellen können, wie stark Sie sich anstrengen. Sie werden ein Gespür dafür entwickeln, wann Sie sich intensiv genug bewegen, um einen Trainingseffekt zu erzielen. Wollen Sie beispielsweise bei 50 Prozent Ihrer maximalen Pulsfrequenz trainieren, messen Sie Ihren Puls und konzentrieren Sie sich darauf, wie sich dieser Zustand *anfühlt.* Dabei spielen viele verschiedene Faktoren mit: Tageskondition, Tagesstimmung, Hitze, Gegenwind usw. Der Gradmesser ist, wie sehr Sie bei der Anstrengung außer Atem geraten. Wenn Sie dies eine Weile lang getan haben, wissen Sie rein intuitiv, ohne extra den Puls messen zu müssen, wann Sie in etwa 50 Prozent Ihrer Maximalbelastung erreicht haben.

Längeres Training bei niedrigerer Belastungsintensität

Viele Leute wollen lieber länger, dafür jedoch mit niedrigerer Belastung trainieren (bei »länger« beziehen wir uns auf die in den Trainingsprogrammen angegebenen Zeiten). Vielleicht fühlen auch Sie sich wohler, wenn Sie die Trainingszeiten verlängern, dafür jedoch die Belastung herunterschrauben. Das Ergebnis kann durchaus dasselbe sein. Experimentieren Sie einfach ein bißchen.

Einfluß von Medikamenten auf die Herzfrequenz

Bestimmte Medikamente beeinflussen die Herzfrequenz. So senken beispielsweise die sogenannten Betablocker, die häufig gegen Bluthochdruck oder Brustschmerzen verschrieben werden, die Herzfrequenz. Es gibt noch zahlreiche andere Medikamente, die sich ebenfalls auf die Herzfrequenz auswirken (Beruhigungsmittel, Diät- und Schilddrüsenpräparate, Bronchodilatatoren usw.). Wenn Sie also irgendwelche Mittel einnehmen, sprechen Sie sich vorsichtshalber mit Ihrem Arzt ab.

Faustregel
Während des Trainings sollten Sie sich noch unterhalten können.

28 Trainingsprogramme

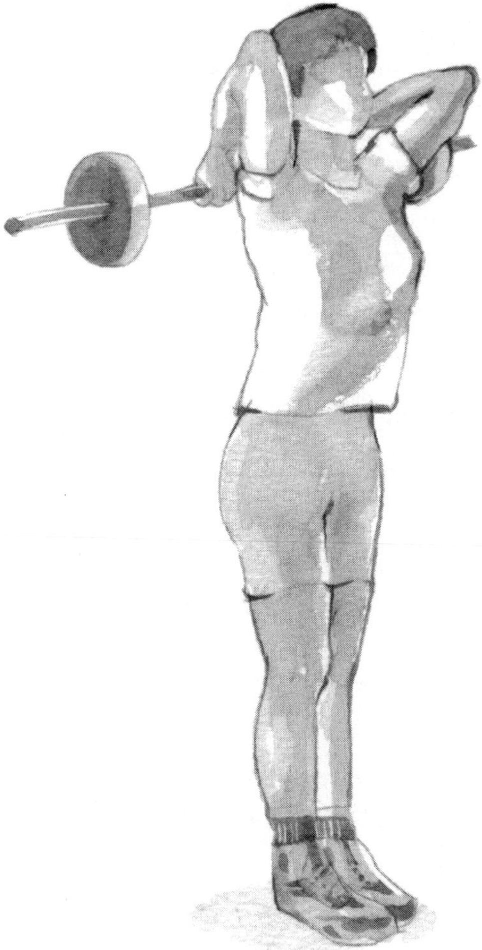

Übersicht

3 Einsteigerprogramme

Mit diesem Programm sollten Sie beginnen, wenn Sie
- längere Zeit nicht mehr trainiert haben
- übergewichtig sind
- gerade von einer Krankheit oder Operation genesen
- sich noch nicht ans Basisprogramm 1 wagen

5 Basisprogramme

Schlagen Sie kurz Basisprogramm 1 auf (S. 46–49).
Beginnen Sie mit diesem Programm, wenn
- Sie sich fit genug dafür fühlen oder
- das Einsteigerprogramm absolviert haben.

12 Spezifische Trainingsprogramme

Diese Programme sind für spezifische Situationen angelegt:

Im Beruf
Dehnübungen am Schreibtisch / Bei der Arbeit / Bei vollem Terminkalender

Unterwegs
Dehnübungen im Flugzeug / Training im Hotelzimmer

Dehnen und Kräftigen / Zirkeltraining
Basis-Zirkeltraining / Super-Zirkeltraining

Computerunterstütztes Training
Training mit computerunterstützten Geräten / Training mit computerunterstützten Geräten und freien Gewichten

8 Schwerpunktprogramme

Hier handelt es sich um Gesamtkörperprogramme, bei denen die Muskeln schwerpunktmäßig trainiert werden.

Bauch	Waden
Arme	Brust
Rücken	Beine
Gesäß	Schultern

Aufwärmen und Abkühlen

Generell gilt:

Jedes Trainingsprogramm besteht aus drei Phasen:

1 **Dehnen und Aufwärmen**
Hierbei handelt es sich um zwei verschiedene Dinge:
- Beginnen Sie vor dem eigentlichen Aufwärmen mit leichten Dehnübungen, wie sie in jedem Programm angegeben sind. Damit bereiten Sie die Muskeln auf die kommende Belastung vor. Wenn Sie wollen, können Sie auch noch eine leichte Herz-Kreislauf-Übung mit einbauen, z. B. eine Minute gehen mit weiter Armausholbewegung.
- Aufwärmen heißt, die bevorstehende Übung erst einmal bei geringer Belastung auszuführen. Faustregel: Man sollte dabei leicht ins Schwitzen geraten.

2 **Eigentliches Training**
- Krafttraining (laut Übungsprogrammen)
und/oder
- Ausdauertraining (Herzkreislauf-Stärkung)

3 Abkühlen und Stretching

- In der Abkühl- oder Ausklangsphase wird die Übung nicht mehr bei voller Belastung ausgeführt; Sie lassen Ihren Körper langsam zur Ruhe kommen. Die Muskeln lockern sich und Atmung und Pulsfrequenz normalisieren sich wieder.
- Nach der Abkühlphase unbedingt dehnen, um Steifheit und Muskelkater vorzubeugen. Dabei können Sie dieselben Stretchübungen wie zu Anfang ausführen.

Drei Einsteigerprogramme

So kommt man in Schwung

Was bringt dieses Programm?
Es bringt Sie in Schwung und macht Sie fit für die Basisprogramme 1 bis 5.

Wer kann dieses Programm auslassen?
Werfen Sie einen Blick auf Basisprogramm 1 (S. 44–49). Wenn Sie meinen, dieses mühelos bewältigen zu können, dann überspringen Sie die Einsteigerübungen und beginnen gleich mit den Basisprogrammen. Sollten sich die Übungen letztendlich doch als zu anstrengend erweisen, haben Sie immer noch die Möglichkeit, zum Einsteigerprogramm zurückzukehren. Seien Sie ehrlich zu sich selbst. Wenn Sie versuchen, zu früh schon zu viel zu machen, ist die Gefahr groß, daß Sie bald das Handtuch werfen und vielleicht überhaupt nichts mehr vom Training wissen wollen. Setzen Sie sich realistische Ziele und lassen Sie sich Zeit. Dann ist Ihnen der Erfolg gewiß.

Welche Ausrüstung ist erforderlich?
Keine (außer vielleicht Laufschuhen). Für das Krafttraining benutzen Sie in diesem Programm noch Ihr eigenes Körpergewicht.

Muß die Pulsfrequenz gemessen werden?

- Solange Sie es nicht übertreiben, ist die Belastungsintensität dieser Übungen so niedrig, daß Pulsmessen nicht erforderlich ist.
- Lassen Sie die Belastung niedrig.
- Machen Sie nicht des Guten zuviel. Sie sollen sich dabei wohl fühlen.
- Gehen Sie es langsam an, vor allem was das Ausdauertraining anbelangt. Nur so können Sie kontinuierlich Fortschritte erzielen.
- Trainieren Sie nicht bis zur Totalerschöpfung. Sie sollten sich während der Übung noch mühelos unterhalten können.

Wann kann ich zur nächsthöheren Stufe wechseln?

- Bleiben Sie so lange auf Stufe 1, bis Sie sich fit genug für Stufe 2 fühlen.
- Bleiben Sie so lange auf Stufe 2, bis Sie sich fit genug für Stufe 3 fühlen.
- Sie können auf jeder Stufe trainieren, solange es Ihnen Spaß macht und Sie mit Ihrem Leistungsstand zufrieden sind. Die bis dahin erreichte Kondition wird auf jeden Fall gehalten.

Wieviel Zeit muß ich einkalkulieren?

Stufe 1: etwa 10 Minuten pro Tag.
Stufe 2: etwa 15 Minuten pro Tag.
Stufe 3: etwa 25 Minuten pro Tag.

Einsteigerprogramm 1

Stretching 2 Min.

- Atmen
- Nicht nachfedern
- Nicht bis zur Schmerzgrenze dehnen!
- Dehnung erfühlen
- Siehe Stretching-Anleitungen S. 213–233

1
5 Sek., 2mal
S. 229

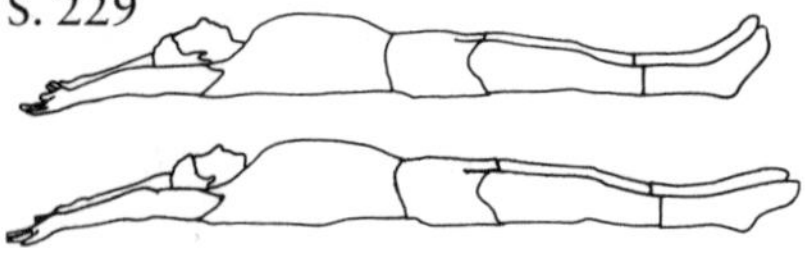

2
20 Sek.jedes Bein
S. 230

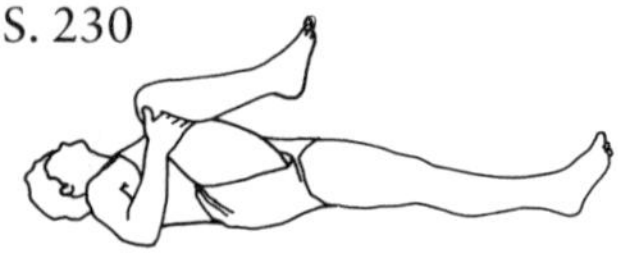

3
20 Sek.
S. 216/217

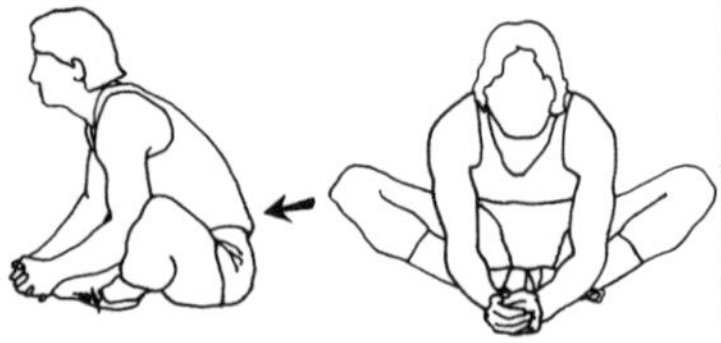

4
15 Sek.
jedes Bein
S. 219

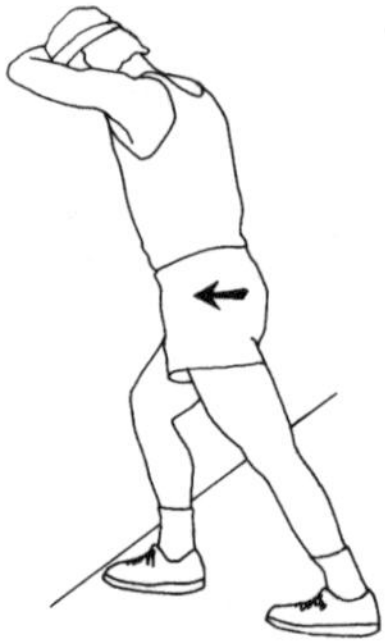

5
10 Sek.
jedes Bein
S. 220

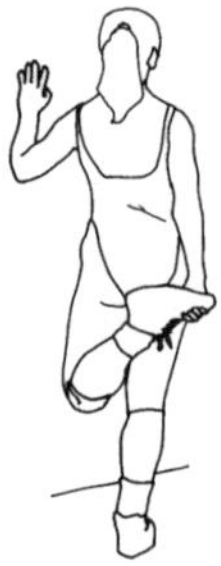

6
10 Sek.
S. 224

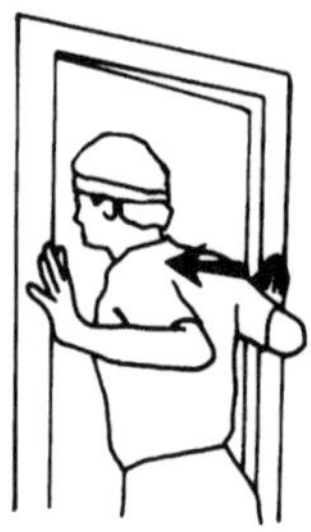

Seite fotokopieren und zum Training mitnehmen.

Jeden Tag Stretching

Kraft- oder Ausdauertraining an abwechselnden Tagen

Kraft 7 Min.

- Satz = festgelegte Anzahl von Wiederholungen
- Wdhl. = Wiederholung
- Siehe Anleitungen zum Krafttraining S. 235–327

1

1 Satz
5–10 Wdhl.
jedes Bein
S. 245

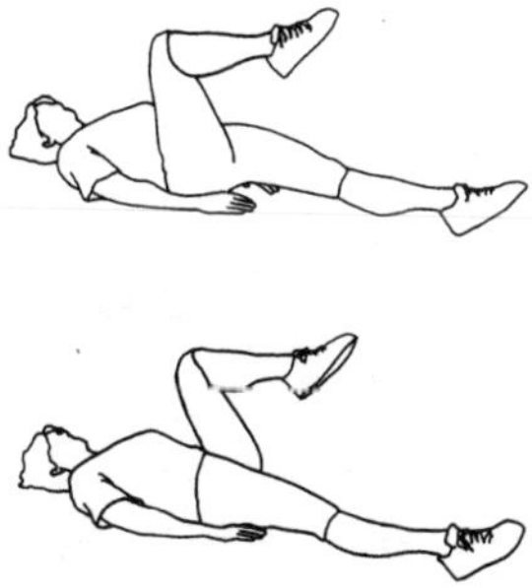

2

1 Satz
5–10 Wdhl.
S. 305

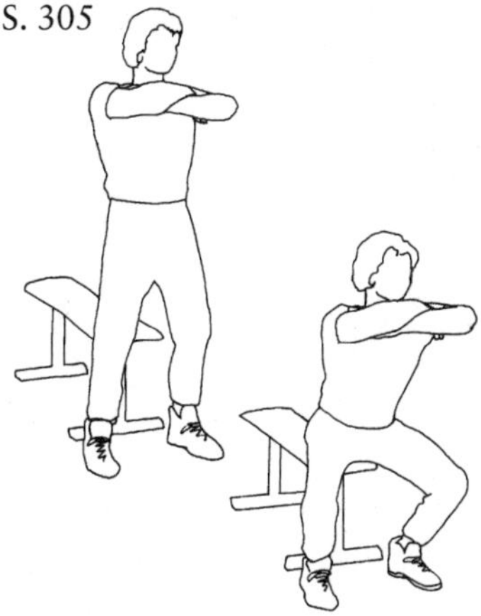

3

1 Satz
5–10 Wdhl.
S. 288

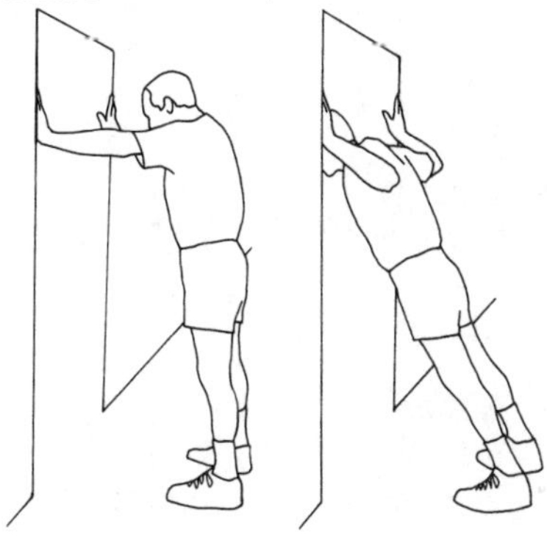

Seite fotokopieren und zum Training mitnehmen.

Einsteigerprogramm 1

Ausdauer 6–8 Min.

Weniger sitzen.
Gewohnheiten ändern:

- Treppen statt Aufzug nehmen
- Sich hinsetzen statt hinlegen
- Stehen statt sitzen
- Sich bewegen statt stehen
- Siehe Anleitungen zum Ausdauertraining S. 185–211

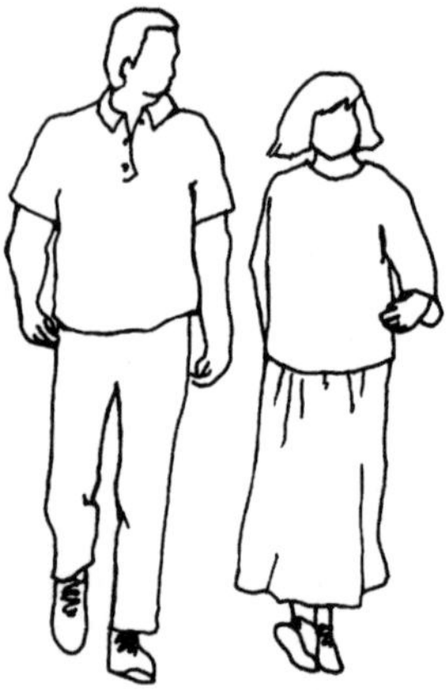

Gehen
mehrmals am Tag 5 Min., wann immer Sie Zeit haben

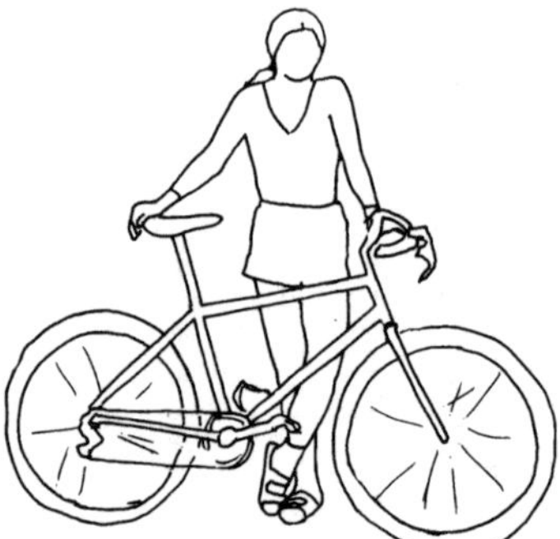

oder
sonstige Tätigkeiten, die Ihnen Bewegung verschaffen.

Seite fotokopieren und zum Training mitnehmen.

Jeden Tag Stretching

Einsteigerprogramm 2

Kraft- oder Ausdauertraining an abwechselnden Tagen

Stretching 4 Min.

- Gleichmäßig atmen
- Nicht nachfedern
- Nicht bis zur Schmerzgrenze dehnen!
- Dehnung erfühlen
- Siehe Stretching-Anleitungen S. 213–233

1
15 Sek.
S. 223

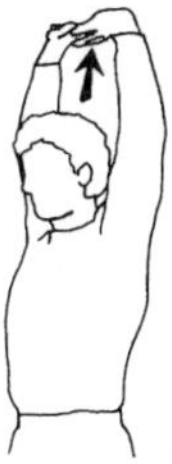

2
5 Sek.,
2mal
S. 223

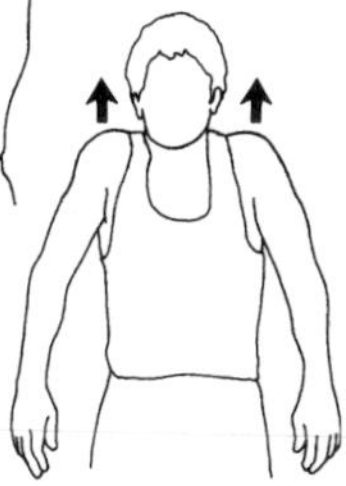

3
10 Sek.,
jede Seite
S. 226

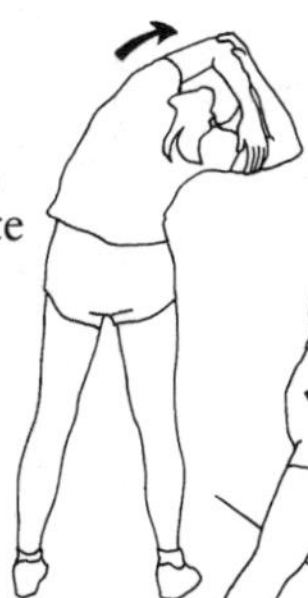

4
20 Sek.
jedes Bein
S. 219

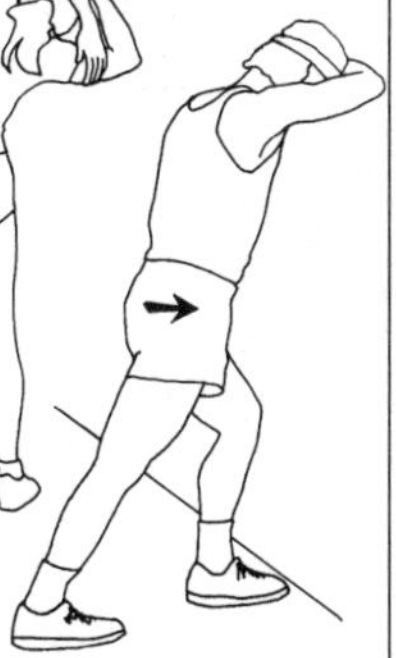

5
15 Sek.
jedes Bein
S. 220

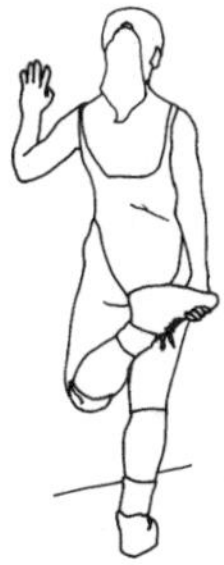

6
30 Sek.
S. 216/217

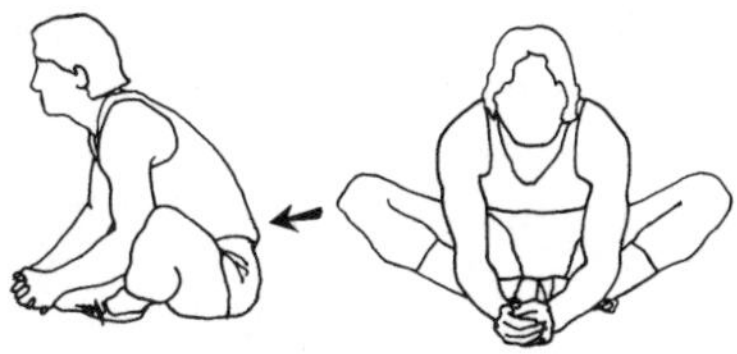

7
30 Sek.
jedes Bein
S. 230

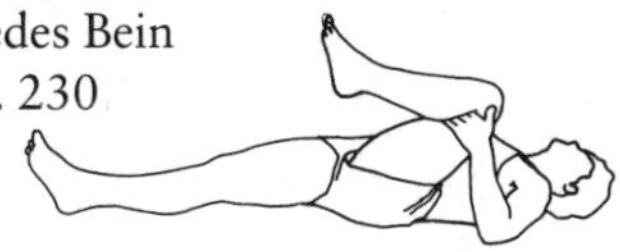

8
5 Sek.
jede Seite
S. 230

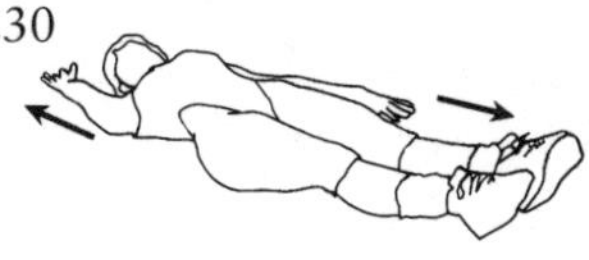

Seite fotokopieren und zum Training mitnehmen.

Einsteigerprogramm 2

Kraft 13 Min.

- Satz = festgelegte Anzahl von Wiederholungen
- Wdhl. = Wiederholung
- Siehe Anleitungen zum Krafttraining S. 235–327

1

1 Satz
5–10 Wdhl.
jedes Bein
S. 245

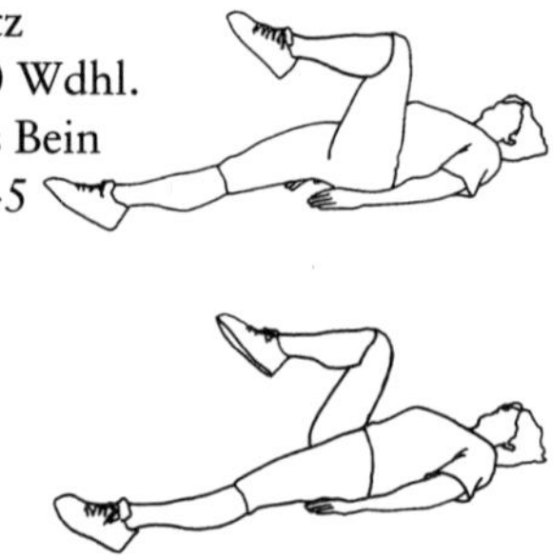

2

1 Satz
5–10 Wdhl.
S. 241

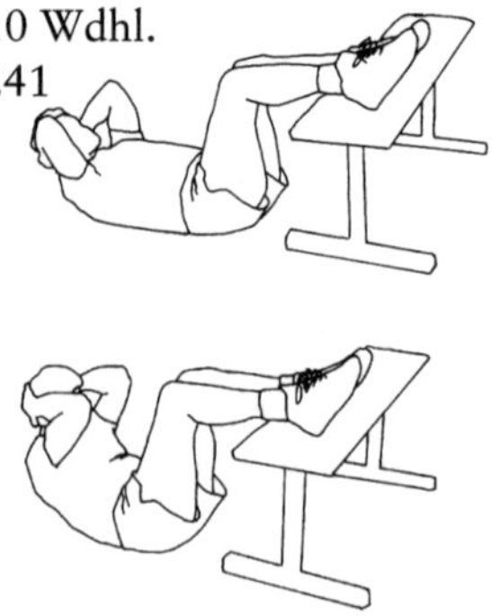

3

1 Satz
10–12 Wdhl.
S. 305

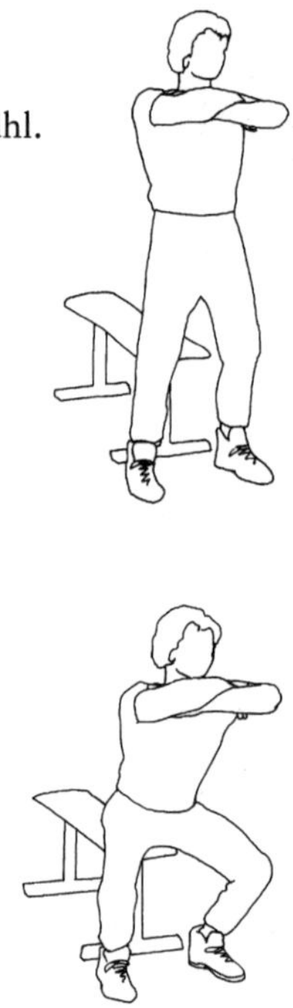

Seite fotokopieren und zum Training mitnehmen.

Jeden Tag Stretching
Kraft- oder Ausdauertraining an abwechselnden Tagen

4
1 Satz
5–10 Wdhl.
S. 277

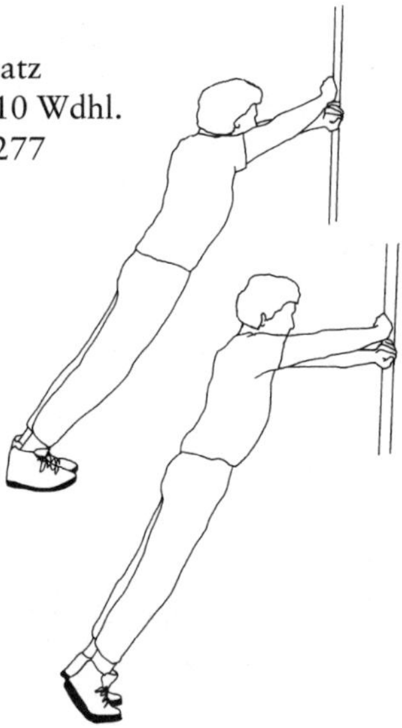

5
1 Satz, 10–12 Wdhl.
S. 288

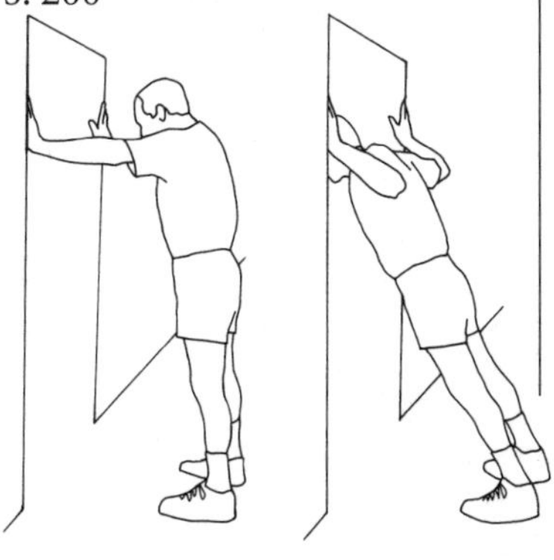

6
1 Satz
5–10 Wdhl.
S. 258

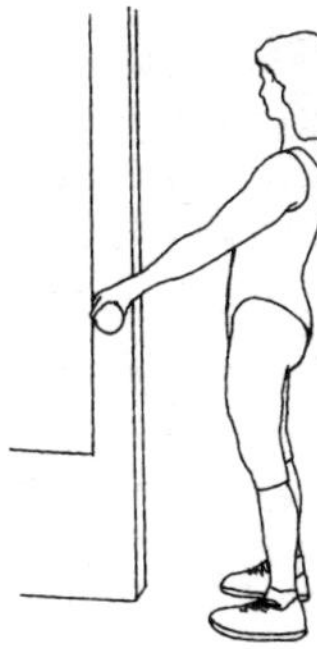

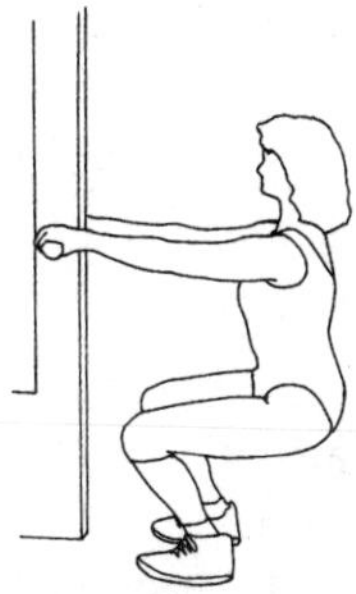

Einsteigerprogramm 2

Ausdauer 5–10 Min.

- Siehe Anleitungen zum Ausdauertraining S. 185–211

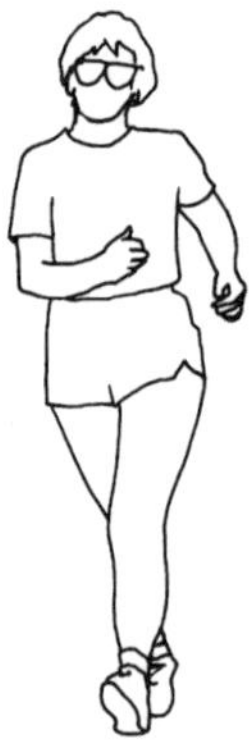

Gehen

5 Min.,
wann immer
Sie können

oder

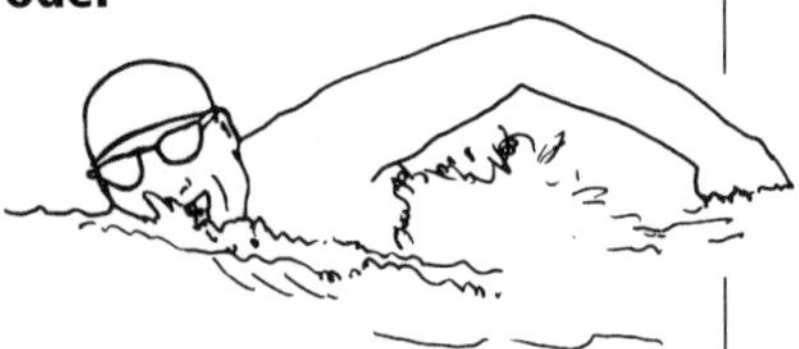

Schwimmen

10 Min.
Wird es zu anstrengend, Pause einlegen und verschnaufen.

oder

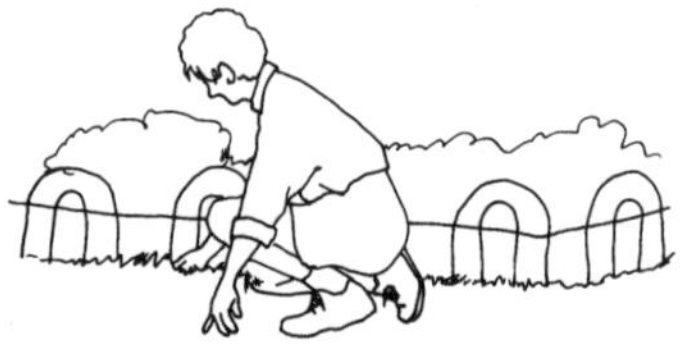

Garten- oder Hausarbeit

Rasen mähen, Auto waschen, Staub saugen usw.

Seite fotokopieren und zum Training mitnehmen.

Jeden Tag Stretching

Einsteigerprogramm 3

Kraft- oder Ausdauertraining an abwechselnden Tagen

Stretching

7 Min.

- Atmen
- Nicht nachfedern
- Nicht bis zur Schmerzgrenze dehnen!
- Dehnung erfühlen
- Siehe Stretching-Anleitungen S. 213–233

1

5 Sek.
jede Seite
S. 230

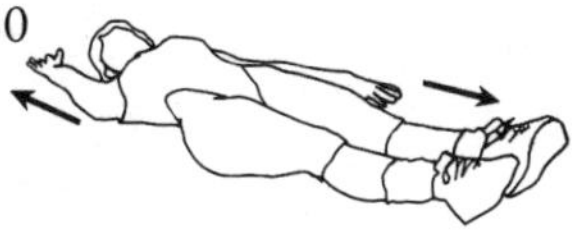

2

5 Sek., 2mal
S. 228

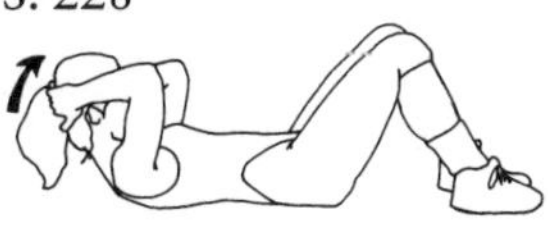

3

5 Sek., 2mal
S. 228

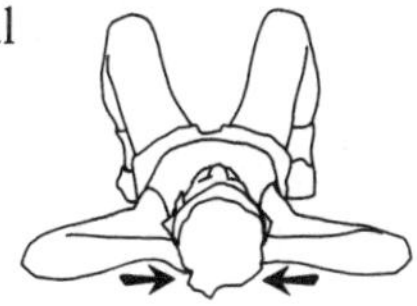

4

20 Sek.
jedes Bein
S. 230

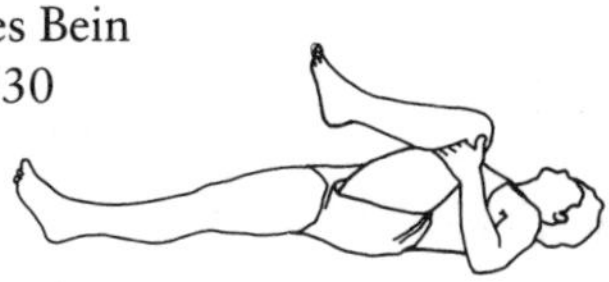

5

10 Sek. jede Seite
S. 231

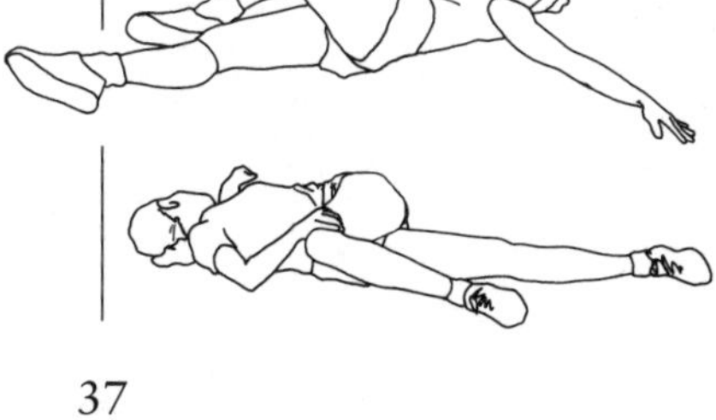

Seite fotokopieren und zum Training mitnehmen.

Einsteigerprogramm 3

Stretching

6
30 Sek.
S. 216/217

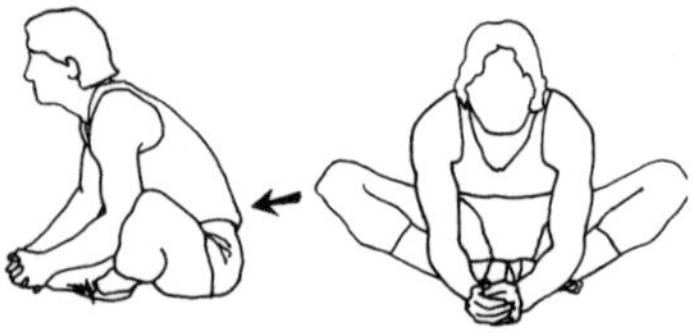

7
15 Sek.
jede Seite
S. 221

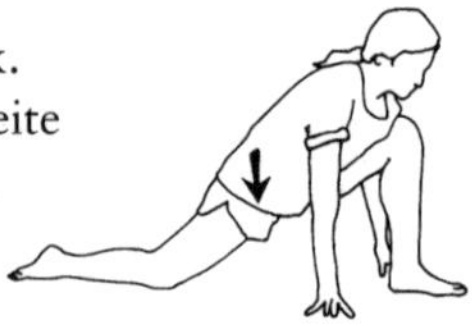

8
20 Sek.
jedes Bein
S. 219

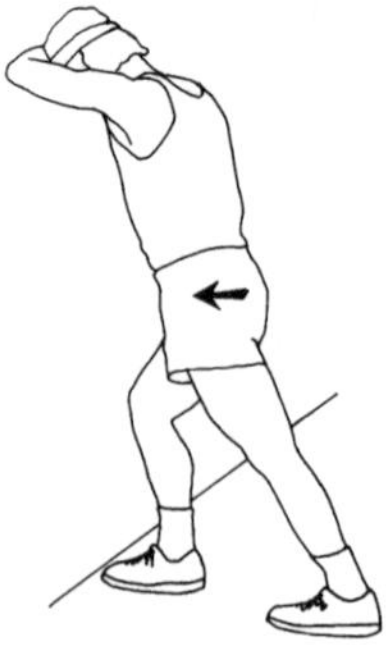

9
15 Sek.
S. 225

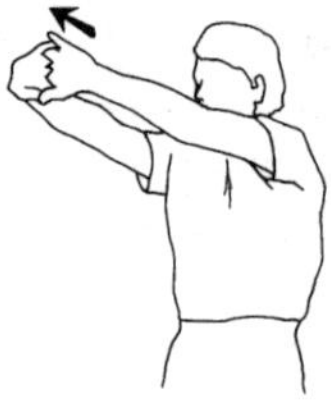

10
15 Sek.
S. 224

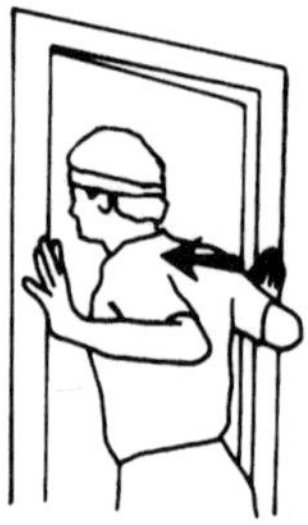

Seite fotokopieren und zum Training mitnehmen.

Jeden Tag Stretching
Kraft- oder Ausdauertraining an abwechselnden Tagen

Kraft 21 Min.

- Satz = festgelegte Anzahl von Wiederholungen
- Wdhl. = Wiederholung
- Siehe Anleitungen zum Krafttraining S. 235–327

1
1 Satz
12–15 Wdhl.
jedes Bein
S. 249

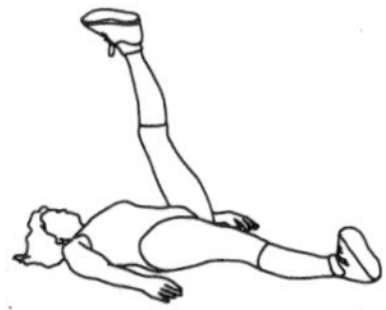

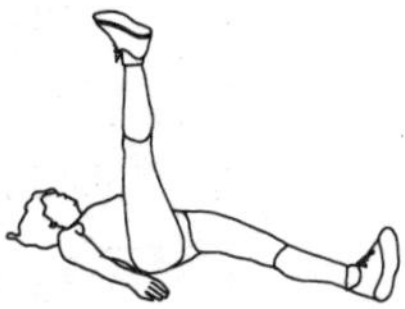

2
1 Satz
12–15 Wdhl.
jedes Bein
S. 254

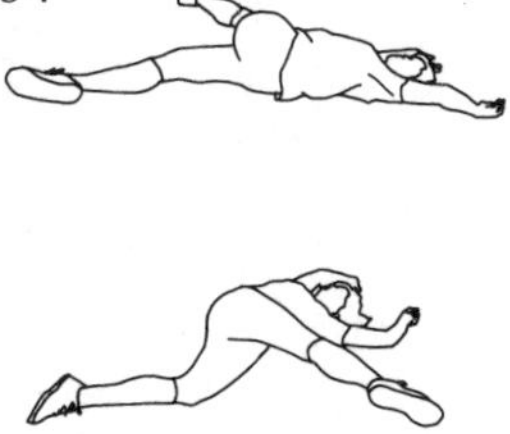

3
1 Satz
12–20 Wdhl.
S. 241

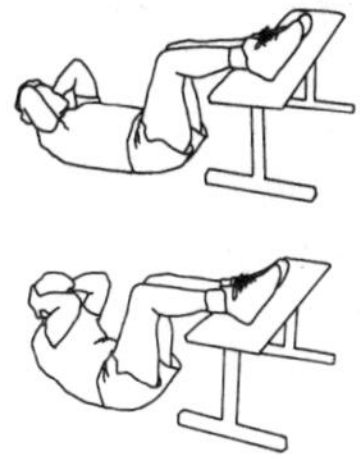

4
1 Satz
10–20 Wdhl.
S. 305

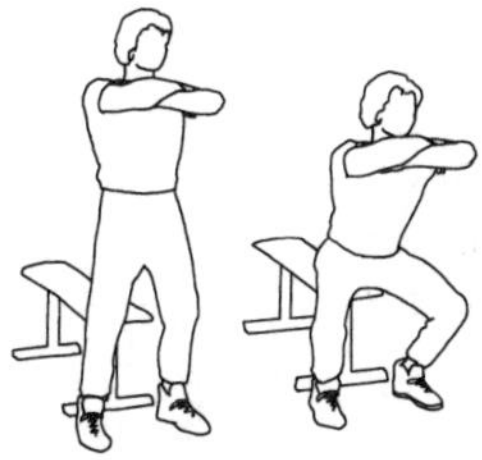

5
1 Satz
5–10 Wdhl.
jedes Bein
S. 311

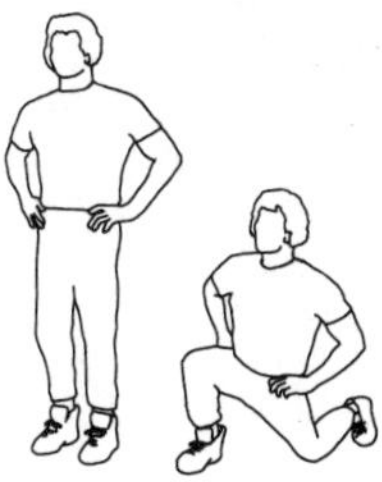

Seite fotokopieren und zum Training mitnehmen.

Einsteigerprogramm 3

Kraft

6
1 Satz
10–20 Wdhl
S. 277

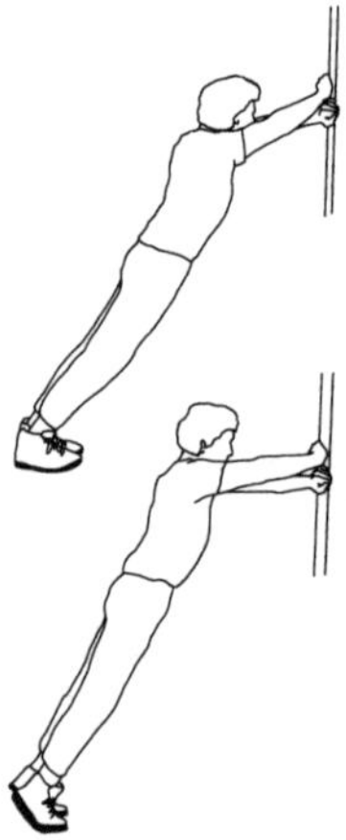

7
1 Satz,
10–15 Wdhl.
S. 288

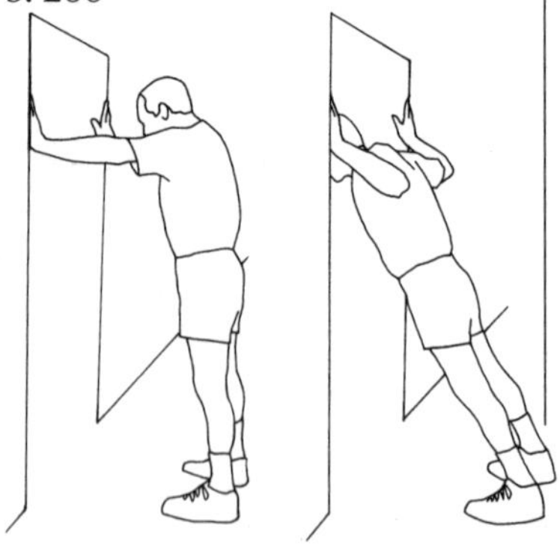

8
1 Satz
10–15 Wdhl.
S. 258

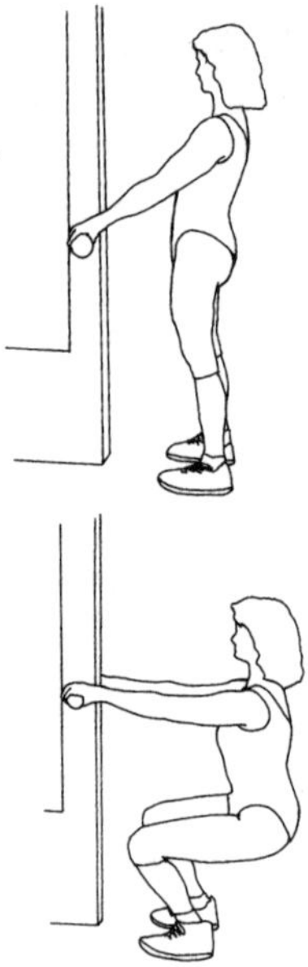

9
1 Satz
10–15 Wdhl.
S. 287

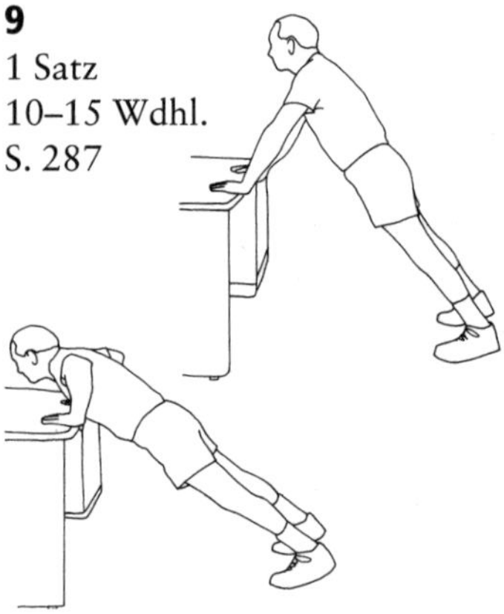

Seite fotokopieren und zum Training mitnehmen.

Ausdauer 10–15 Min.

Weniger sitzen.
Gewohnheiten ändern:

- Alles tun, was die Pulsfrequenz erhöht
- Siehe Anleitungen zum Ausdauertraining S. 185–211

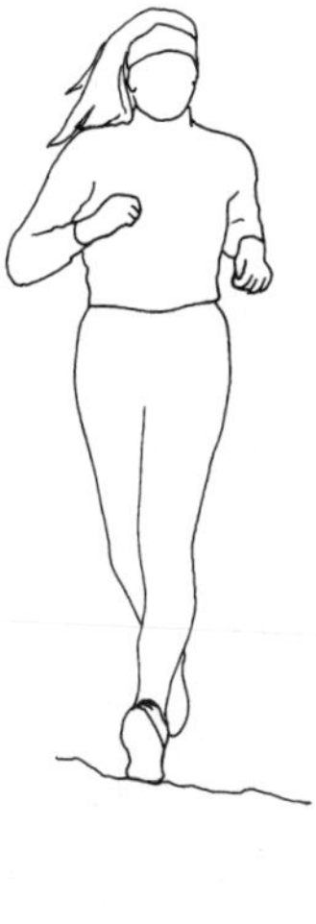

Gehen

5 Min.,
wann immer
Sie Zeit haben

oder

2 Min. joggen
2 Min. gehen
2 Min. joggen

oder

Schwimmen

10 Min. ohne Pause

oder

sonstige Aktivität, die Ihnen Bewegung verschafft.

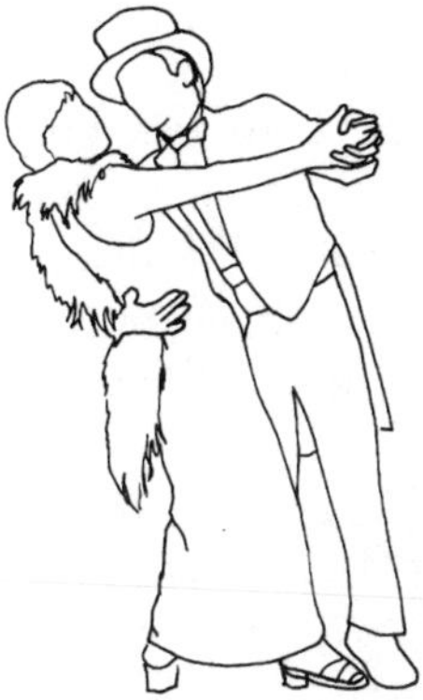

Seite fotokopieren und zum Training mitnehmen.

Fünf Basisprogramme

Kernpunkt dieses Buches

Blättern Sie eine Seite weiter, und werfen Sie einen Blick auf Basisprogramm 1. Beginnen Sie mit diesem Programm, wenn Sie sich fit fühlen oder vorher das Einsteigerprogramm absolviert haben.

Wie funktionieren die fünf Basisprogramme?

- Jedes Programm bereitet auf das nächste vor.
- Das gibt Ihnen genaue Zielvorgaben.
- Die Kondition wird kontinuierlich gesteigert.

Wann kann ich zum nächsten Programm überwechseln?

- Sobald Sie ein Programm mühelos bewältigen, ist es an der Zeit, zur nächsthöheren Stufe überzuwechseln.
- Faustregel: Bleiben Sie bei jedem Basisprogramm etwa 4–6 Wochen.

Welche Ausrüstung ist erforderlich?

Für Basisprogramm 1 benötigen Sie lediglich eine Langhantel und zwei Kurzhanteln. Für die Basisprogramme 2–5 ist zudem eine Vielzweckbank erforderlich.

Wieviel soll ich üben?

Wir empfehlen Ihnen, die Anleitungen zu befolgen. Wir haben die Übungen sorgfältig zusammengestellt und auf Ausgewogenheit geachtet. Natürlich können Sie die eine oder andere Übung ersetzen oder Übungen auslassen, die Ihnen zu schwierig oder zu anstrengend sind. Es ist auch in Ordnung, wenn Sie nur einen bestimmten Konditionsstand erreichen und bei diesem bleiben wollen. Das sind Vorschläge, nicht Vorschriften. Sie können auch:

- pro Tag lediglich ein paar Minuten stretchen
- die aufeinander aufgebauten Basisprogramme nur bis zu einem bestimmten Punkt mitmachen und dann die erreichte Kondition halten
- oder wirklich fit werden und dafür das Basisprogramm 5 durcharbeiten. Dann sind Sie schon nahe an den Fitneßrichtlinien für »gesunde Erwachsene«, die das *American College of Sports Medicine* aufgestellt hat.

Bestimmen Sie Ihr eigenes Trainingstempo

Der Körper ist ein bemerkenswerter Organismus und kann mit seiner Fähigkeit, Kraft aufzubauen, wahrlich überraschen. Aber genauso überraschend kann er bei Überforderung kollabieren. Gehen Sie also die Übungen gemächlich an; wenn Sie alle fünf Basisprogramme schrittweise durcharbeiten, hat der Körper Zeit, sich an die steigende Belastung anzupassen. Sie werden den Unterschied spüren – und genießen.

Basisprogramm 1

Stretching 3 Min.

- Atmen
- Nicht nachfedern
- Nicht bis zur Schmerzgrenze dehnen!
- Dehnung bewußt wahrnehmen
- Siehe Stretching-Anleitungen S. 213–233

1
15 Sek.
S. 223

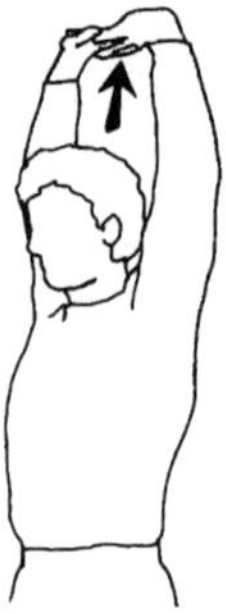

2
5 Sek.
2mal
S. 223

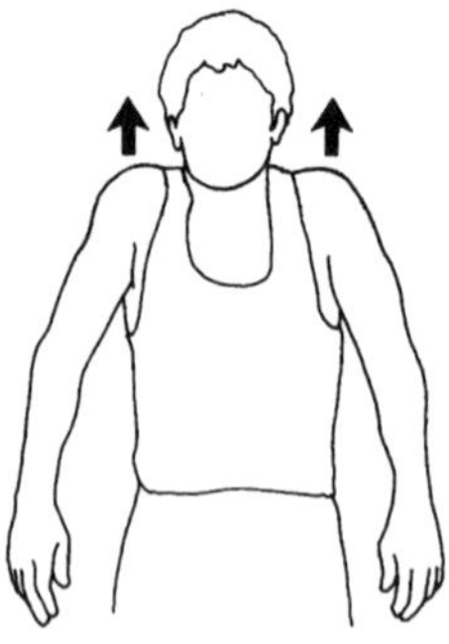

3
5 Sek.
jede Seite
S. 232

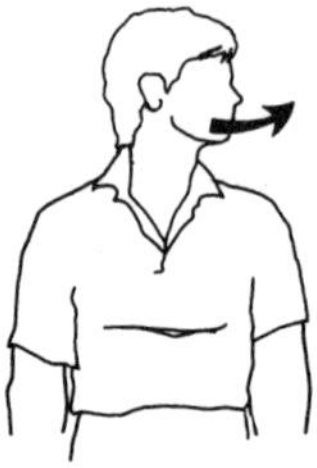

4
5 Sek.
jede Seite
S. 226

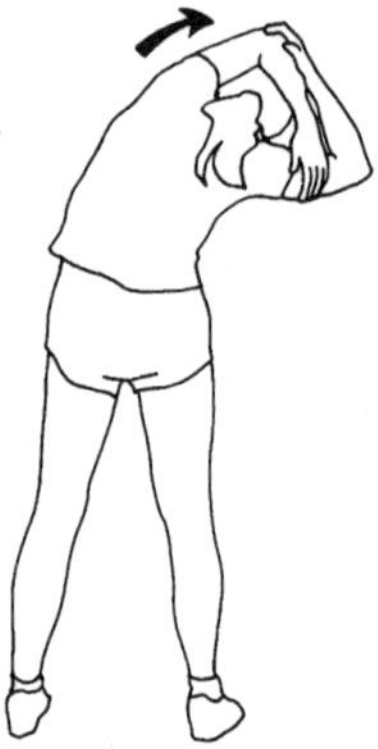

5
15 Sek.
jedes Bein
S. 220

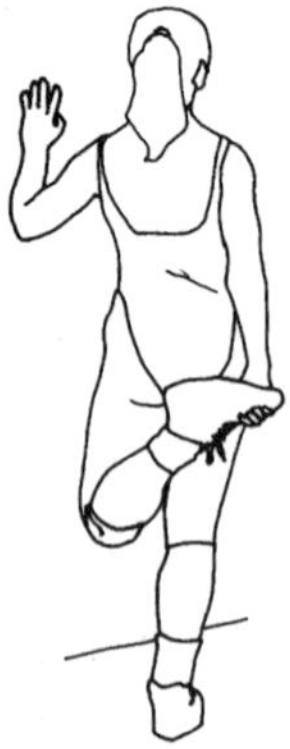

Seite fotokopieren und zum Training mitnehmen.

Stretching und Aufwärmen vor der Übung
Abkühlen danach

6
15 Sek.
jedes Bein
S. 219

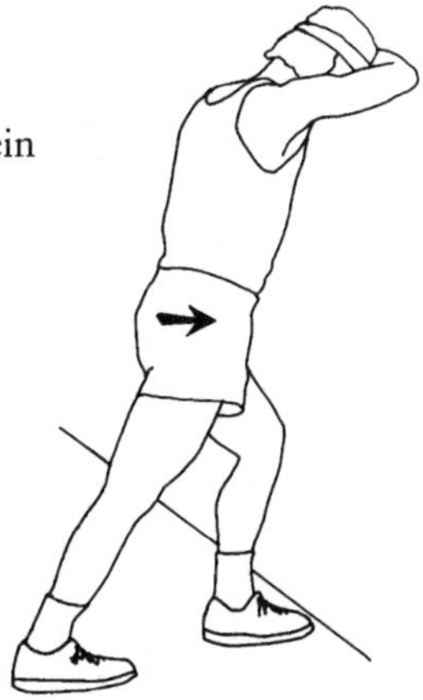

7
15 Sek.
jedes Bein
S. 221

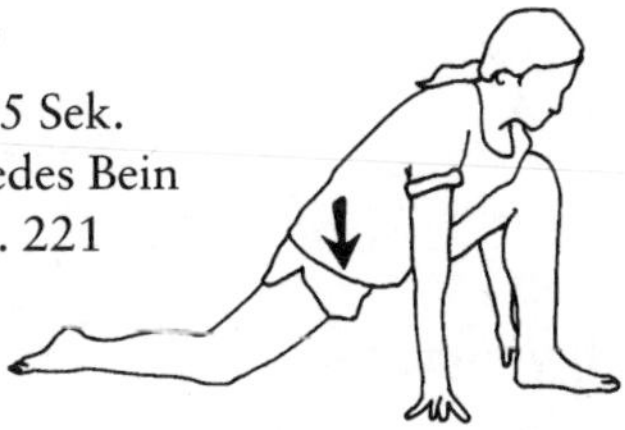

8
20 Sek.
S. 216/217

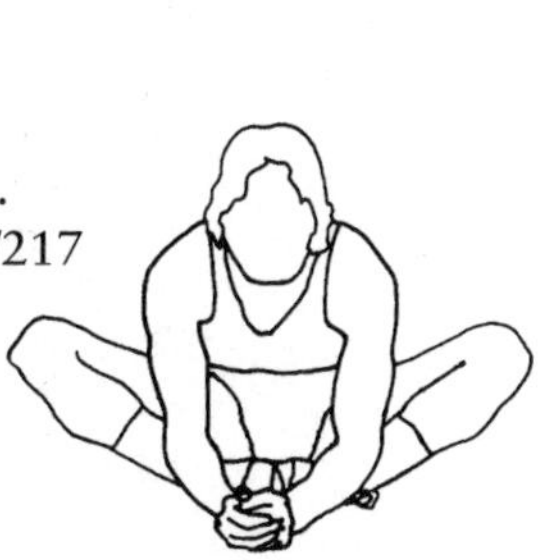

9
10 Sek.
jede Seite
S. 217

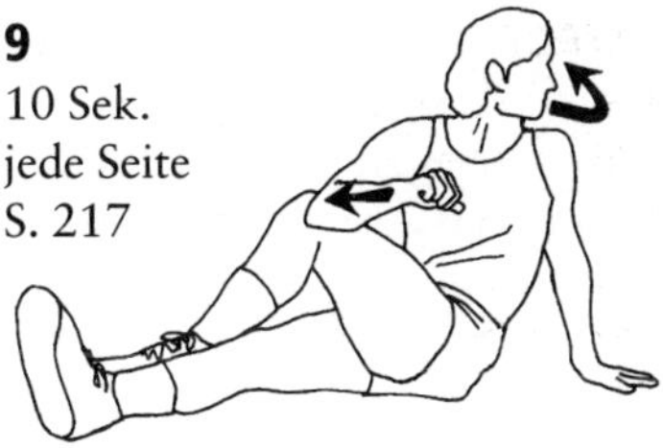

10
15 Sek.
jedes Bein
S. 230

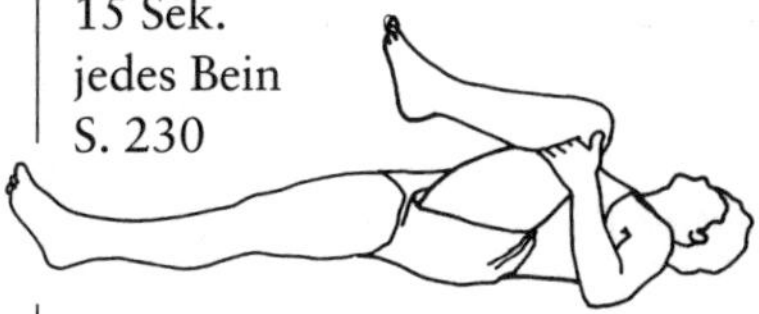

11
5 Sek.
jede Seite
S. 230

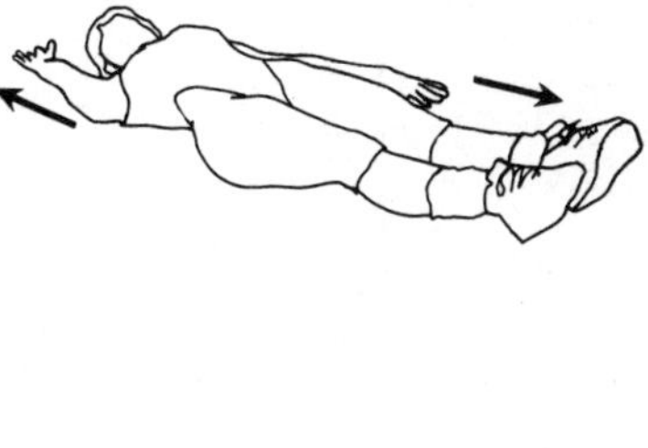

Seite fotokopieren und zum Training mitnehmen.

Basisprogramm 1

Ausdauer 15 Min.

- Achten Sie darauf, nicht zu sehr außer Atem zu geraten; als Faustregel gilt: Sie sollten sich während der Belastung noch mühelos unterhalten können.
- Denken Sie daran, daß sich Kondition auch mit mäßiger Anstrengung erlangen läßt.
- Siehe Anleitungen zum Ausdauertraining S. 185–211

Gehen
15 Min.

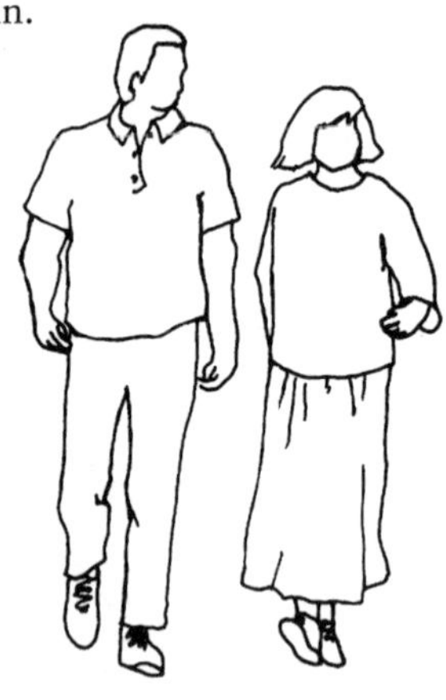

oder

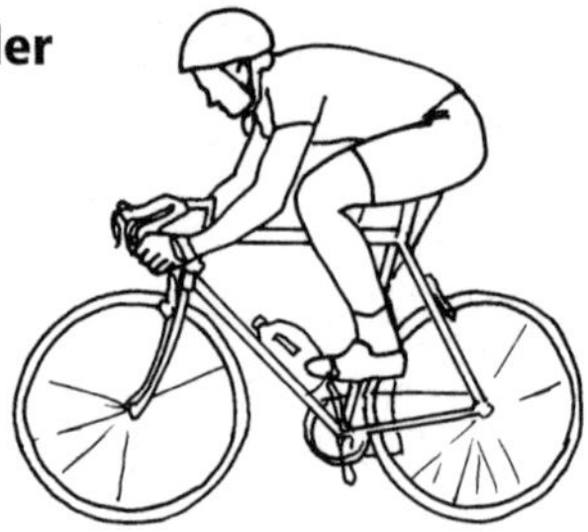

Radfahren
15 Min.

oder

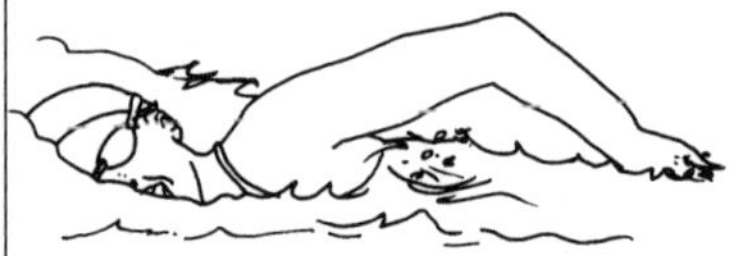

Schwimmen
15 Min.
Wenn nötig, Verschnaufpause einlegen.

Seite fotokopieren und zum Training mitnehmen.

oder
sonstige Aktivität, die Ihnen Bewegung verschafft

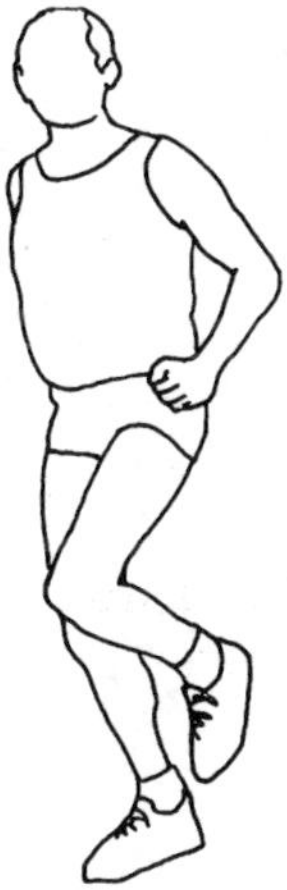

Pulsfrequenz spielt hier noch keine Rolle.

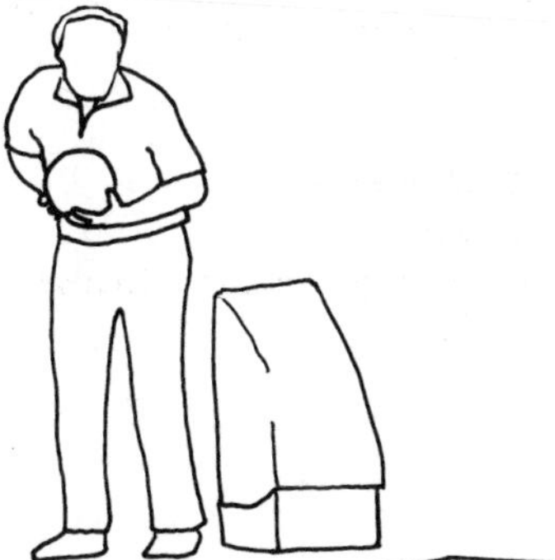

Nur schrittweise steigern

- Steigern Sie eine Woche lang immer nur um eine Stufe.
- Gehen Sie immer ein kleines Stückchen weiter als am Vortag.
- Sie selbst steuern das Tempo Ihres Fortschrittes.

Gehen Sie es gemächlich an

Viele Leute übertreiben beim Trainieren und verlieren dann bald ihr Interesse oder verletzen sich gar.
Zu hartes und forciertes Training kann den Trainingseffekt letztendlich zunichte machen.

Seite fotokopieren und zum Training mitnehmen.

Basisprogramm 1

Kraft 24 Min.

- Satz = festgelegte Anzahl von Wiederholungen
- Wdhl. = Wiederholung
- Siehe Anleitungen zum Krafttraining S. 235-327

1

1 Satz
10–15 Wdhl.
S. 238

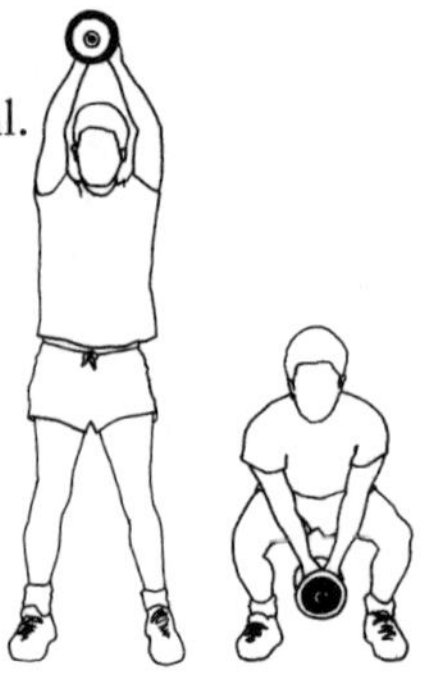

2

1 Satz
5–10 Wdhl.
jedes Bein
S. 245

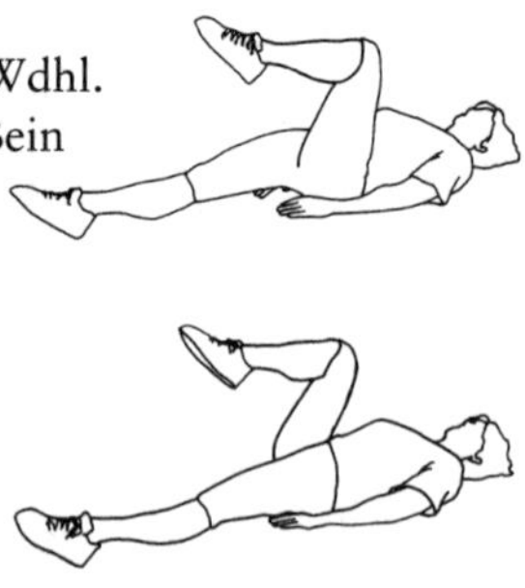

3

1 Satz
12 Wdhl.
S. 289

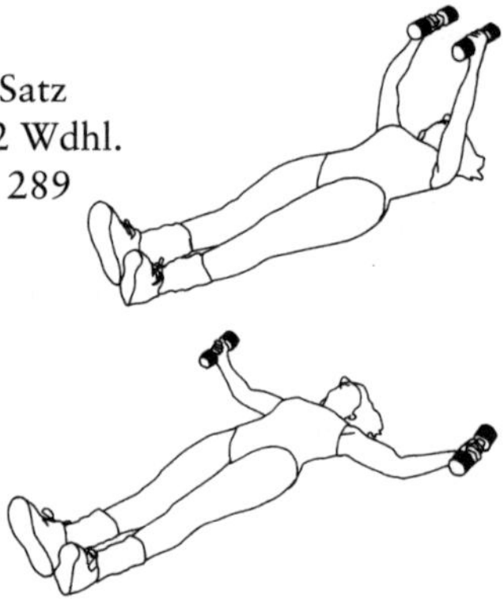

4

1 Satz
12 Wdhl.
S. 294

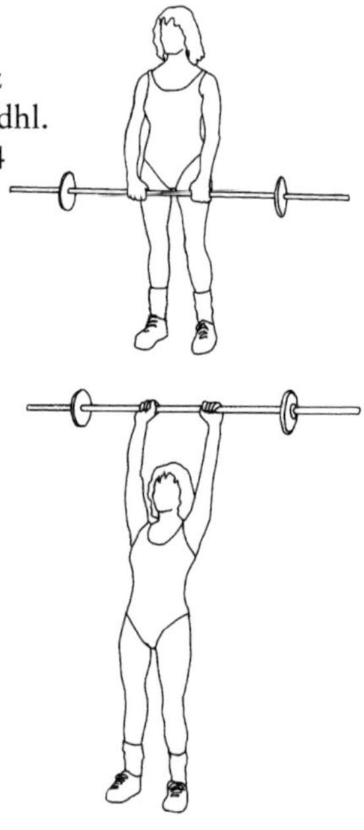

Seite fotokopieren und zum Training mitnehmen.

Stretching und Aufwärmen vor der Übung
Abkühlen danach

5
1 Satz
12 Wdhl.
S. 266

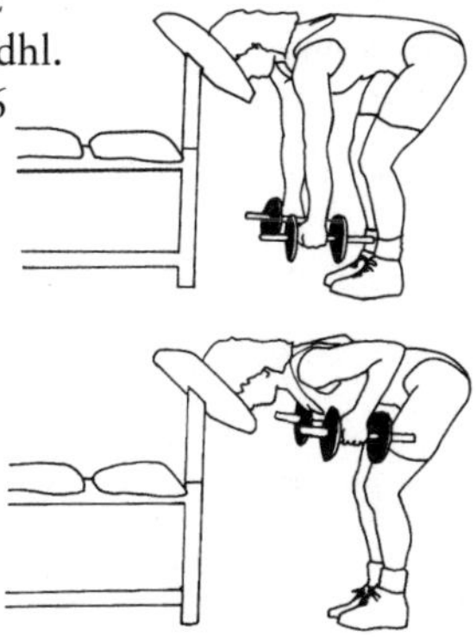

6
1 Satz
12 Wdhl.
S. 318

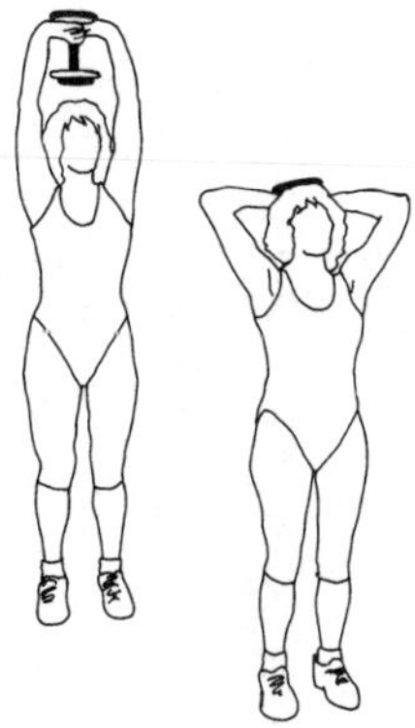

7
1 Satz
12 Wdhl.
S. 270

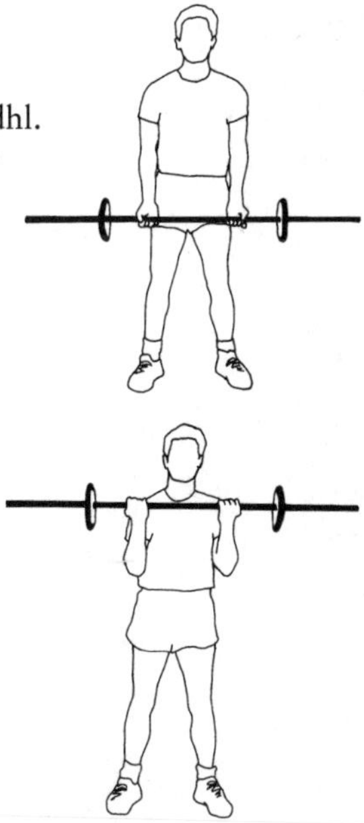

8
1 Satz, 10–15 Wdhl.
S. 306

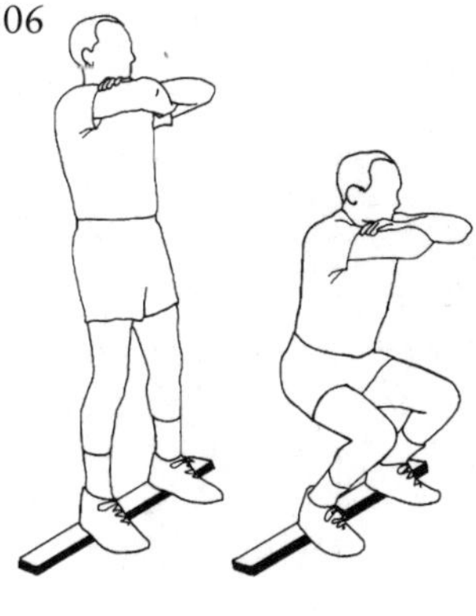

Seite fotokopieren und zum Training mitnehmen.

Basisprogramm 2

Stretching 4 Min.

- Atmen
- Nicht nachfedern
- Nicht bis zur Schmerzgrenze dehnen!
- Dehnung bewußt wahrnehmen
- Siehe Stretching-Anleitungen S. 213–233

1
30 Sek.
S. 216

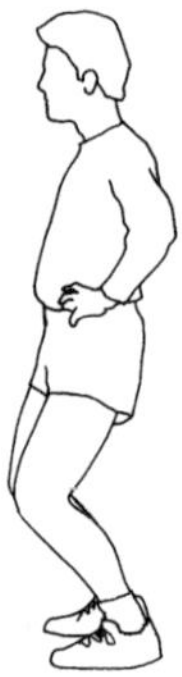

2
10 Sek.
S. 216

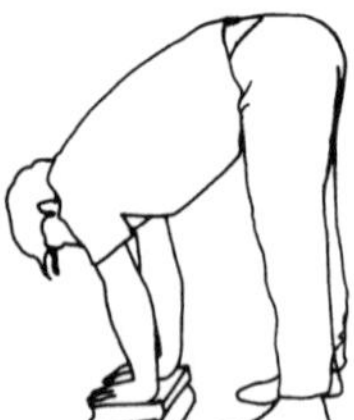

3
20 Sek.
jedes Bein
S. 219

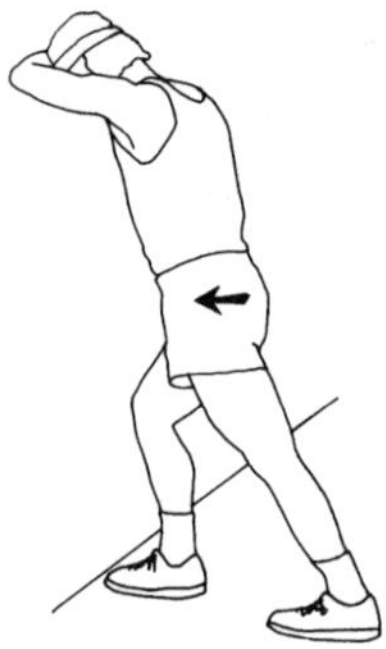

4
10 Sek.,
2mal
S. 225

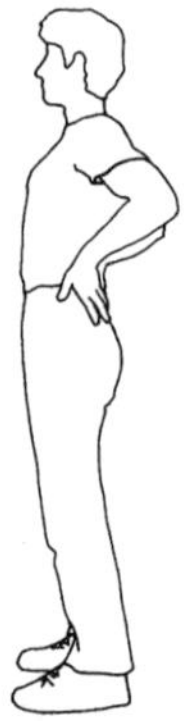

5
5 Sek.,
2mal
S. 223

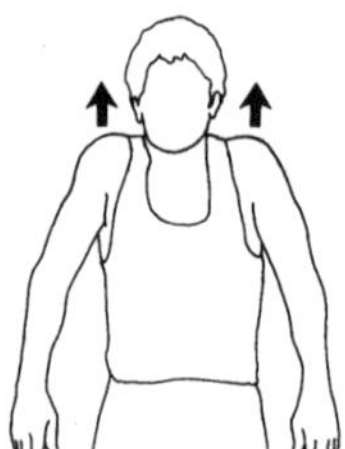

Seite fotokopieren und zum Training mitnehmen.

Stretching und Aufwärmen vor der Übung
Abkühlen danach

6
10 Sek.
jede Seite
S. 226

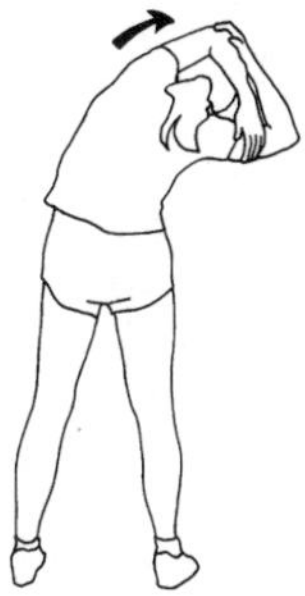

7
10 Sek.
jede Seite
S. 226

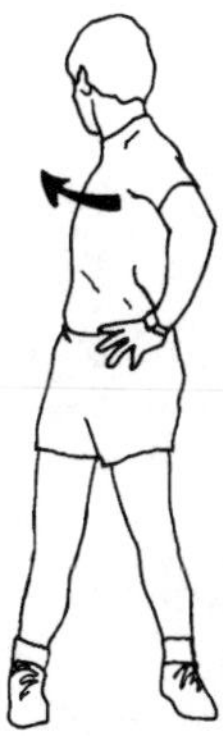

8
15 Sek.
jede Seite
S. 221

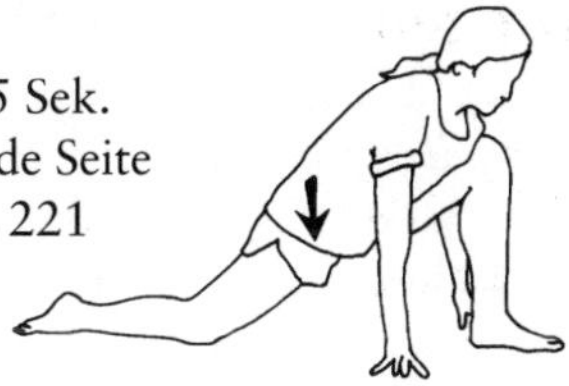

9
5–8 Sek.
S.228

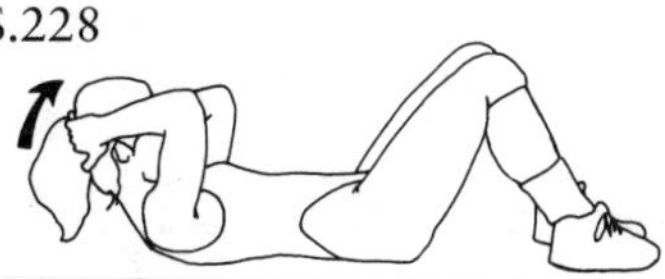

10
5 Sek.
jede Seite
S. 229

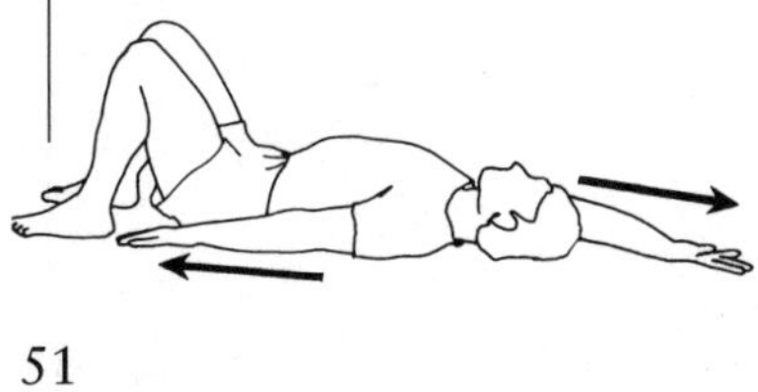

Seite fotokopieren und zum Training mitnehmen.

Basisprogramm 2

Ausdauer 20–30 Min.

- Achten Sie darauf, nicht zu sehr außer Atem zu geraten; als Faustregel gilt: Sie sollten sich während der Belastung noch mühelos unterhalten können.
- Denken Sie daran, daß sich Kondition auch mit mäßiger Anstrengung erlangen läßt.
- Siehe Anleitungen zum Ausdauertraining S. 185–211

Gehen
25–30 Min.

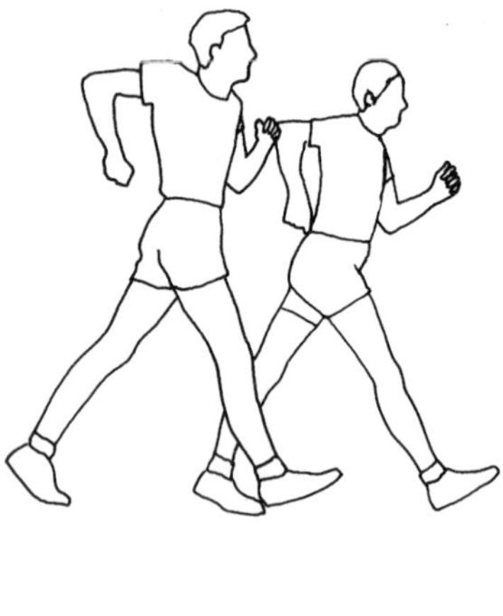

oder

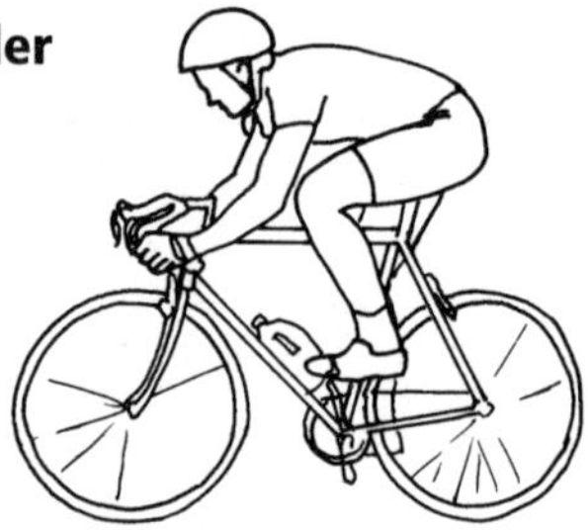

Radfahren
20–25 Min.

oder

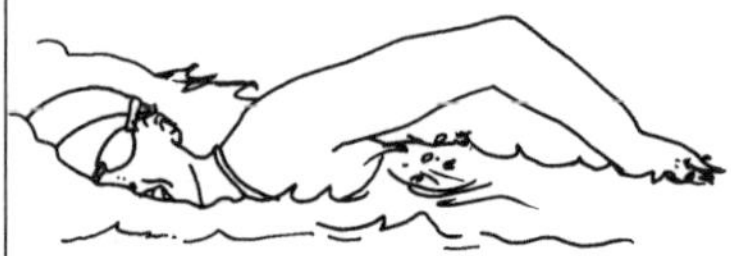

Schwimmen
20–25 Min.
Wenn nötig, Verschnaufpause einlegen.

Seite fotokopieren und zum Training mitnehmen.

oder

sich mindestens zwei- bis dreimal die Woche 20–30 Min. Bewegung verschaffen.

Auch körperliche Arbeit ist Training:
Gartenarbeit, Putzen, Heimwerkerarbeit, Autowaschen, Schneeschaufeln.

- Kalorien lassen sich z.B. gut beim Rasenmähen verbrennen.
- Gartenarbeit verbraucht fast genauso viele Kalorien wie gemächliches Schwimmen.

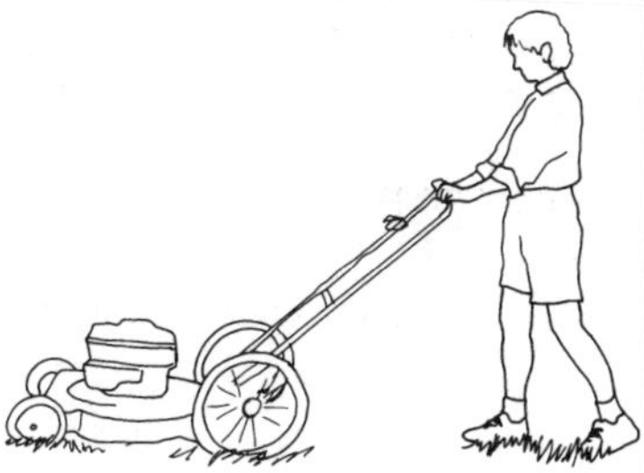

Fitneß ist ein kontinuierlicher Prozeß

- Seien Sie nicht zu hart mit sich selbst.
- Bleiben Sie am Ball.

Gehen Sie es gemächlich an

Langsam fortschreitendes Training steigert die Kondition.

Seite fotokopieren und zum Training mitnehmen.

Basisprogramm 2

Kraft 26 Min.

- Satz = festgelegte Anzahl von Wiederholungen
- Wdhl. = Wiederholung
- So viele Gewichte verwenden, daß die letzte Wiederholung etwas mehr Anstrengung kostet
- Gewichte erst dann erhöhen, wenn die letzte Wiederholung mühelos bewältigt wurde
- Bei Schmerz, Schwindelgefühl oder sonstigen Beschwerden sofort aufhören
- Siehe Anleitungen zum Krafttraining S. 235-327

1
1 Satz
10–20 Wdhl.
jede Seite
S. 239

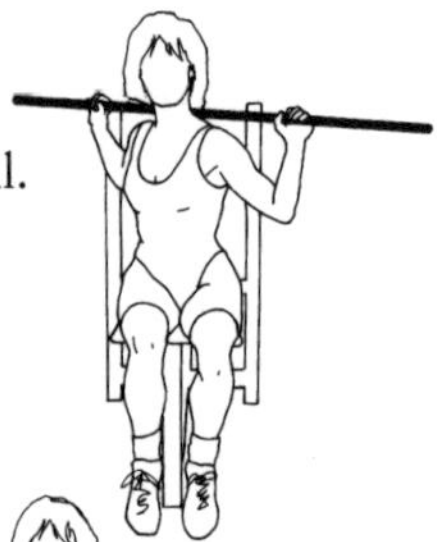

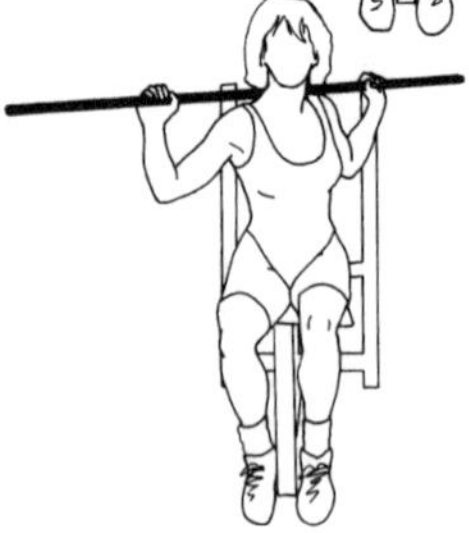

2
1 Satz
5–15 Wdhl.
S. 241

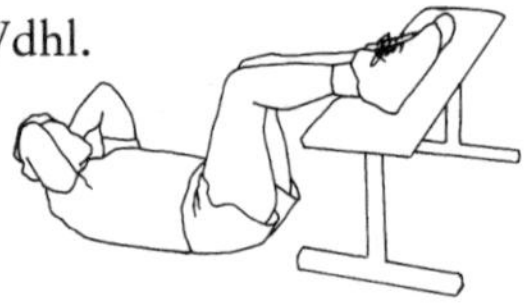

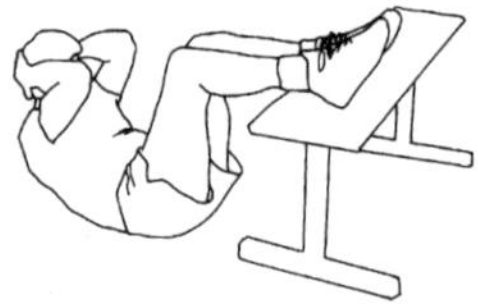

3
1 Satz
12 Wdhl.
S. 307

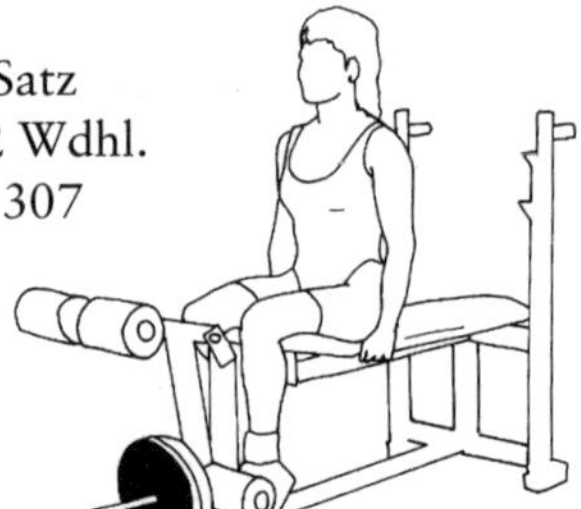

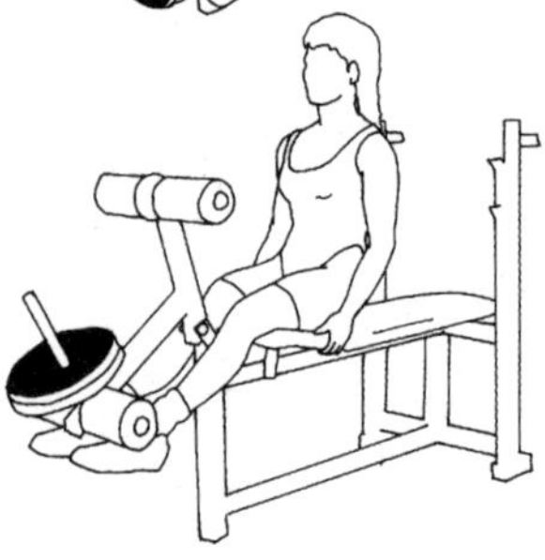

Seite fotokopieren und zum Training mitnehmen.

Stretching und Aufwärmen vor der Übung
Abkühlen danach

4
1 Satz
12 Wdhl.
S. 290

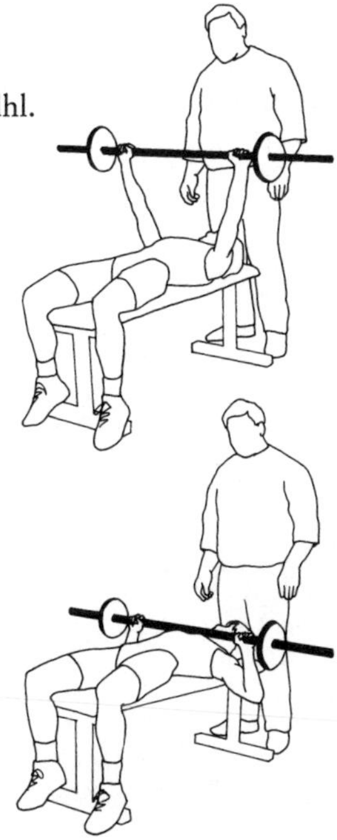

5
1 Satz 12 Wdhl.
S. 296

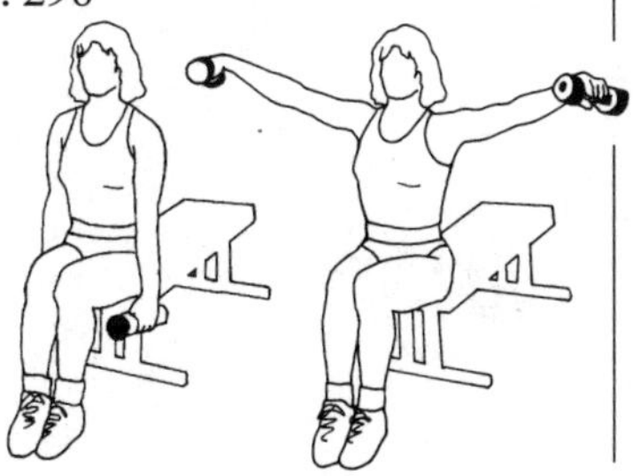

6
1 Satz
12 Wdhl.
S. 264

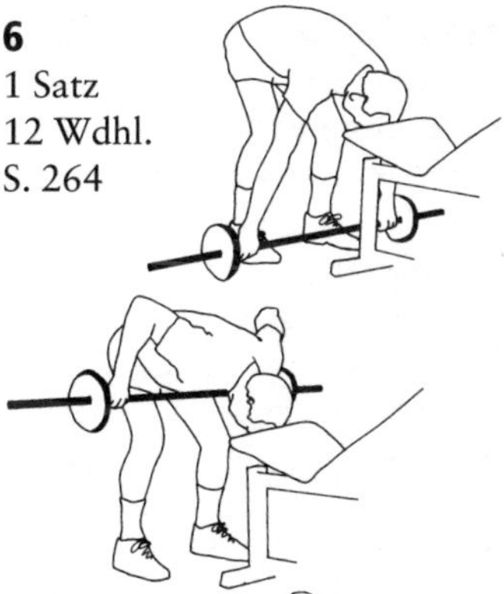

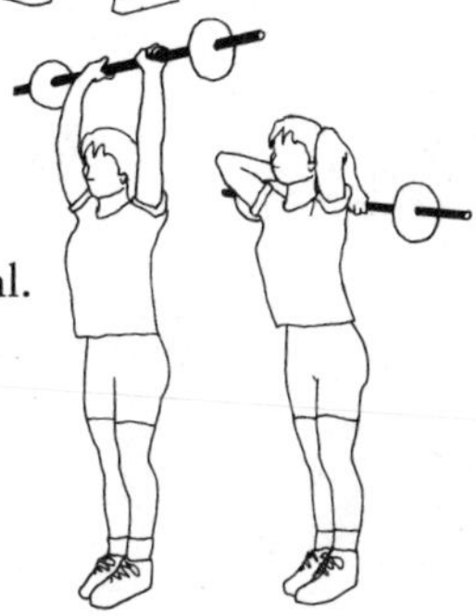

7
1 Satz
12 Wdhl.
S. 319

8
1 Satz
12 Wdhl.
S. 272

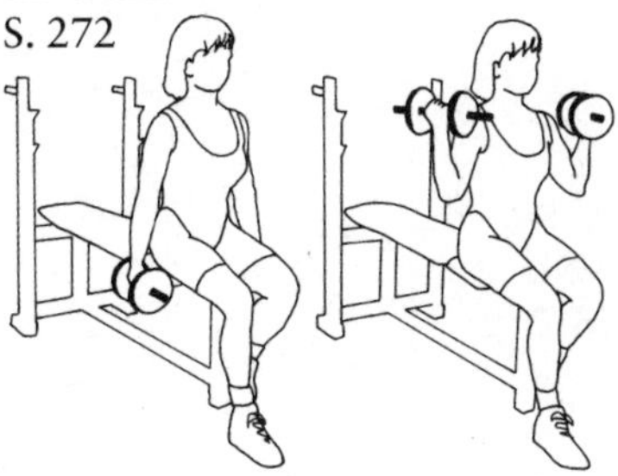

Seite fotokopieren und zum Training mitnehmen.

Basisprogramm 3

Stretching ca. 5 Min.

- Atmen
- Nicht nachfedern
- Nicht bis zur Schmerzgrenze dehnen!
- Jede Dehnung bewußt wahrnehmen
- Entspannen
- Siehe Stretching-Anleitungen S. 213–233

1
5 Sek., 2mal
S. 223

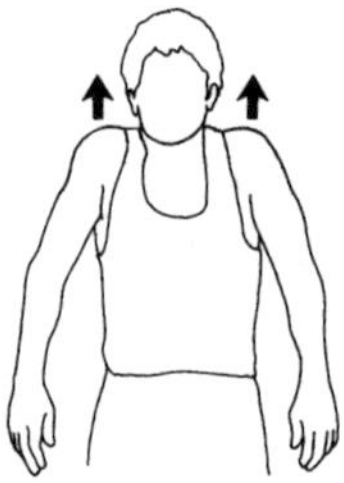

2
5 Sek.
jede Seite
S. 232

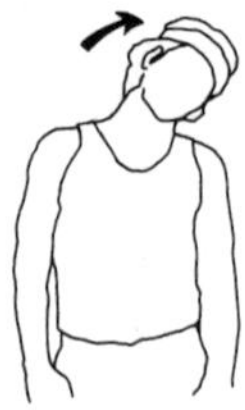

3
10 Sek.
jede Seite
S. 226

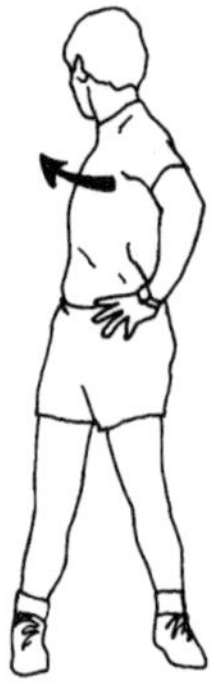

4
10 Sek., 2mal
S. 225

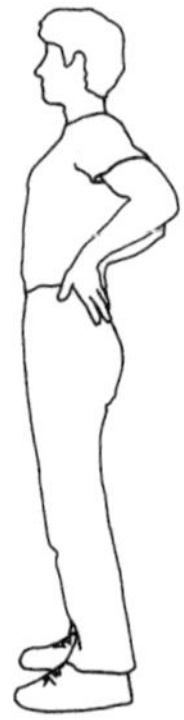

5
10 Sek.
jeder Arm
S. 224

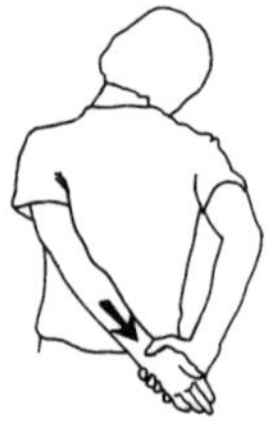

Seite fotokopieren und zum Training mitnehmen.

Stretching und Aufwärmen vor der Übung
Abkühlen danach

6
15 Sek.
S. 223

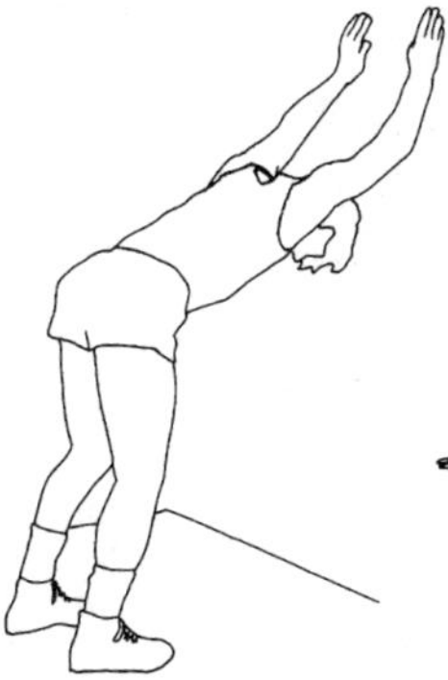

7
15 Sek.
jedes Bein
S. 219

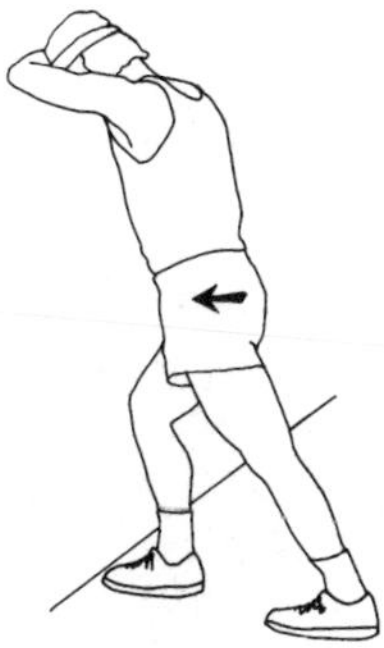

8
30 Sek.
S. 216/217

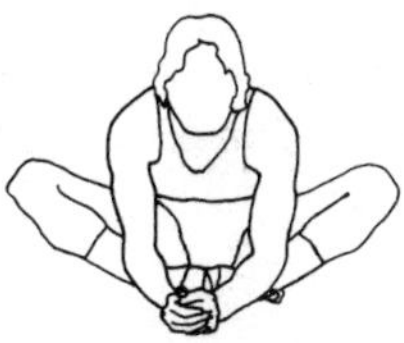

9
15 Sek., 2mal
S. 229

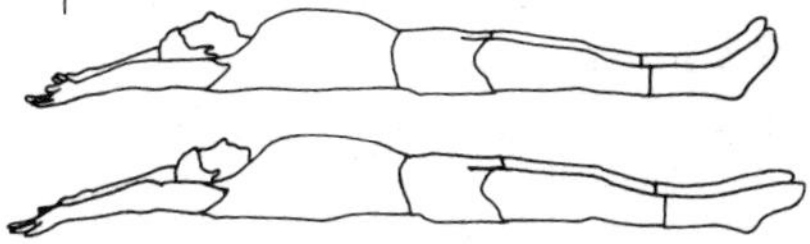

10
5 Sek.,
3mal
S. 228

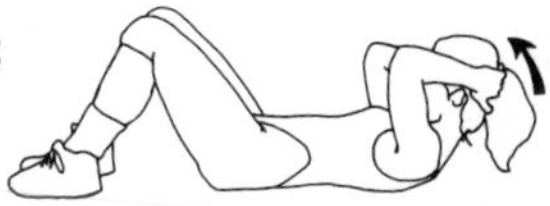

11
20 Sek.
jedes Bein
S. 230

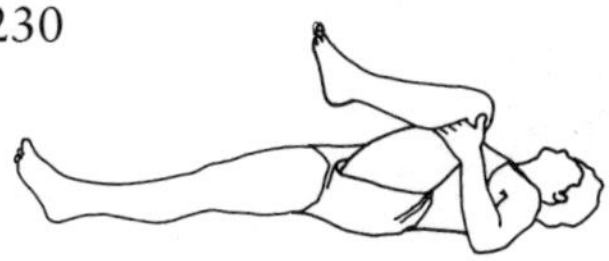

Seite fotokopieren und zum Training mitnehmen.

Basisprogramm 3

Stretching

12
10 Sek.
jedes Bein
S. 222

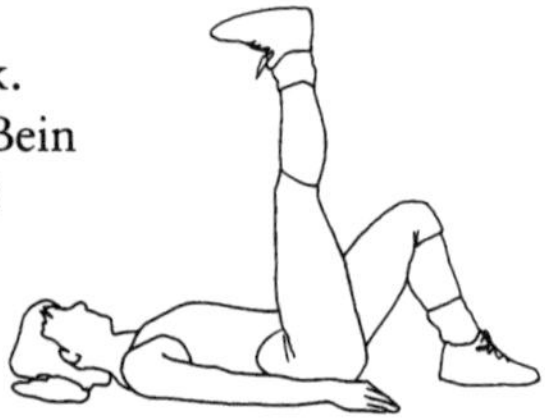

13
15 Sek.
jede Seite
S. 231

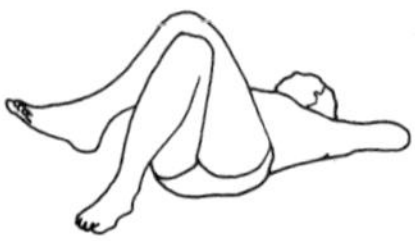

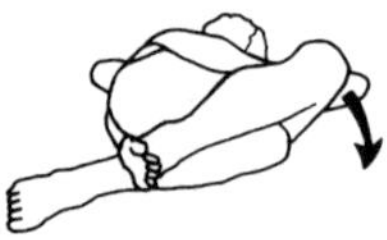

14
15 Sek.
jede Seite
S. 231

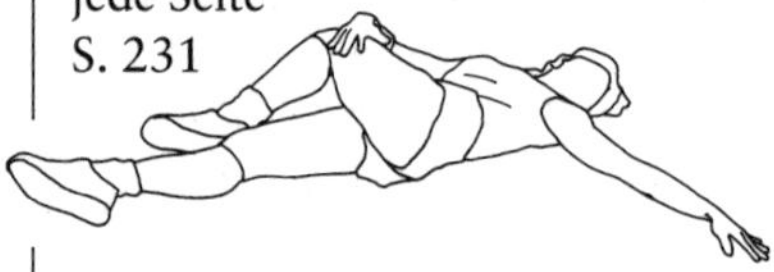

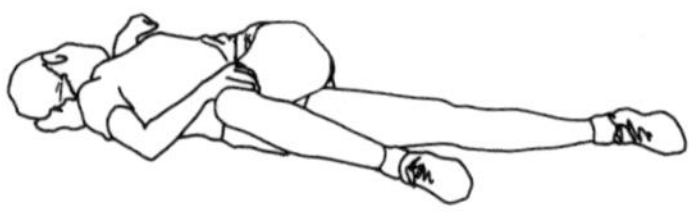

15
15 Sek.,
2mal
S. 229

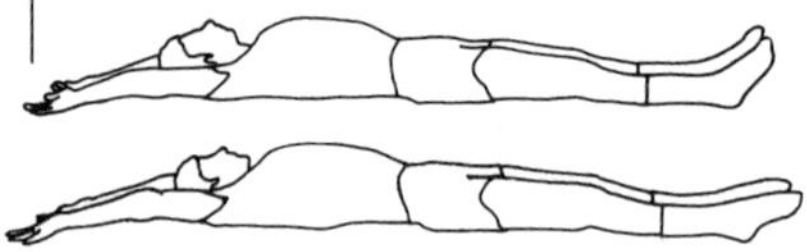

Seite fotokopieren und zum Training mitnehmen.

Täglich Stretching
Kraft- oder Ausdauertraining an abwechselnden Tagen

Ausdauer 20–45 Min.

- Achten Sie darauf, nicht zu sehr außer Atem zu geraten; als Faustregel gilt: Sie sollten sich während der Belastung noch mühelos unterhalten können.
- Denken Sie daran, daß sich Kondition auch mit mäßiger Anstrengung erlangen läßt.
- Siehe Anleitungen zum Ausdauertraining S. 185–211

Gehen

40–45 Min.
Besteigen Sie Hügel oder gehen Sie Treppen hoch

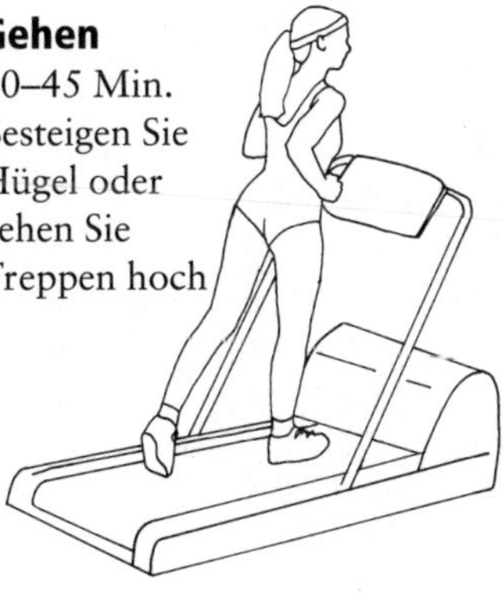

oder

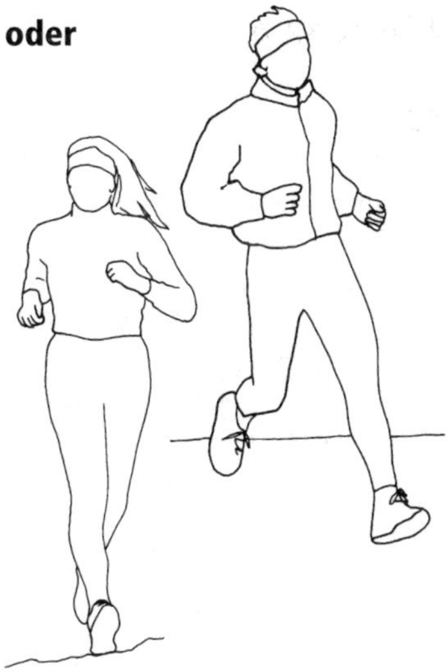

Joggen

20–25 Min.
langsames Traben

oder

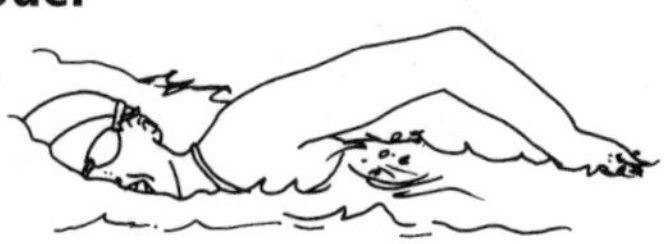

Schwimmen

20–25 Min.
Wenn nötig, Verschnaufpause einlegen.

Seite fotokopieren und zum Training mitnehmen.

Basisprogramm 3

Ausdauer

oder

- Wechseln Sie ab: an einem Tag Gehen, am nächsten Tag Gartenarbeit usw.
- Wichtig ist nicht so sehr, wie Sie sich bewegen, sondern *daß* Sie sich bewegen.
- Überlegen Sie sich, welche Tätigkeiten Ihnen Bewegung verschaffen.

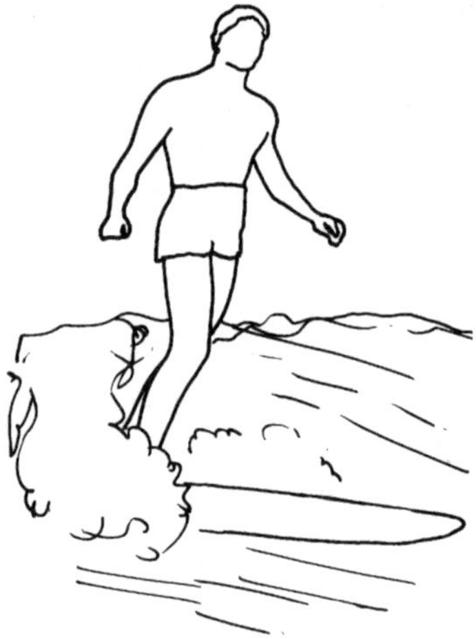

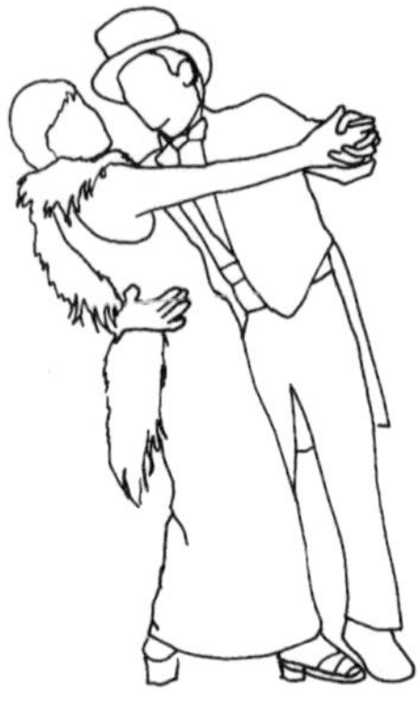

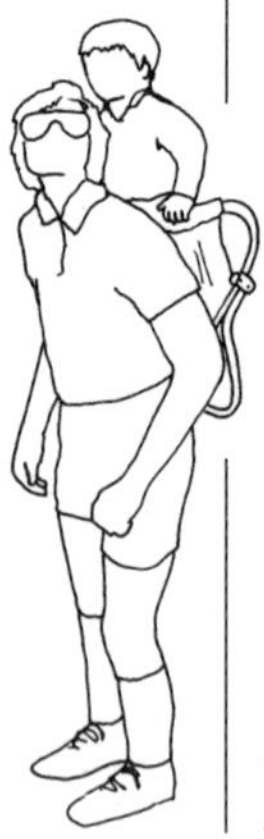

Was dem Leben Würze verleiht

- Unterschiedliche Aktivitäten betreiben. Auf verschiedene Arten trainieren.
- Abwechslung ist Balsam für Seele und Körper: Ändern Sie Ihre Routine alle vier bis sechs Wochen.
- Beginnt eine Aktivität eintönig zu werden, wenden Sie sich einer anderen zu.

Bringen Sie Ihr Herz auf Touren

Seite fotokopieren und zum Training mitnehmen.

Stretching und Aufwärmen vor der Übung
Abkühlen danach

Kraft 28 Min.

- Satz = festgelegte Anzahl von Wiederholungen
- Wdhl. = Wiederholung
- So viele Gewichte verwenden, daß die letzte Wiederholung etwas mehr Anstrengung kostet
- Gewichte erst dann erhöhen, wenn die letzte Wiederholung mühelos bewältigt wurde
- Bei Schmerz, Schwindelgefühl oder sonstigen Beschwerden sofort aufhören
- Siehe Anleitungen zum Krafttraining S. 235–327

1

1 Satz
15–30 Wdhl.
S. 241

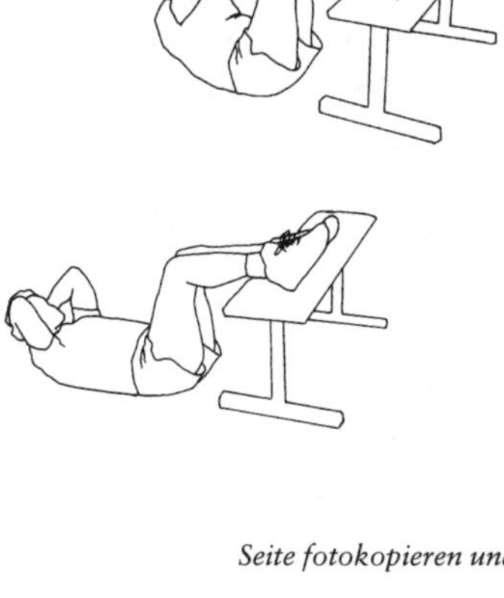

2

1 Satz
15–30 Wdhl.
jede Seite
S. 239

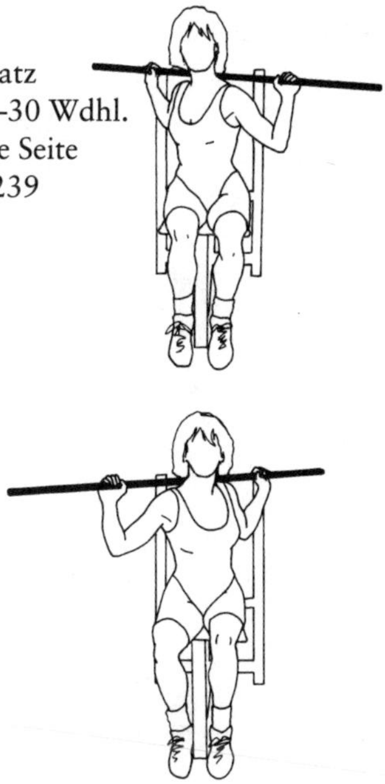

3

1 Satz, 10 Wdhl.
S. 308

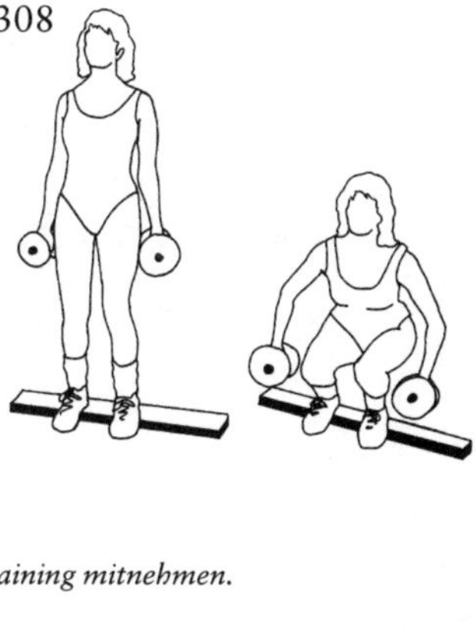

Basisprogramm 3

Kraft

4
1 Satz
10 Wdhl.
S. 281

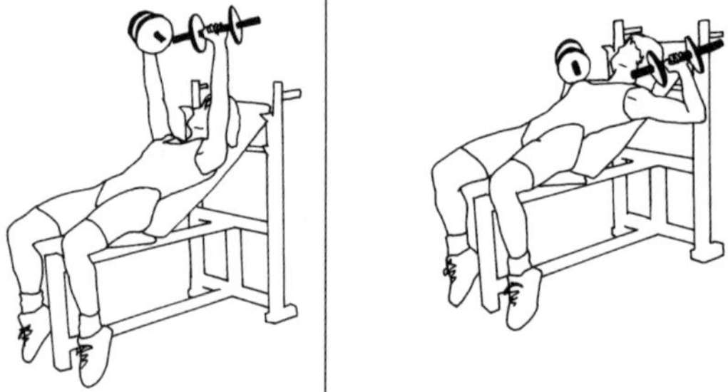

5
1 Satz
10 Wdhl.
S. 284

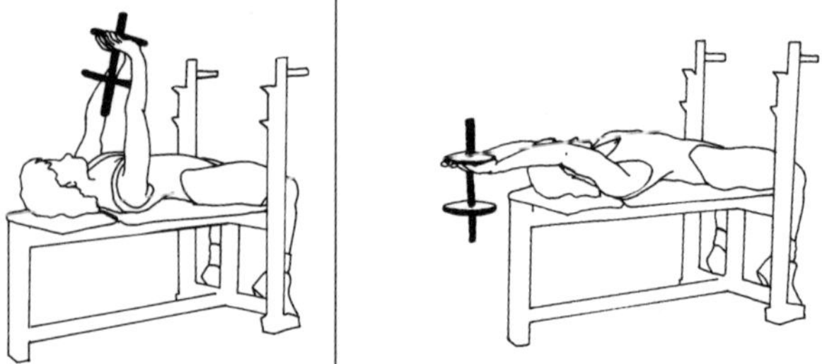

6
1 Satz
10 Wdhl.
S. 293

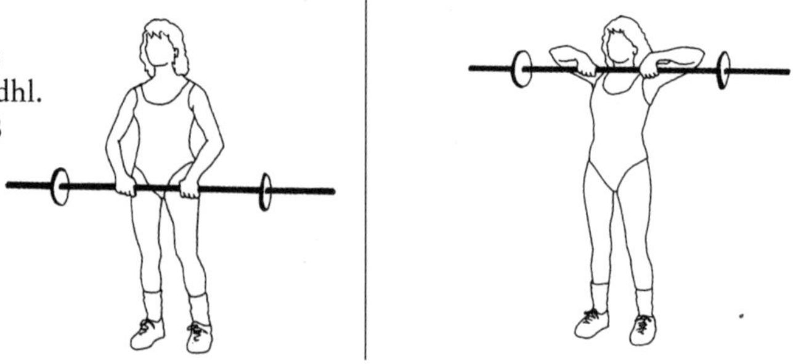

Seite fotokopieren und zum Training mitnehmen.

7
1 Satz
10 Wdhl.
S. 324

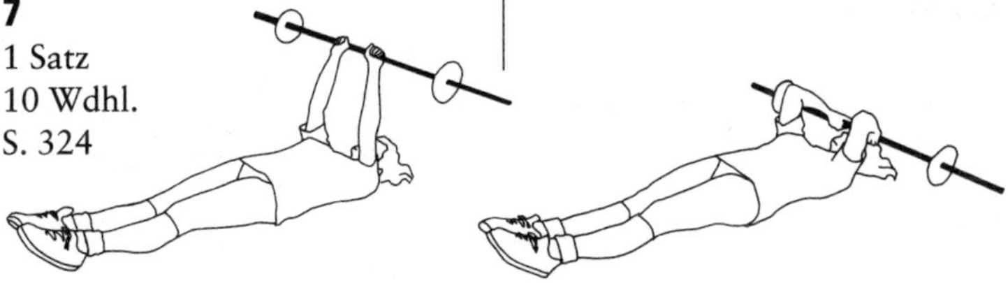

8
1 Satz
10 Wdhl.
jeder Arm
S. 269

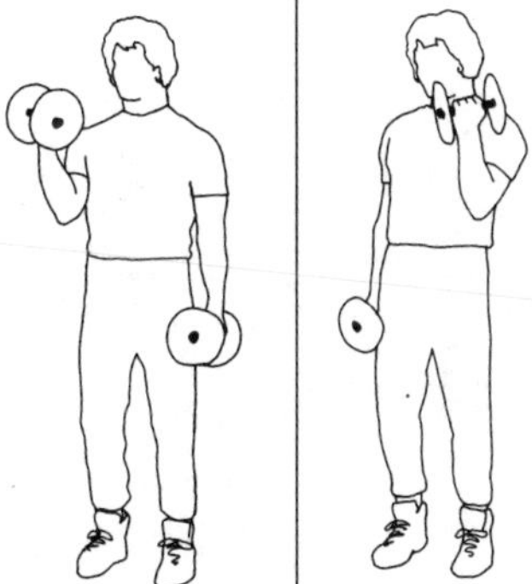

Basisprogramm 4

Stretching 6 Min.

- Atmen
- Nicht nachfedern
- Nicht bis zur Schmerzgrenze dehnen!
- Jede Dehnung bewußt wahrnehmen
- Entspannen
- Siehe Stretching-Anleitungen S. 213–233

1
15 Sek.
S. 223

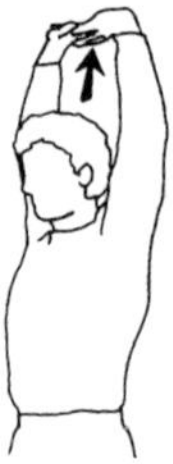

2
10 Sek.
jeder Arm
S. 225

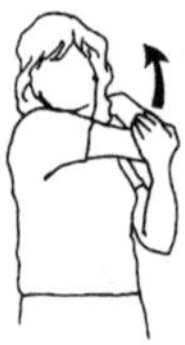

3
15 Sek.
S. 224

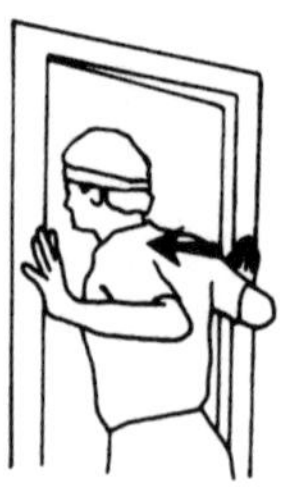

4
15 Sek.
jedes Bein
S. 219

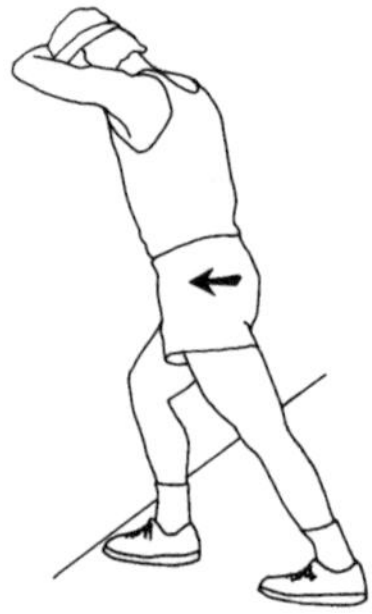

5
20 Sek.
jedes Bein
S. 220

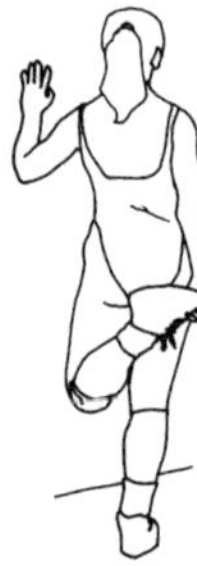

6
10 Sek.
jedes Bein
S. 220

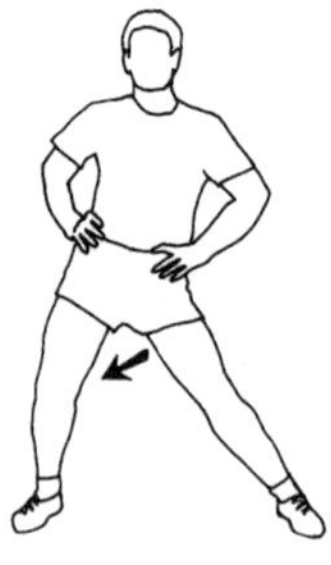

7
5 Sek., 2mal
S. 288

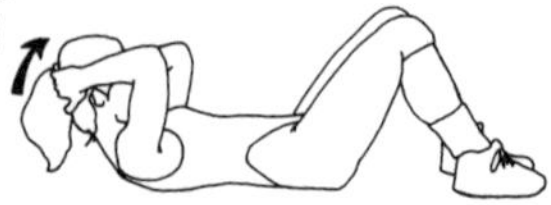

Stretching und Aufwärmen vor der Übung
Abkühlen danach

8
5 Sek., 2mal
S. 228

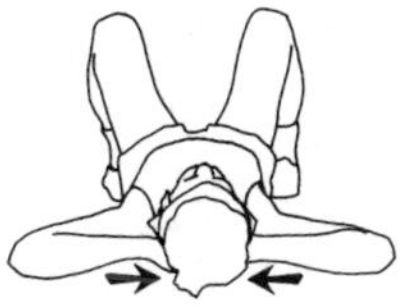

9
30 Sek.
jedes Bein
S. 230

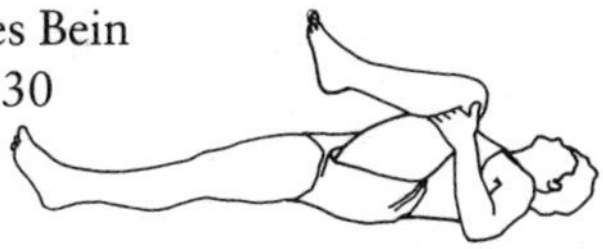

10
10 Sek.
jedes Bein
S. 222

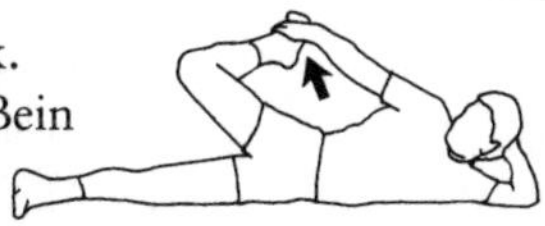

11
10 Sek.
jedes Bein
S. 222

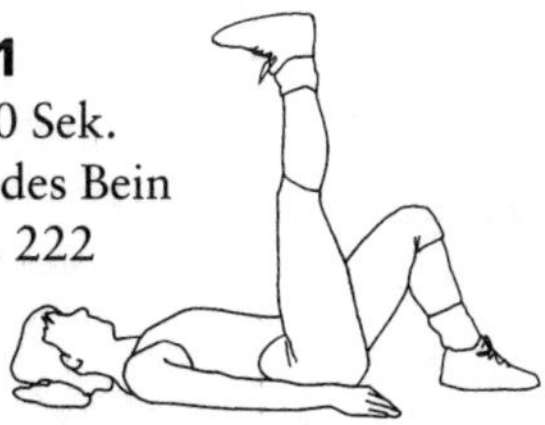

12
20 Sek.
jedes Bein
S. 231

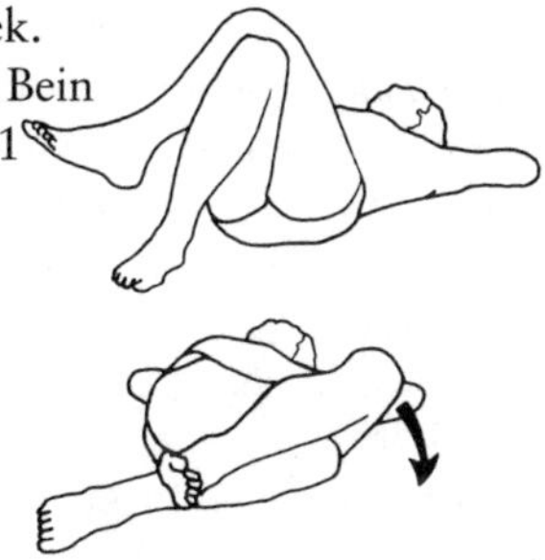

13
10 Sek., jeder Arm
S. 229

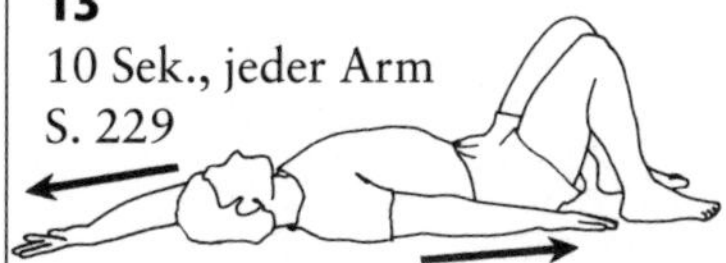

14
10 Sek.
jede Seite
S. 217

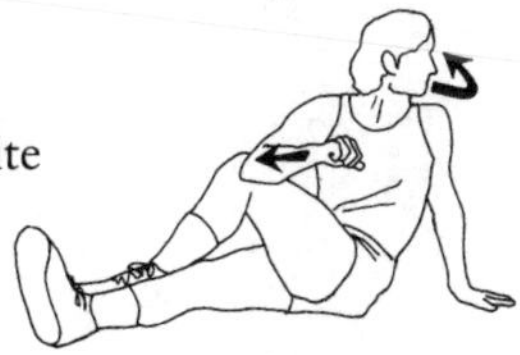

15
10 Sek.
S. 216/217

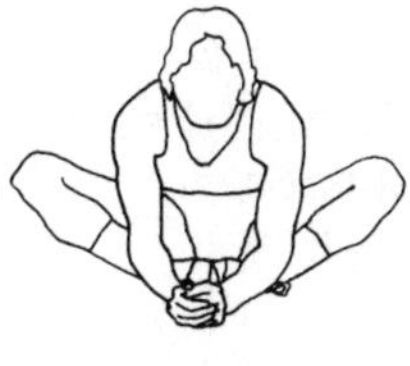

Seite fotokopieren und zum Training mitnehmen.

Basisprogramm 4

Ausdauer 20–60 Min.

- Achten Sie darauf, nicht zu sehr außer Atem zu geraten; als Faustregel gilt: Sie sollten sich während der Belastung noch mühelos unterhalten können.
- Denken Sie daran, daß sich Kondition auch mit mäßiger Anstrengung erlangen läßt.
- Siehe Anleitungen zum Ausdauertraining S. 185–211

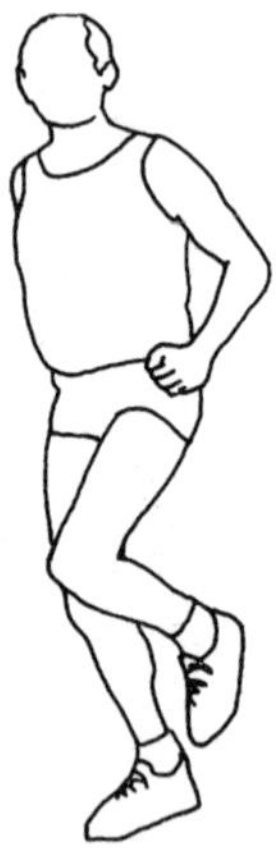

Gemütliches oder schnelles Joggen
20–25 Min.
gleichmäßiges Tempo

oder

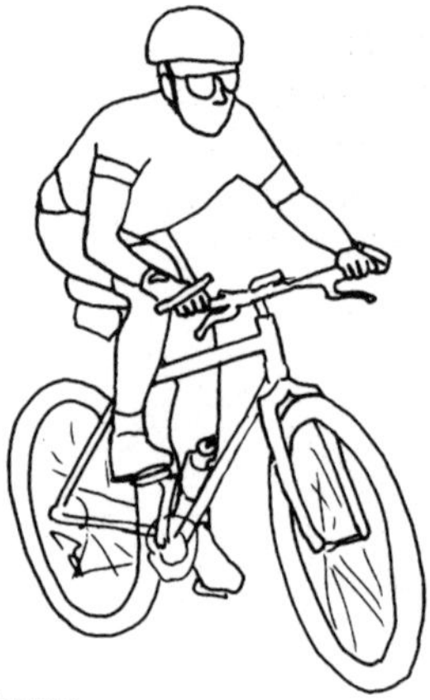

Radfahren
45–60 Min.
Erhöhen Sie die Pedalumdrehungen pro Minute. Steigern Sie die Geschwindigkeit.

oder

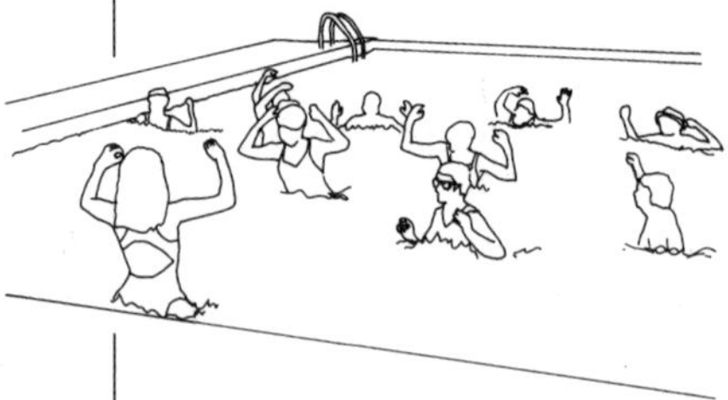

Schwimmen
Nehmen Sie an einer Aerobic-Schwimmstunde teil oder schwimmen Sie 25–30 Min.

Seite fotokopieren und zum Training mitnehmen.

Täglich Stretching
Kraft- oder Ausdauertraining an abwechselnden Tagen

oder
Herz-Kreislauf-Übungen:
Stepper, Lifecycle-Trainer, Laufband, Aerobic, Rollschuhfahren, Bowling

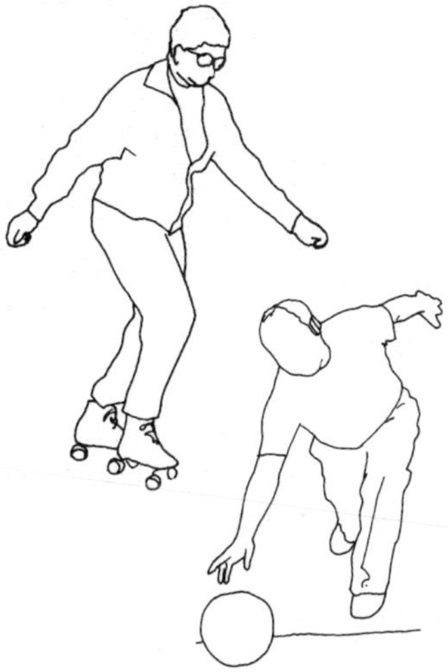

Tai Chi oder Joga.
Messen Sie ab jetzt Ihren Puls.
Auf S. 329–332 erfahren Sie wie.

Mit diesem Programm steuern Sie bereits einer ordentlichen Fitneß entgegen. Das nächste Programm sorgt für Kondition nach den Fitneßrichtlinien des American College of Sports Medicine, ACSM.

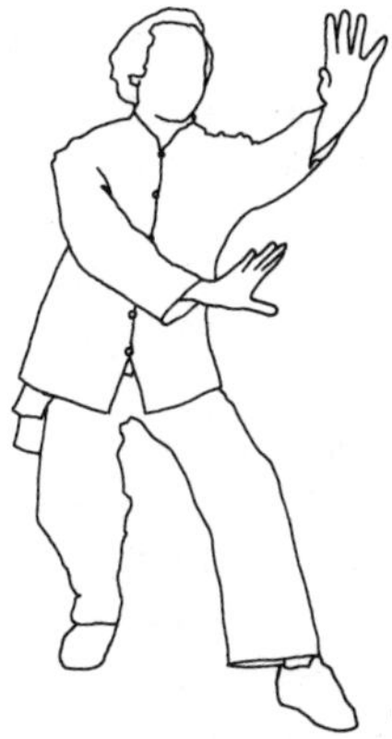

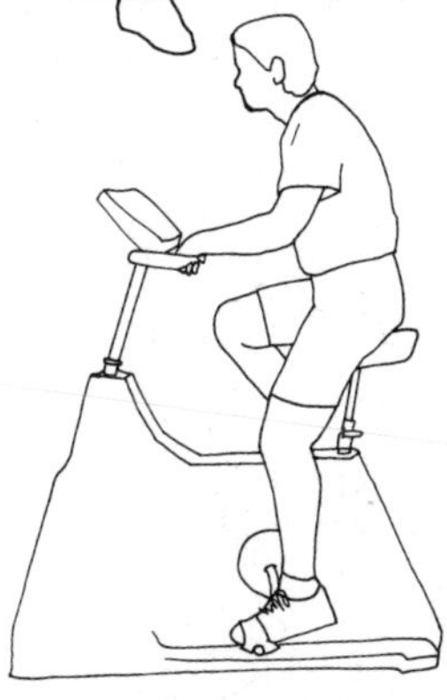

Sich Ziele setzen
- Setzen Sie sich realistische Ziele.
- Mit kurzfristig erreichbaren Zielen bewältigen Sie den Tag.
- Langfristige, ehrgeizige Ziele geben Ihnen Hoffnung für die Zukunft.

Seite fotokopieren und zum Training mitnehmen.

Basisprogramm 4

Kraft 30 Min.

- Satz = festgelegte Anzahl von Wiederholungen
- Wdhl. = Wiederholung
- So viele Gewichte verwenden, daß die letzte Wiederholung etwas mehr Anstrengung kostet
- Gewichte erst dann erhöhen, wenn die letzte Wiederholung mühelos bewältigt wurde
- Bei Schmerz, Schwindelgefühl oder sonstigen Beschwerden sofort aufhören
- Siehe Anleitungen zum Krafttraining S. 235–327

1

1 Satz
5–15 Wdhl.
S. 241

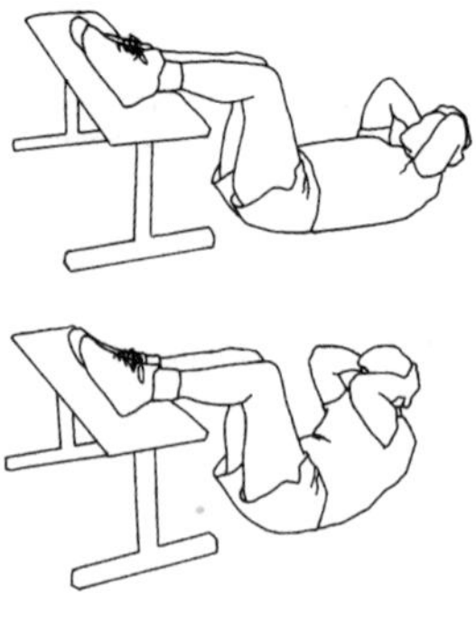

2

1 Satz
15–30 Wdhl.
jede Seite
S. 239

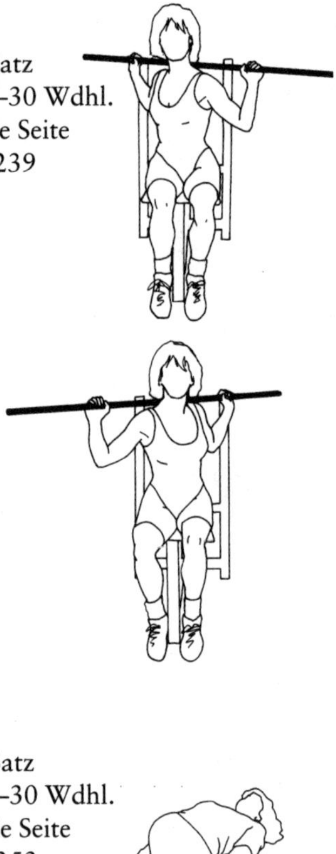

3

1 Satz
15–30 Wdhl.
jede Seite
S. 253

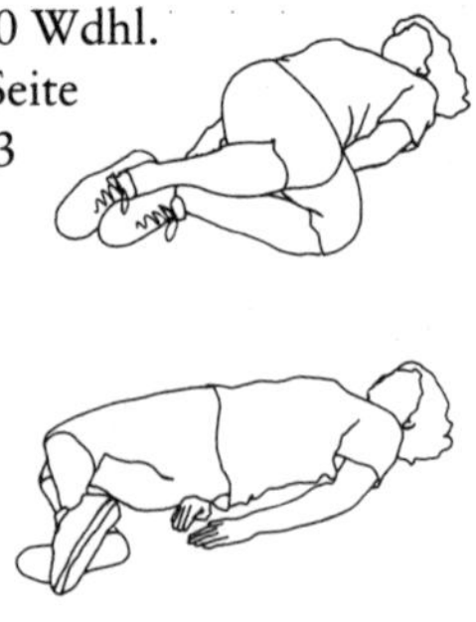

Seite fotokopieren und zum Training mitnehmen.

Stretching und Aufwärmen vor der Übung
Abkühlen danach

4
1 Satz
10 Wdhl.
S. 307

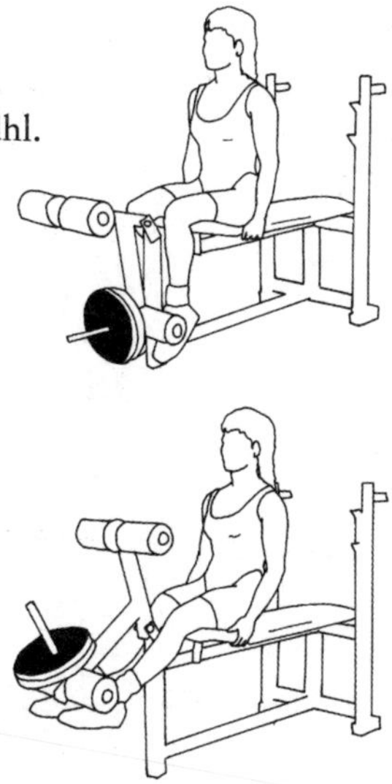

6
1 Satz
10 Wdhl.
S. 291

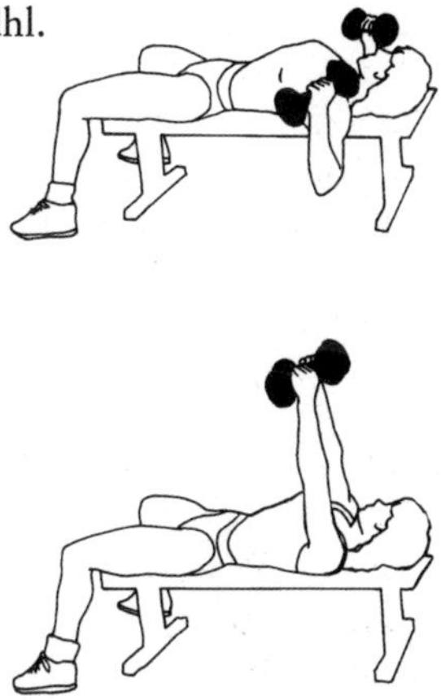

5
1 Satz, 10 Wdhl.
S. 316

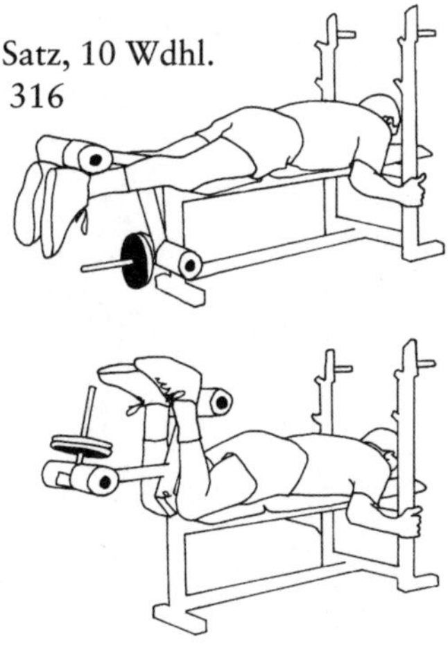

7
1 Satz
10 Wdhl.
S. 300

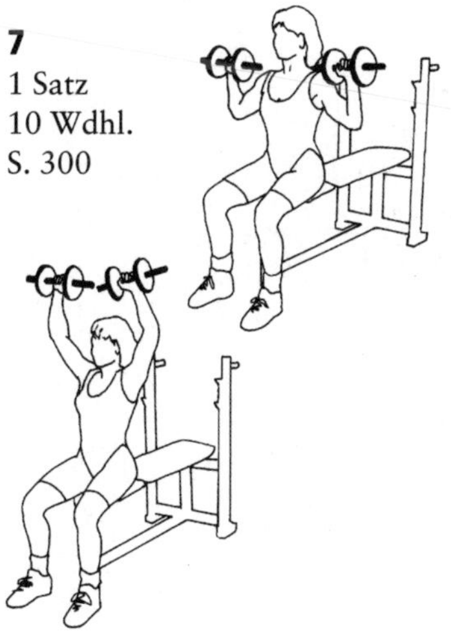

Basisprogramm 4

Kraft

8
1 Satz
10 Wdhl.
jeder Arm
S. 263

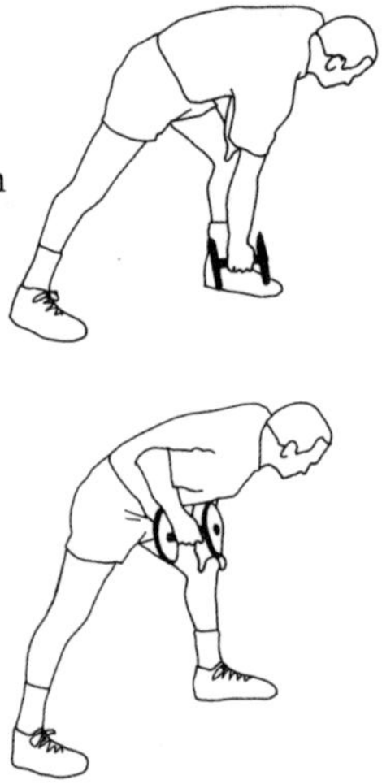

9
1 Satz
10 Wdhl.
jeder Arm
S. 320

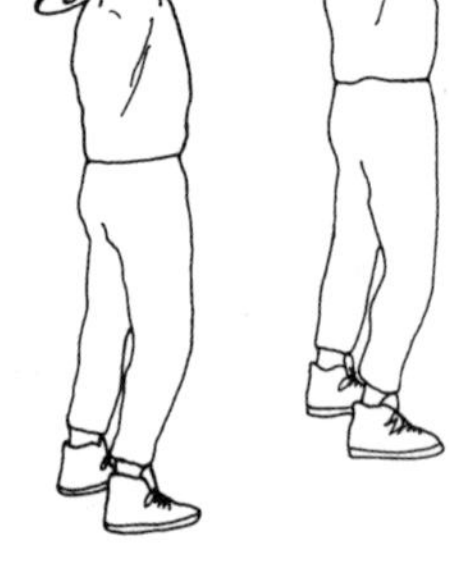

10
1 Satz
10 Wdhl.
S. 270

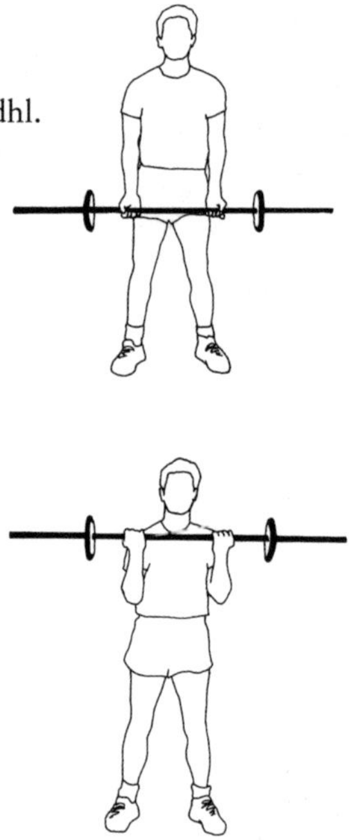

Seite fotokopieren und zum Training mitnehmen.

Stretching und Aufwärmen vor der Übung. Abkühlen danach

Basisprogramm 5

Stretching

7 Min.

- Atmen
- Nicht nachfedern
- Nicht bis zur Schmerzgrenze dehnen!
- Jede Dehnung bewußt wahrnehmen
- Entspannen
- Siehe Stretching-Anleitungen S. 213–233

1
5 Sek., 2mal
jede Seite
S. 230

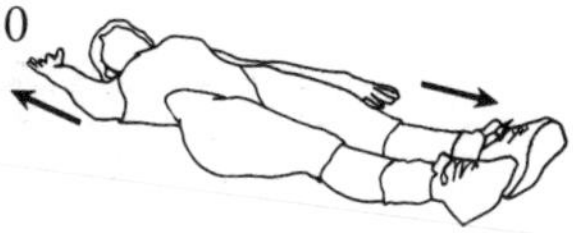

2
5 Sek., 2mal
S. 288

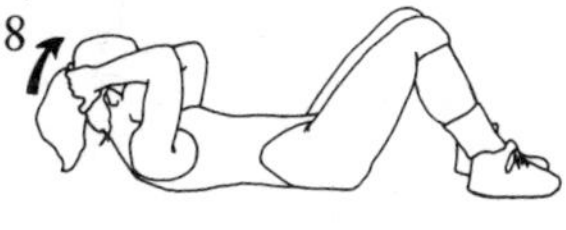

3
5 Sek., 2mal
S. 228

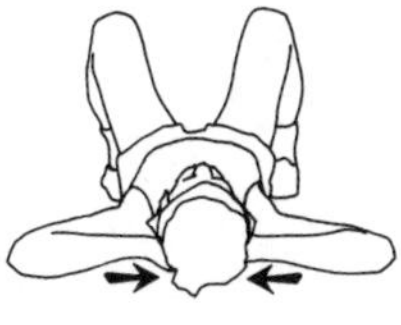

4
25 Sek.
jedes Bein
S. 230

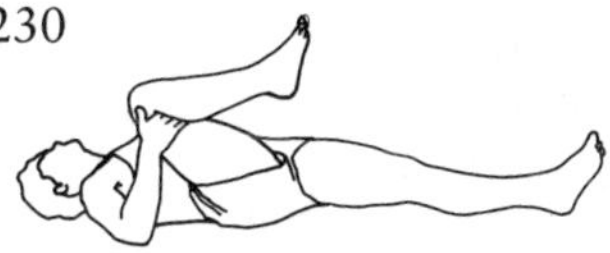

5
15 Sek.
jede Seite
S. 227

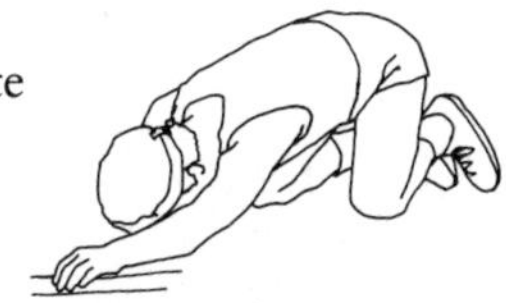

6
10 Sek., 2mal
S. 226

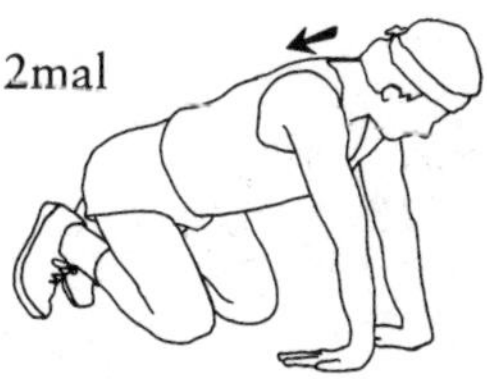

7
15 Sek.
jedes Bein
S. 218

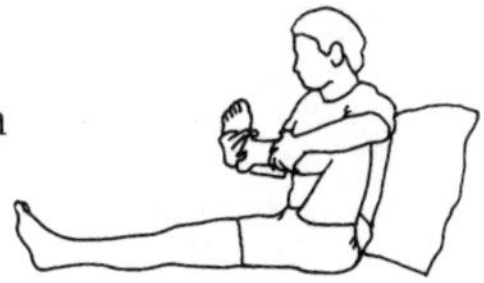

Seite fotokopieren und zum Training mitnehmen.

Basisprogramm 5

Stretching

8
10 Sek.
jedes Bein
S. 222

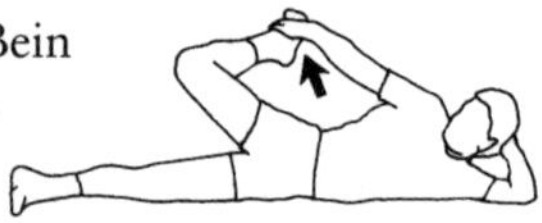

9
15 Sek.
jedes Bein
S. 221

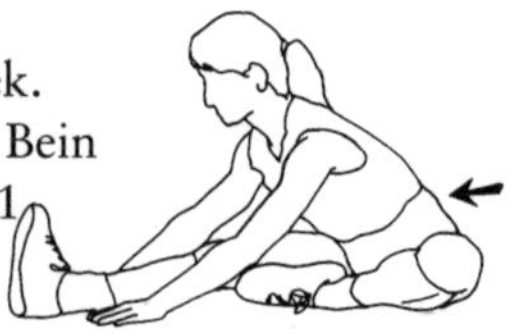

10
20 Sek.
jedes Bein
S. 221

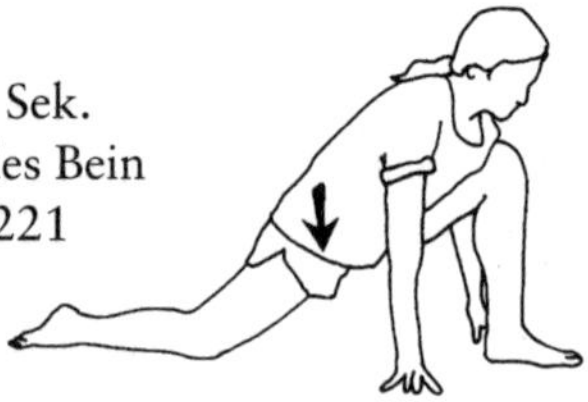

11
30 Sek.
S. 216

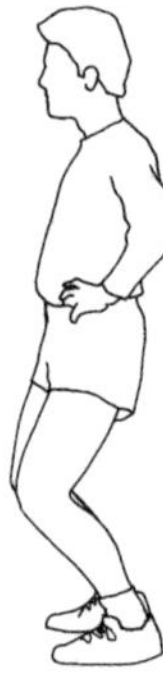

12
15 Sek.
S. 216

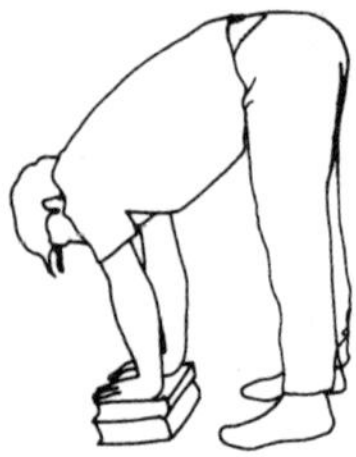

13
10 Sek.
S. 225

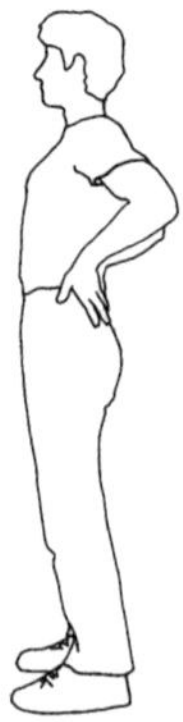

14
15 Sek.
S. 225

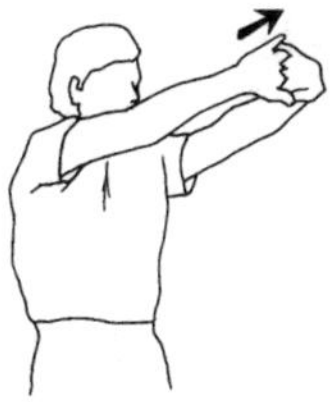

16
20 Sek.
jedes Bein
S. 219

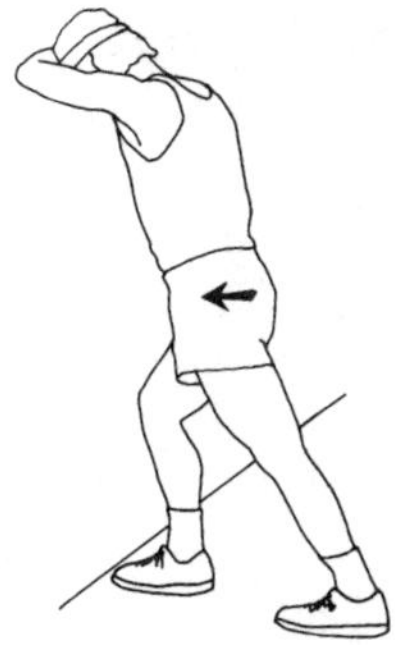

15
10 Sek.
jede Seite
S. 226

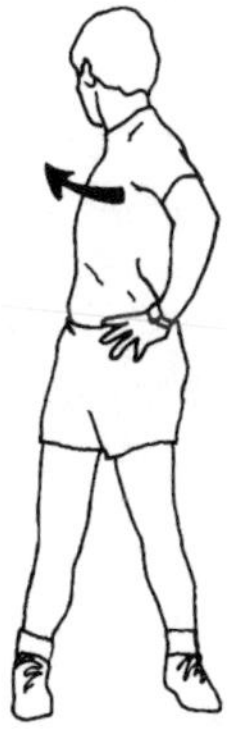

17
10 Sek.
S. 223

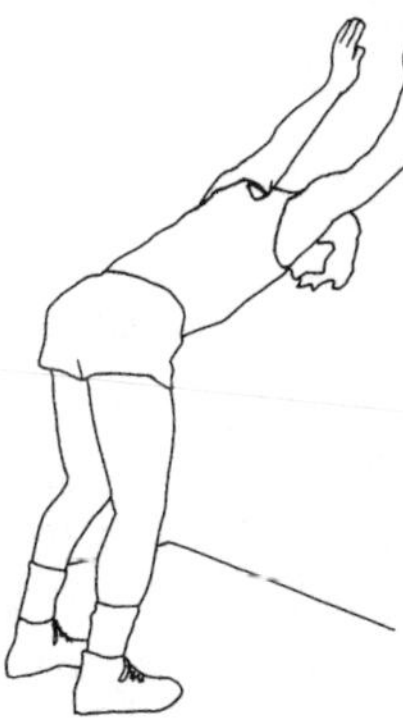

Seite fotokopieren und zum Training mitnehmen.

Basisprogramm 5

Ausdauer 30–60 Min.

- Achten Sie darauf, nicht zu sehr außer Atem zu geraten; als Faustregel gilt: Sie sollten sich während der Belastung noch mühelos unterhalten können.
- Denken Sie daran, daß sich Kondition auch mit mäßiger Anstrengung erlangen läßt.
- Siehe Anleitungen zum Ausdauertraining S. 185–211

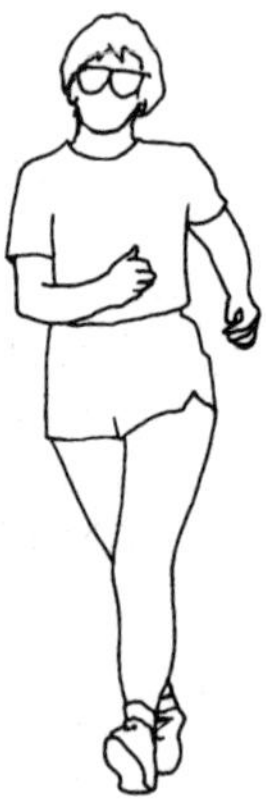

Flottes Laufen
mind. 30 Min.

oder

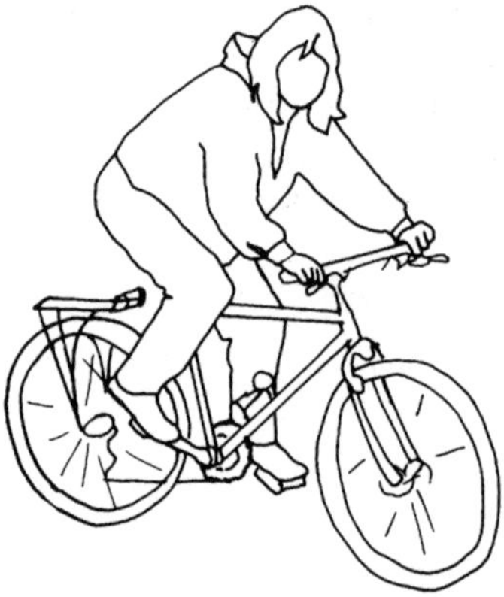

Radfahren
mind. 60 Min.
Steigern Sie die Pedalumdrehungen auf 70–90 pro Minute.

oder

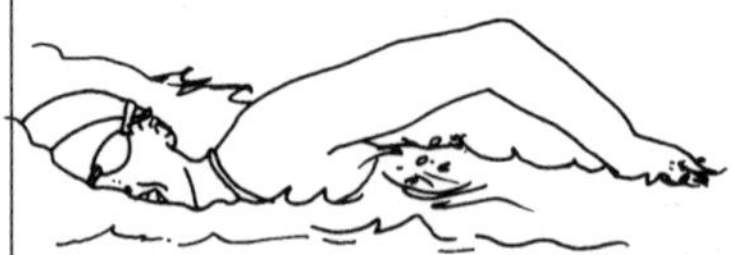

Schwimmen
mind. 25 Min., zügig, ohne Pause

Seite fotokopieren und zum Training mitnehmen.

oder

andere Sportarten betreiben wie:
Tennis, Basketball, Eislauf, Skifahren, Surfen. Oder nützliche Arbeiten verrichten.

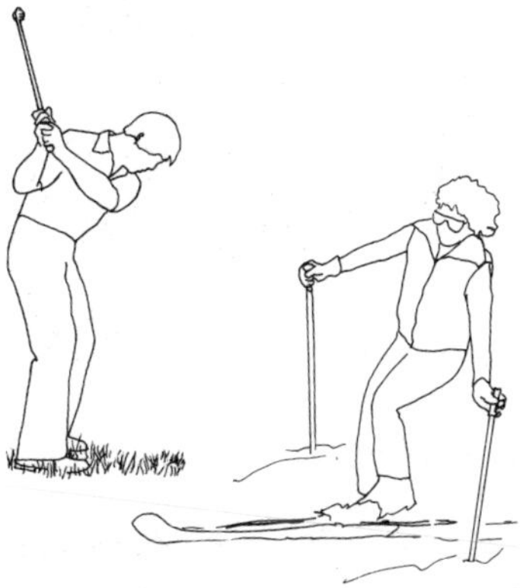

Weiterhin regelmäßig Puls messen (siehe S. 329ff).
Wenn Sie dieses Programm bewältigen, haben Sie das Fitneß-Niveau nach den ACSM-Richtlinien erreicht.

Aktivieren Sie die Endorphine im Gehirn

Die bekannteste belastungsabhängige Änderung im Gehirn ist der Ausstoß der Endorphine.

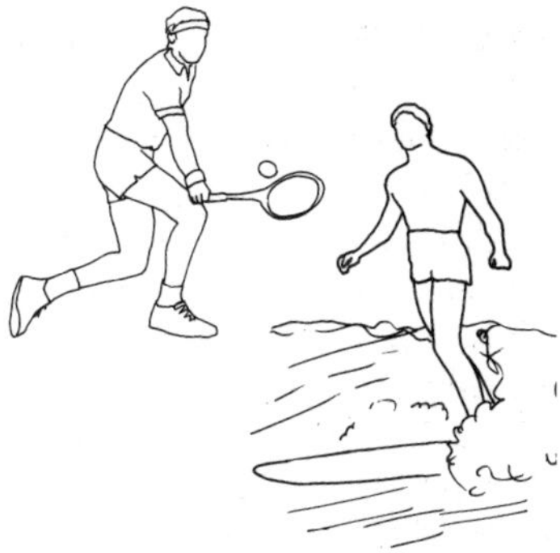

Diese in der Hypophyse gebildeten chemischen Substanzen übertreffen das Morphin in seiner Wirksamkeit um das Zwanzigfache. Durch intensives Training kann der Körper sage und schreibe fünfmal soviel Endorphine ausschütten als normal.

Mittel gegen Depressionen

Depressionen lassen sich nicht durch körperliche Bewegung heilen (so Dr. Robert Brown von der University of Virginia). Hingegen ist Bewegungsmangel eine Ursache für Depressionen. Nicht umsonst werden Einsperrung und Einschränkung der Bewegungsfreiheit seit jeher als Strafe angesehen.

Seite fotokopieren und zum Training mitnehmen.

Basisprogramm 5

Kraft 38 Min.

- Satz = festgelegte Anzahl von Wiederholungen
- Wdhl. = Wiederholung
- So viele Gewichte verwenden, daß die letzte Wiederholung etwas mehr Anstrengung kostet
- Gewichte erst dann erhöhen, wenn die letzte Wiederholung mühelos bewältigt wurde
- Bei Schmerz, Schwindelgefühl oder sonstigen Beschwerden sofort aufhören
- Siehe Anleitungen zum Krafttraining S. 235–327

1

1 Satz
10–20 Wdhl.
S. 241

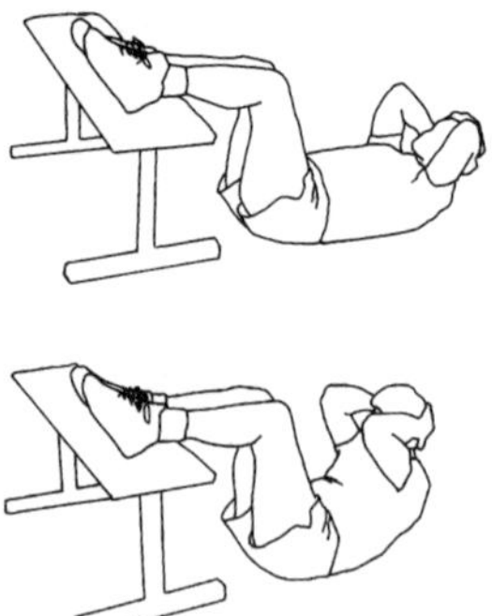

2

1 Satz
10 Wdhl.
jedes Bein
S. 249

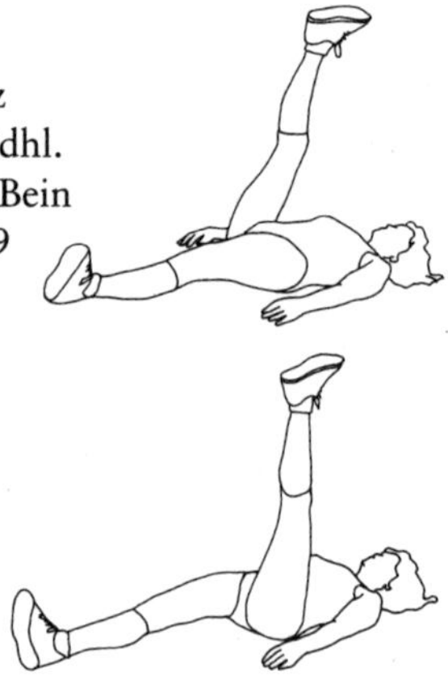

3

1 Satz
10 Wdhl.
S. 314

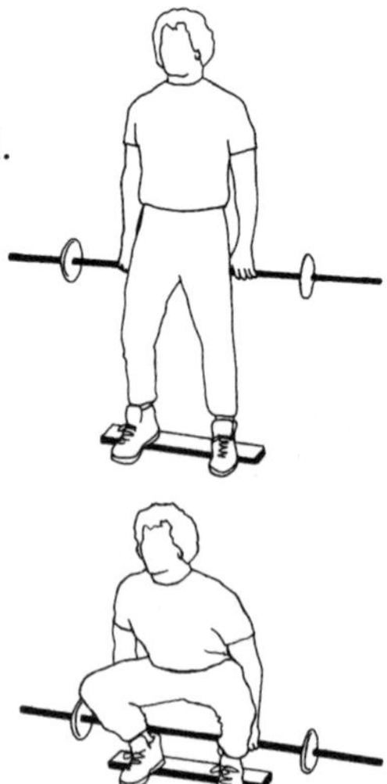

Täglich Stretching
Kraft- oder Ausdauertraining an abwechselnden Tagen

4
1 Satz, 10 Wdhl.,
S. 316

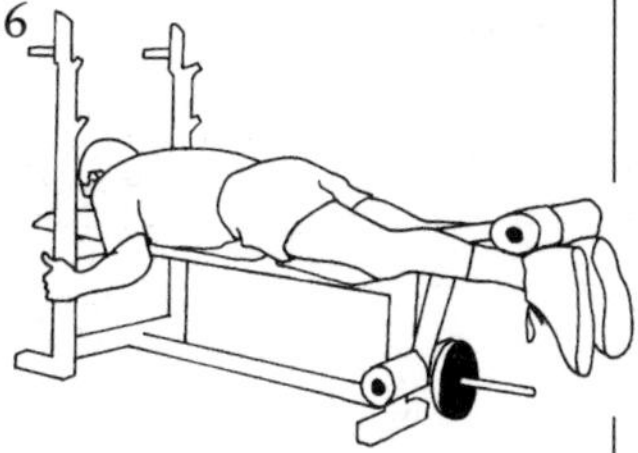

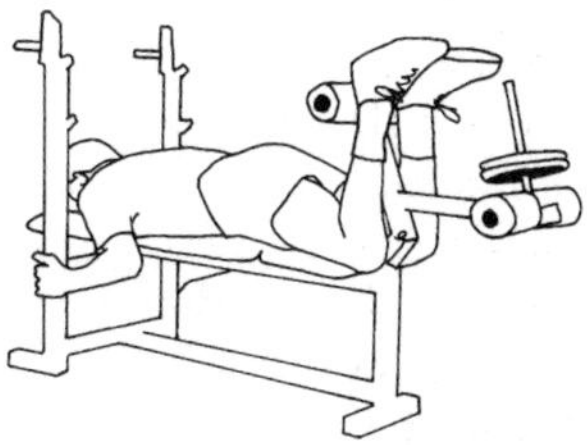

5
1 Satz
10 Wdhl.
S. 292

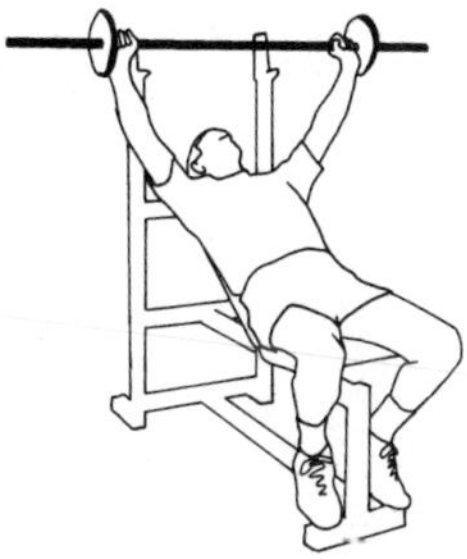

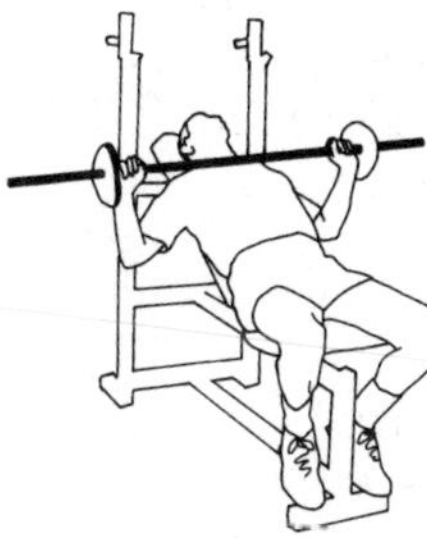

6
1 Satz
10 Wdhl.
S. 289

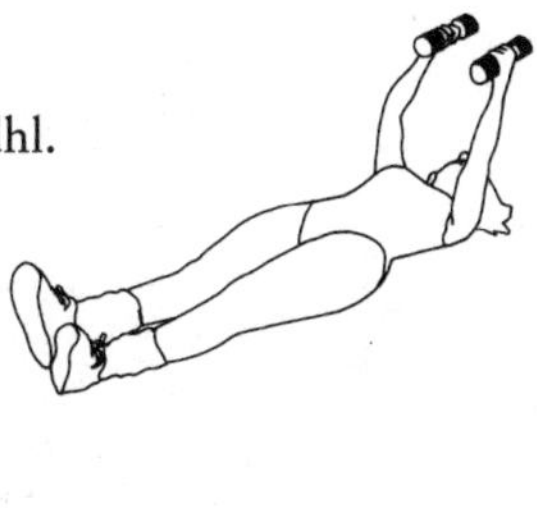

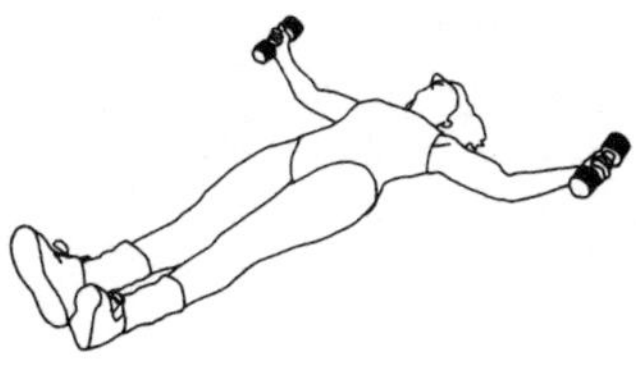

Seite fotokopieren und zum Training mitnehmen.

Basisprogramm 5

Kraft

7
1 Satz
10 Wdhl.
S. 260

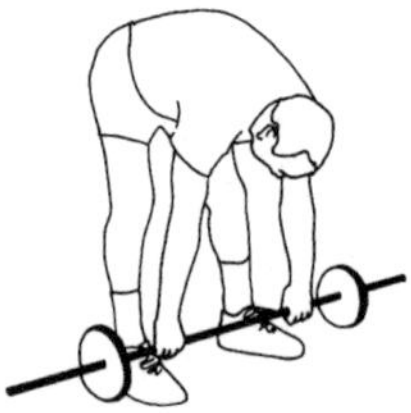
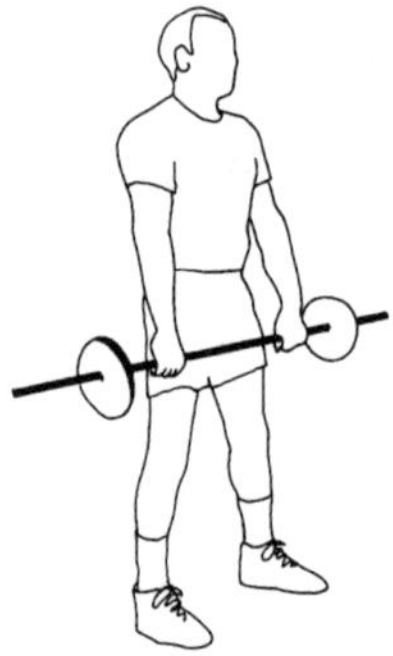

8
1 Satz
10 Wdhl.
S. 298

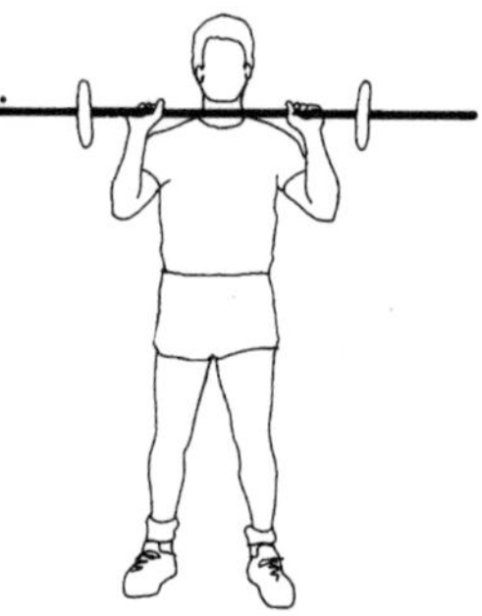
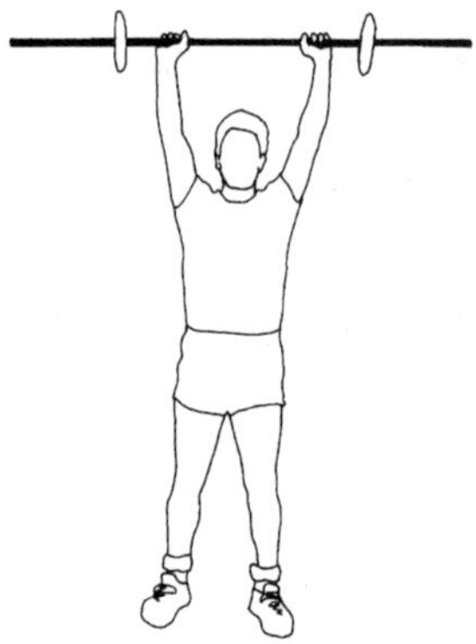

9
1 Satz
10 Wdhl.
S. 284

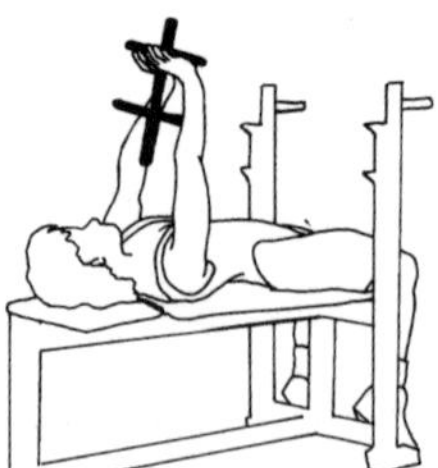
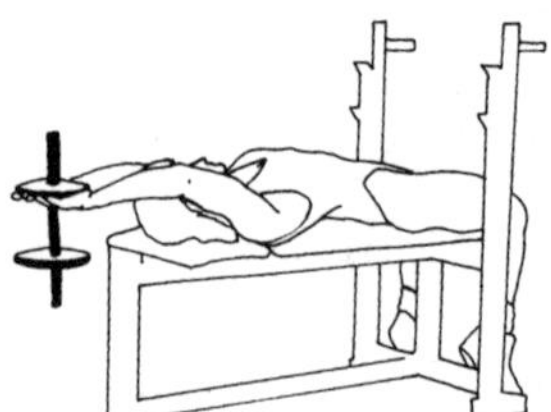

Seite fotokopieren und zum Training mitnehmen.

Stretching und Aufwärmen vor der Übung
Abkühlen danach

10
1 Satz
10–12 Wdhl.
S. 286

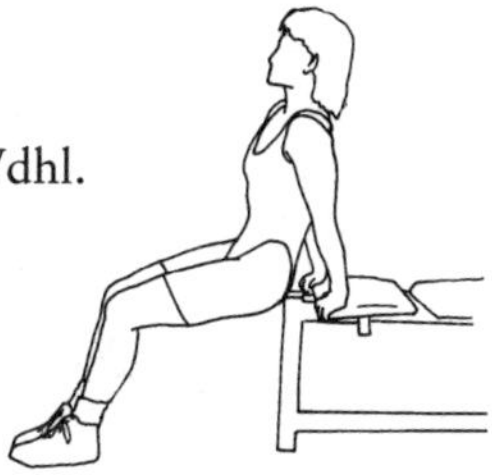

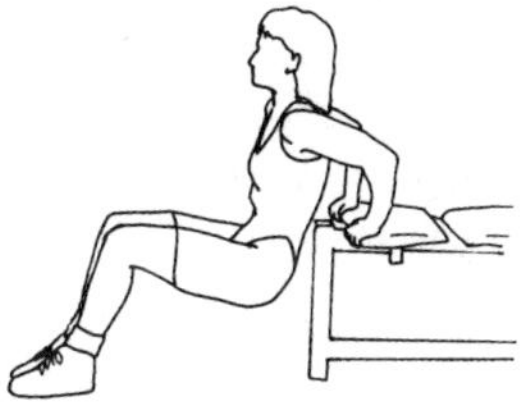

11
1 Satz
10 Wdhl.
S. 275

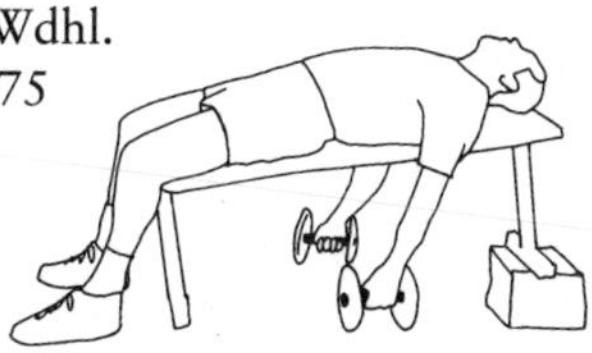

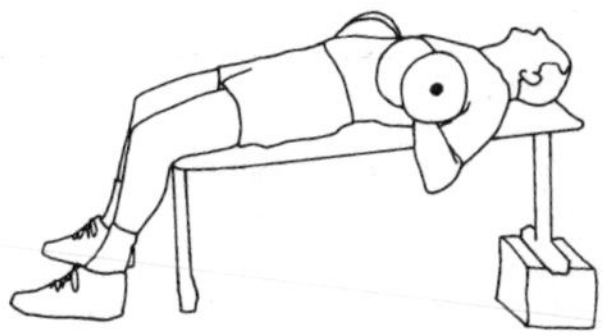

12
1 Satz
10 Wdhl.
S. 241

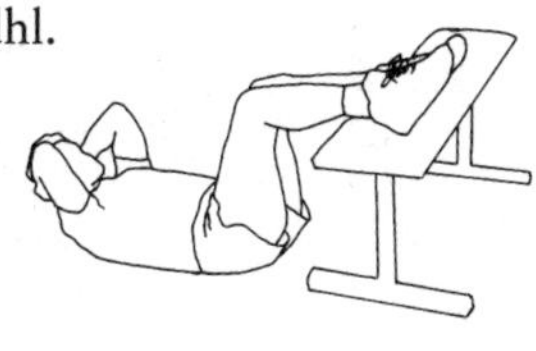

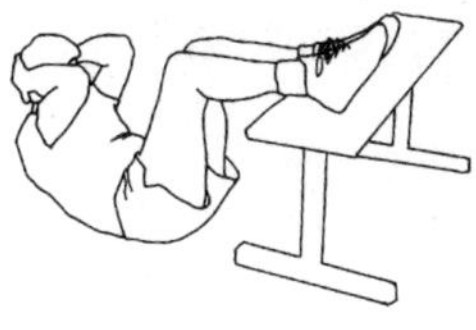

Seite fotokopieren und zum Training mitnehmen.

Der Energieaufwand beim Rasenmähen ist der Energie gleichzusetzen, die man bei einem fünf Kilometer langen Dauerlauf verbrennt. Die körperliche Verausgabung beim Freizeitvolleyball oder Softball ist genausoviel wert wie die am Rudergerät – auch wenn das Herz dabei nicht die ganze Zeit wild hämmert. Hausputz am Wochenende? Auch das zählt. Ebenso den Garten umgraben, Laub rechen, Lebensmittel einkaufen, den Hund spazierenführen, mit den Kindern Federball spielen, das Auto reparieren oder tanzen.

Selbst die Bewegung im Beruf trägt zur Fitneß bei: Lagerarbeit, Rohre verlegen, Hochspannungsmasten hochklettern, Dreijährigen nachjagen.

Porter Shimer
Co-Autor von *Fitness Without Exercise*
Artikel erschienen in *Los Angeles Times*

Spezialprogramme

Hinweis: *Bevor Sie eines der nachfolgenden Programme angehen, sollten Sie Stufe 3 des Einsteigerprogramms erreicht haben (S. 37–41). Für das Zirkeltraining wäre das Niveau von Basisprogramm 2 ratsam (S. 50–55).*

Die Basisprogramme 1–5 legen den Grundstein für einen soliden Konditionsaufbau. Es gibt jedoch bestimmte Situationen oder Ziele, die spezifische Programme verlangen.

Im Beruf und am Schreibtisch

Hier handelt es sich um Programme, die in einer Arbeitspause durchgeführt werden können. Sie eignen sich insbesondere für diejenigen, die viel am Schreibtisch arbeiten (S. 84–89).

Bei vollem Terminkalender

Wenn der Terminkalender es nicht zuläßt, 30–40 Minuten am Stück zu trainieren, reichen ersatzweise zwei bis drei kurze (10–15 Min.) Trainings-Programme (S. 90–96).

Unterwegs

Ein Programm für solche, die viel reisen. Stretching im Flugzeug, Training im Hotel, am Flughafen, im Auto usw. (S. 97–105).

Dehnen und Kräftigen

Drei einzigartige, bislang noch nie in einem Buch veröffentlichte Programme, bei denen die Muskeln abwechslungsweise gedehnt und belastet werden (S. 107–120)

Zirkeltraining

Zwei Krafttrainingsprogramme für *aerobe* Belastung unter Zuhilfenahme von Gewichten. Beim Zirkeltraining gibt es keine Erholungspause zwischen den Übungen. Die sorgfältig aufeinander abgestimmten Übungen sind zügig abzuarbeiten, damit die Pulsfrequenz hoch bleibt (S. 121–131).

Computerunterstützes Training

Zwei Krafttrainingsprogramme, bei denen LifeCircuit-Geräte eingesetzt werden. Bei einem werden in Kombination mit einem LifeCircuit-Trainer auch freie Gewichte verwendet (S. 133–146).

Auch mäßige Anstrengung führt zum Erfolg
Die Standardvorstellung des anstrengenden, schweißtreibenden Trainings hat Menschen, die viel sitzen, davor abgeschreckt, auch nur einmal den Versuch zu wagen, das Leben etwas aktiver zu gestalten. Dabei ist mäßige körperliche Anstrengung mit einem wöchentlichen Energieeinsatz von nur 500 Kalorien für die Fitneß unter Umständen sogar effektiver. Dazu bedarf es gar keiner ehrgeizigen Trainingspläne – dieses Ergebnis läßt sich auch mit angenehmen, erholsamen Aktivitäten erzielen: bei einem gemütlichen Plauderstündchen, bei der Gartenarbeit, beim Bowling, Tanzen, Golfspielen usw.

Dr. David Sobel
Healthy People 2000

Im Beruf und am Schreibtisch

Auf vielerlei Art kann man bei der Arbeit zusätzliche Kalorien verbrennen, den Arbeitsplatz erträglicher gestalten und sich während des Arbeitstages insgesamt wohler fühlen.

Die gesundheitsfördernden Resultate von Fitneßübungen am Arbeitsplatz kommen sowohl Arbeitgebern als auch Arbeitnehmern zugute. Zum einen verringern sich dadurch Krankmeldungen und Krankheitskosten, zum anderen machen diese Übungen die Mitarbeiter leistungsfähiger. Studien haben erwiesen, daß bereits mit wenigen leichten Übungen für mehrere Stunden Energie auf- und Spannung abgebaut wird.

Stretching Diese Übungen sind in den Arbeitstag am leichtesten zu integrieren.

Krafttraining Wie läßt sich bei der Arbeit die Muskulatur kräftigen und straffen? Tragen Sie Aktenkoffer oder sonstige Taschen in der Hand und nicht über der Schulter. Ein schweres Buch ersetzt die Hanteln für den Bizeps-Curl. Beim Sitzen bieten sich isometrische Übungen an. Ihrer Phantasie sind keine Grenzen gesetzt.

Ausdauer

- *Mini-Spaziergänge.* Gehen Sie über einen Umweg zur Toilette oder zum Kopiergerät. Vertreten Sie sich während der Kaffeepause die Beine. Wenn Sie mit einem Kollegen sprechen wollen, gehen Sie zu ihm hinüber, anstatt das Telefon zu benutzen.
- *Öfter Treppensteigen.* Benutzen Sie anstelle des Aufzugs die Treppe. Pro zehn Stufen verbrennen Sie immerhin vier Kalorien.
- *»Parken und Gehen«.* Parken Sie nicht möglichst nahe am Eingang, sondern lieber etwas weiter weg. Auch beim Gehen werden Kalorien verwertet. Gleiches gilt fürs Einkaufen. Stellen Sie Ihr Auto weit hinten ab. Müssen Sie morgens zum Bus oder zum Zug, lassen Sie das Auto in der Garage und gehen Sie lieber zu Fuß zur Haltestelle.
- *Stehen und Reden.* Stehen Sie beim Telefonieren und laufen Sie ein paar Minuten auf und ab. Pro 15 bis 20 Schritte verbrennen Sie etwa eine Kalorie. Machen Sie ein paar Dehnübungen, damit sich die Verspannung im Oberkörper löst.
- *Bequemes Schuhwerk.* Auch bequeme Schuhe sehen heute schick aus, und man kann in ihnen gut und weit laufen. Ziehen Sie also für die Arbeit leichte Straßenschuhe an oder halten Sie zumindest im Büro Lauf- oder Wanderschuhe für Ihre Mittagsspaziergänge bereit.
- *Fußspitzen jeden Tag drei bis vier Minuten hochstrecken.* Gut für die Blutzirkulation und angeschwollene, müde Beine. Wirkt auch vorbeugend gegen Krampfadern.

Dehnübungen am Schreibtisch

- Gleichmäßig atmen
- Kein Nachfedern oder Forcieren
- Nicht bis zur Schmerzgrenze dehnen!
- Die Dehnung bewußt wahrnehmen
- Entspannen
- Siehe Stretching-Anleitungen S. 213–233

1
5 Sek., 3mal
S. 227

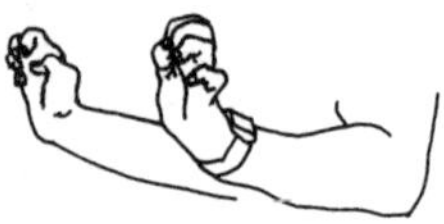

2
5 Sek., 3mal
S. 227

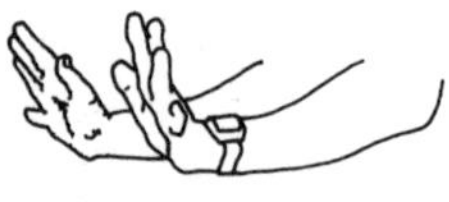

3
5 Sek., 2mal
S. 223

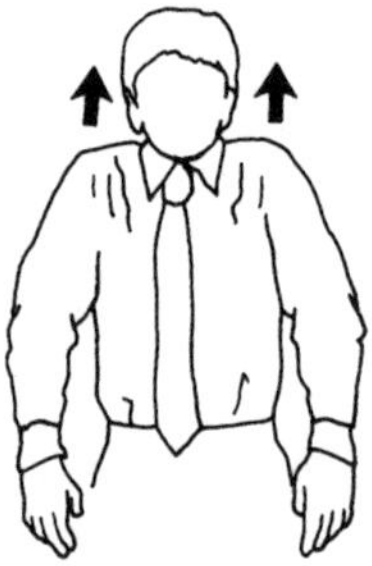

4
5 Sek.,
2mal
S. 232

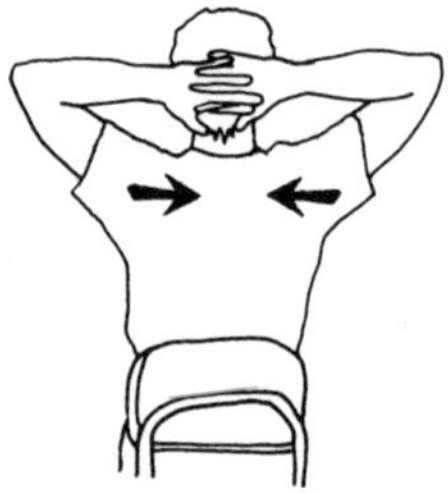

5
5 Sek.
S. 232

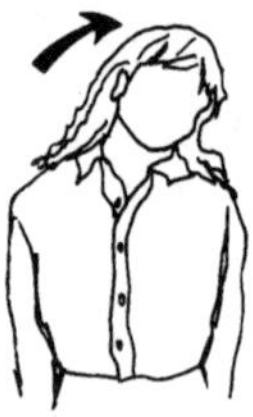

- Langes Sitzen am Schreibtisch oder Computer führt oft zu Muskelverspannung und Schmerzen.
- Täglich ein paar Minuten zu dehnen ist eine Wohltat für den gesamten Körper.
- Lernen Sie, spontan zu dehnen, sobald Sie sich verspannt fühlen.
- Dehnen Sie nicht nur im Sitzen, sondern auch im Stehen. Das ist gut für den Kreislauf.

Das Programm nimmt nicht mehr als zweieinhalb bis drei Minuten in Anspruch

6
5 Sek.
jede Seite
S. 232

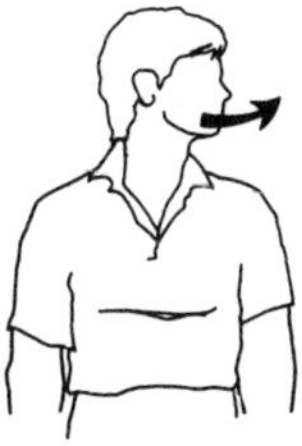

7
5 Sek.
S. 232

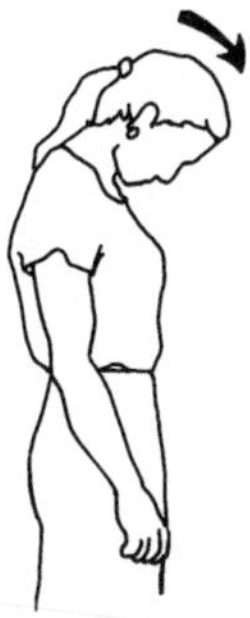

8
10 Sek.
jeder Arm
S. 225

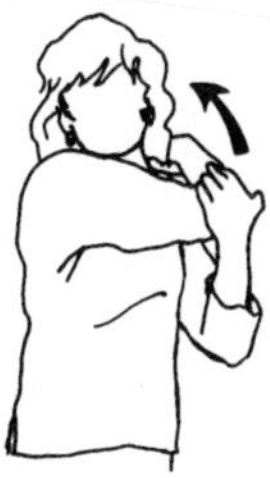

9
10 Sek.
S. 225

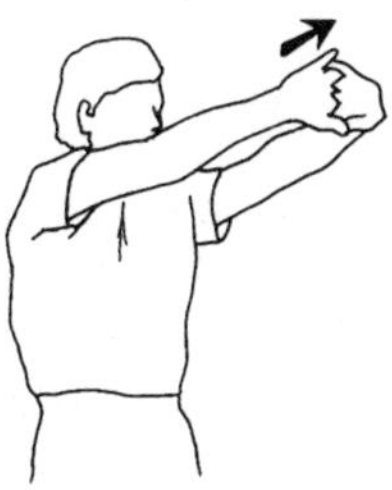

10
S. 223

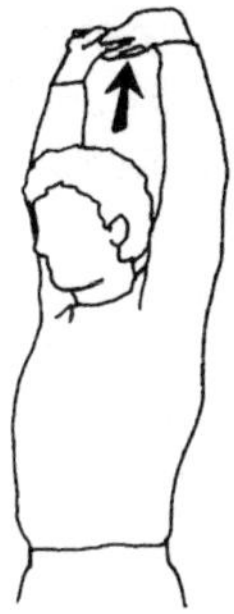

11
9 Sek.
jede Seite
S. 226

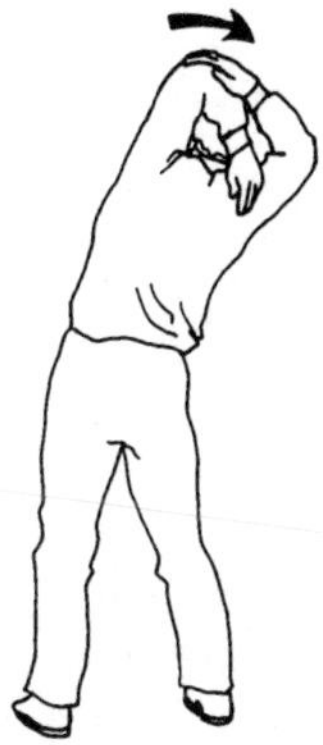

12
10 Sek.
S. 219

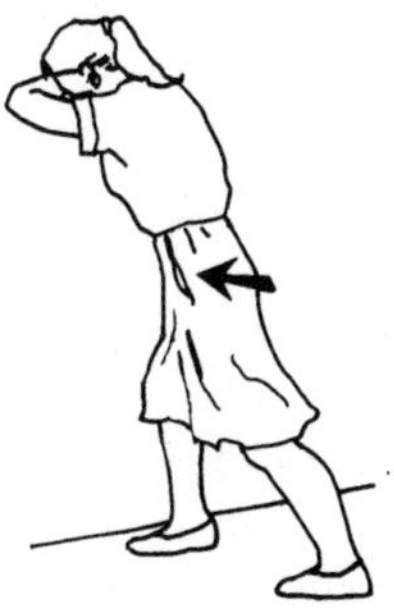

Seite fotokopieren und zum Training mitnehmen.

Bei der Arbeit

Stretching 3 Min.

- Vor jeder Übung dehnen und aufwärmen
- Nicht nachfedern
- Nicht bis zur Schmerzgrenze dehnen!
- Die Dehnung bewußt wahrnehmen
- Siehe Stretching-Anleitungen S. 213–233

1
15 Sek.
S. 225

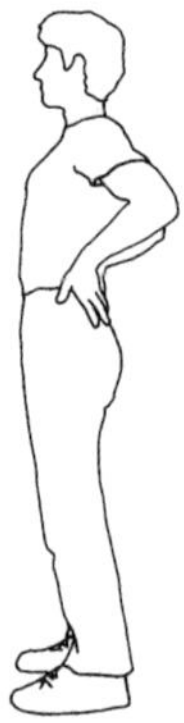

2
10 Sek.
S. 226

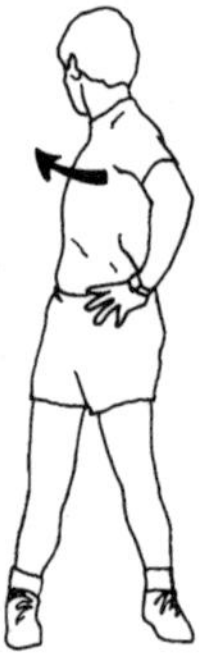

3
15 Sek.
jedes Bein
S. 219

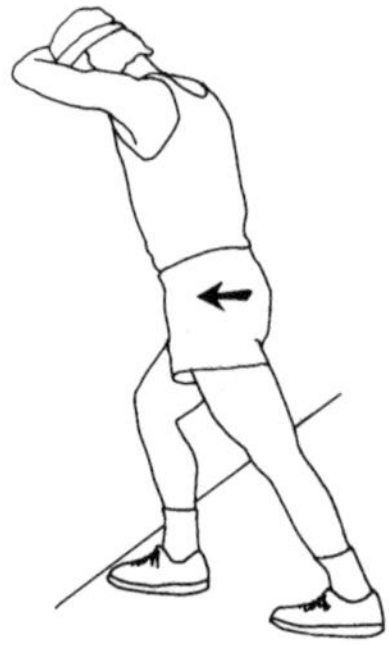

4
15 Sek.
jedes Bein
S. 220

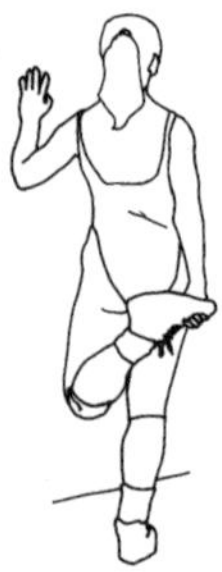

Seite fotokopieren und zum Training mitnehmen.

Das Programm ist für Leute gedacht, die im Beruf den ganzen Tag über nur sitzen oder stehen. Es nimmt 5–15 Minuten in Anspruch

5
15 Sek.
S. 223

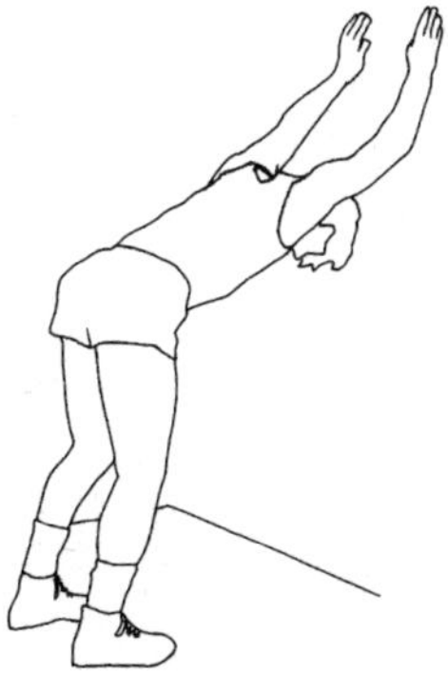

6
5 Sek., 3mal
S. 227

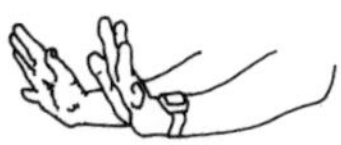

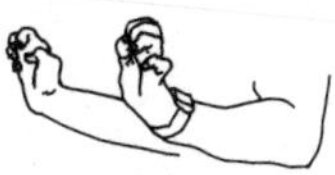

7
5 Sek., 2mal
S. 223

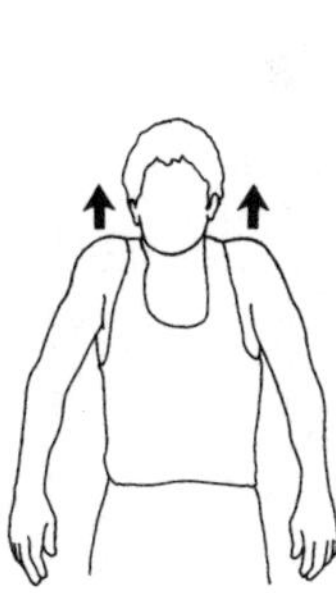

8
15 Sek.
S. 223

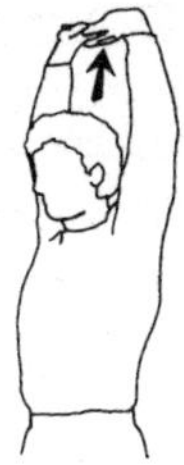

9
5 Sek.
jede Seite
S. 232

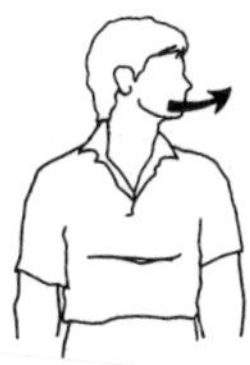

10
10 Sek.
S. 220

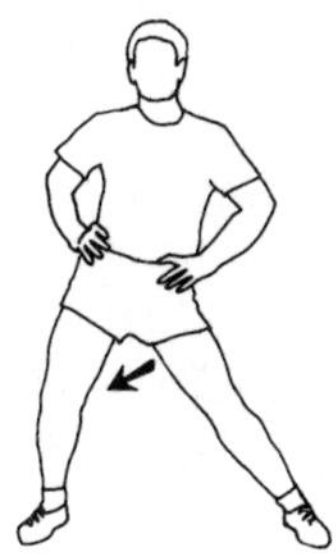

Seite fotokopieren und zum Training mitnehmen.

Bei der Arbeit

Kraft 12 Min.

- Satz = festgelegte Anzahl von Wiederholungen
- Wdhl. = Wiederholung
- Siehe Anleitungen zum Krafttraining S. 235-327

1
1 Satz
10–20 Wdhl.
S. 315

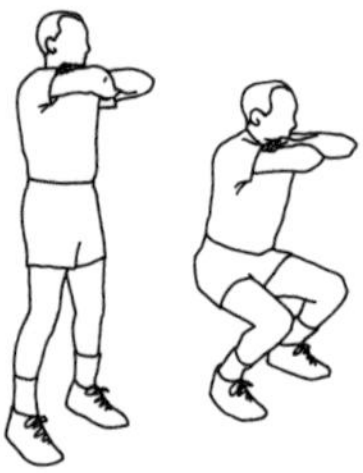

2
1 Satz
15–20 Wdhl.
S. 287

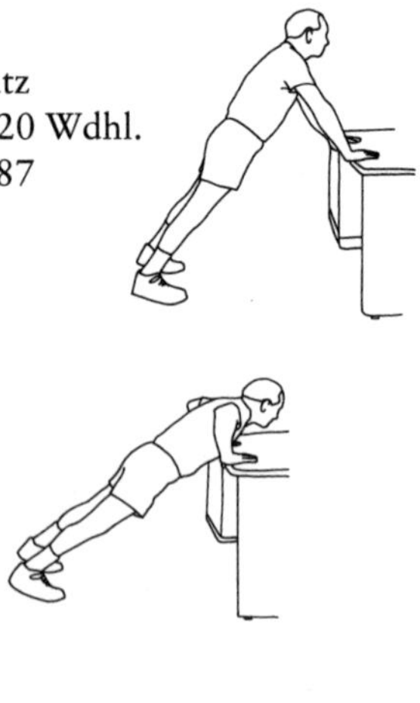

3
1 Satz
8–12 Wdhl.
S. 258

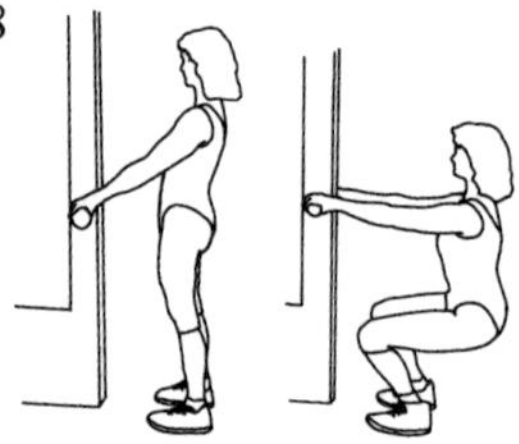

4
1 Satz
2–12
Wdhl.
S. 285

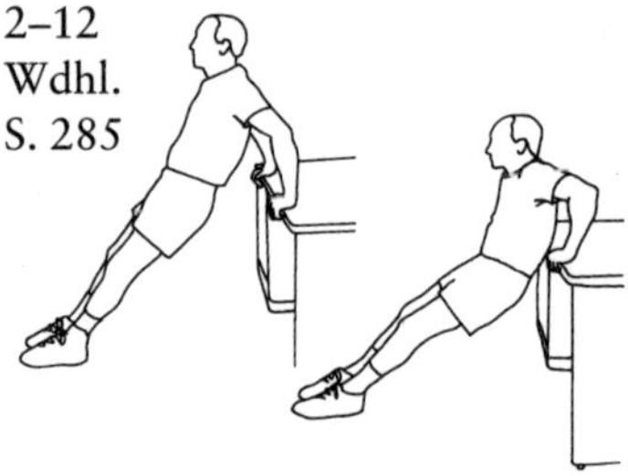

5
1 Satz
10–25 Wdhl.
S. 244

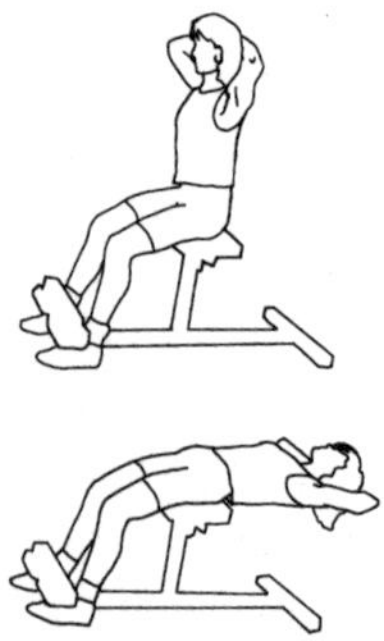

Seite fotokopieren und zum Training mitnehmen.

Das Programm ist für Leute gedacht, die im Beruf den ganzen Tag über nur sitzen oder stehen. Es nimmt 5–15 Minuten in Anspruch

Ausdauer 10–20 Min.

- Jede Aktivität, die den Kreislauf in Schwung bringt.
- Siehe Anleitungen zum Ausdauertraining S. 185–211

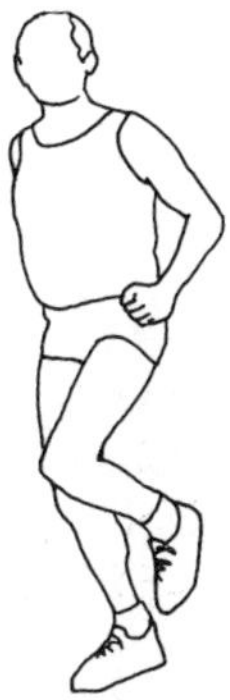

Auf der Stelle laufen
10 Min.

oder

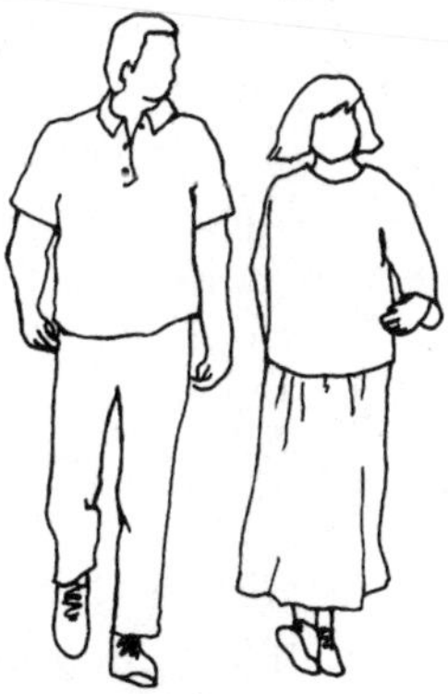

In der Mittagspause spazierengehen
20 Min.

oder

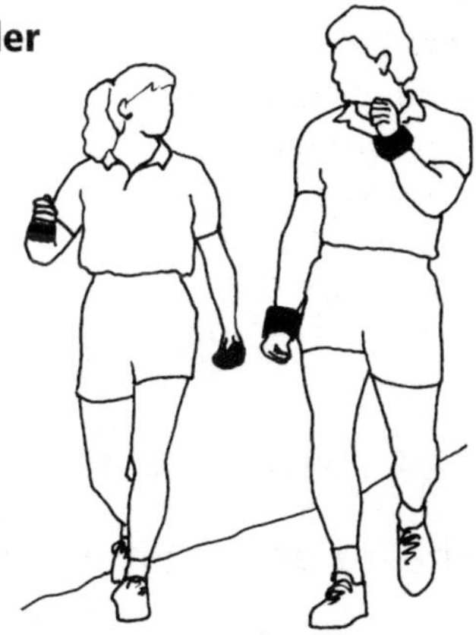

mit Gewichten gehen
15 Min.

oder

Treppen steigen
dreimal täglich

Seite fotokopieren und zum Training mitnehmen.

Zwar sollte man, um spürbare Ergebnisse zu erzielen, bei leichter bis mäßiger Belastung mindestens 30 Minuten am Stück trainieren. Doch auch kurze körperliche Betätigung – dafür mehrmals täglich – trägt zur Kalorienverwertung bei. Sie eignet sich für all diejenigen, die in ihrem Zeitplan keine halbe Stunde am Stück für Fitneß-Übungen abzweigen können.

Healthy People 2000
Amerikanisches Gesundheitsministerium

Bei vollem Terminkalender

Dreimal zehn statt dreißig

Finden Sie in Ihrem Terminkalender partout keine halbe Stunde am Stück für Fitneß-Übungen? Dann trainieren Sie eben nur zehn Minuten, dafür dreimal am Tag. Jüngeren Studien zufolge ist der gesundheitliche Nutzen dreier Trainingseinheiten zu jeweils zehn Minuten fast genauso groß wie 30 Minuten Training am Stück.

Wenn die Zeit für ein vollständiges Trainingsprogramm fehlt, sind mehrere kurze Trainingseinheiten besser als überhaupt keine.

Keine Angst vor Konditionsverlust

Betrachten Sie diese kurzen Trainingseinheiten als Mittel zum *Halten* der momentanen Fitneß: Bei drei kurzen, zehnminütigen Programmen bleiben Sie zumindest so lange in Form, bis Sie wieder Zeit zum normalen Training haben, mit dem Sie Ihre Kondition steigern wollen.

Fitneß-Termin eintragen

Vielbeschäftigte, erfolgreiche Manager finden in ihrem vollen Terminkalender meist immer noch ein Plätzchen für sportliche Aktivitäten. Setzen Sie Ihr Trainingsprogramm einfach zu einer Zeit an, während der Sie normalerweise am wenigsten gestört werden. Ein Fitneßraum im Haus wäre natürlich von Vorteil. Tragen Sie jeden Tag Ihren Fitneß-Termin ein und behandeln Sie ihn wie einen wichtigen Geschäftstermin.

Gesunde Mischung

- Dreimal täglich 2–10 Min. gehen.
- Kraftübungen, Treppensteigen und Stretching miteinander kombinieren.
- 5–15 Min. auf dem Hometrainer.
- Stretching während der Fernsehnachrichten.

Bei vollem Terminkalender

Stretching 3,5 Min.

- Gleichmäßig atmen
- Kein Nachfedern oder Forcieren
- Nicht bis zur Schmerzgrenze dehnen!
- Die Dehnung bewußt wahrnehmen
- Entspannen
- Siehe Stretching-Anleitungen S. 213–233

1
5 Sek., 2mal
S. 223

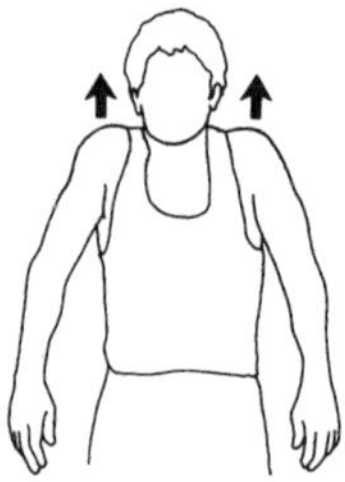

2
5–8 Sek.
jede Seite
S. 232

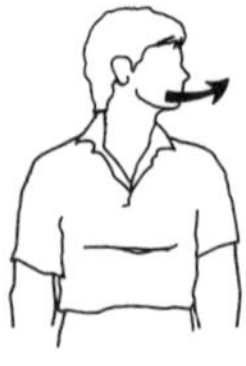

3
10 Sek.
S. 225

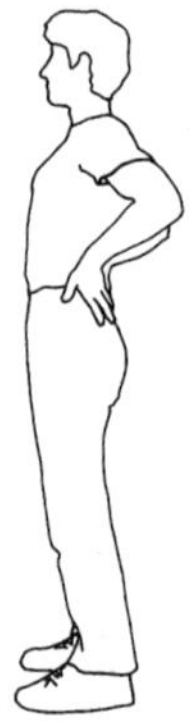

4
15 Sek.
S. 224

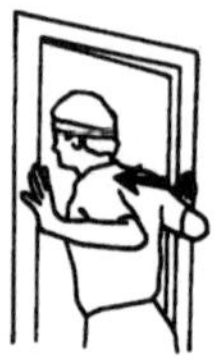

5
10 Sek.,
jede Seite
S. 226

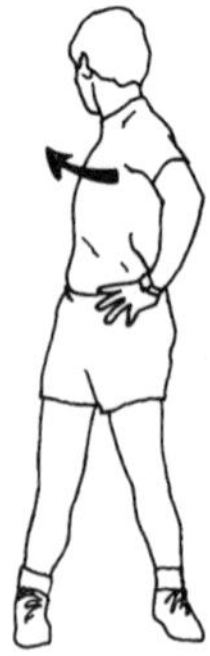

Seite fotokopieren und zum Training mitnehmen.

Jeden Tag Stretching
Kraft- oder Ausdauertraining an abwechselnden Tagen

6
15 Sek.
S. 223

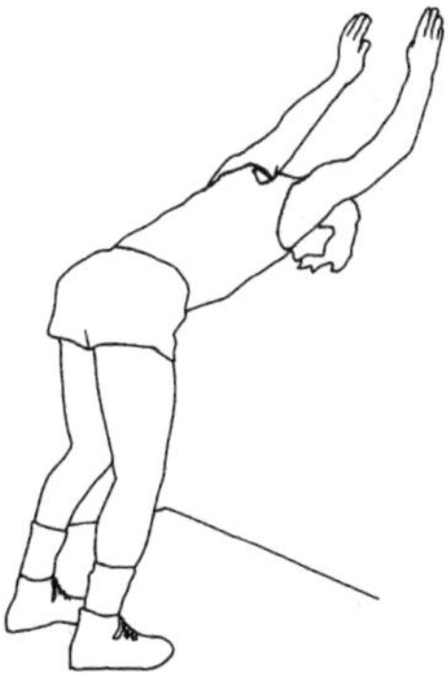

7
15 Sek.
S. 223

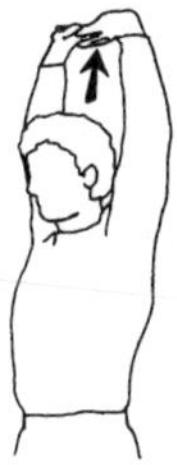

8
10 Sek.
jede Seite
S. 224

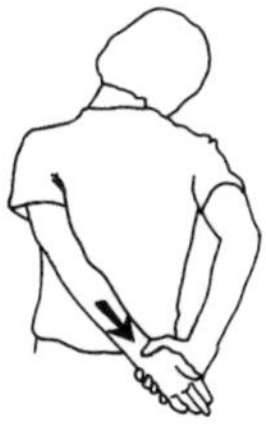

9
15 Sek.
jedes Bein
S. 219

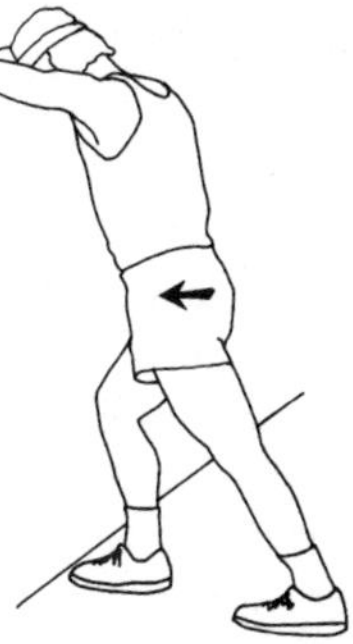

10
10 Sek.
jedes Bein
S. 220

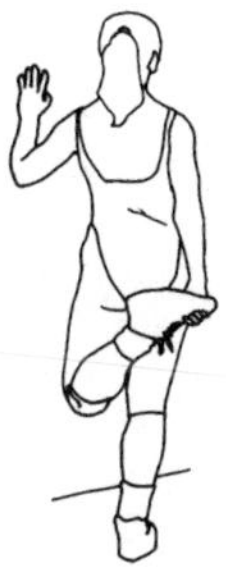

11
10 Sek.
jedes Bein
S. 220

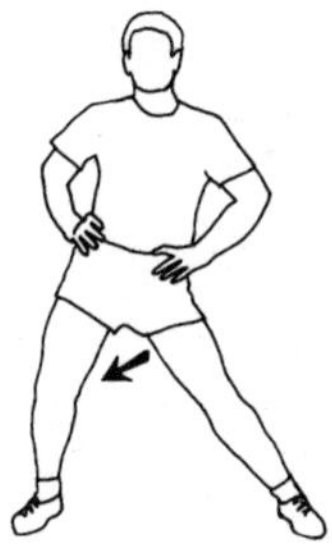

Seite fotokopieren und zum Training mitnehmen.

Bei vollem Terminkalender

Kraft

jeweils 10 Min.

Nachstehend drei verschiedene Übungsreihen, die über den Tag verteilt werden sollen

- Trainiert wird mit dem eigenen Körpergewicht bzw. mit einem Paar Hanteln als Kraftwiderstand
- Satz = festgelegte Anzahl von Wiederholungen
- Wdhl. = Wiederholung
- So viele Gewichte verwenden, daß die letzte Wiederholung etwas mehr Anstrengung kostet
- Gewicht erst dann erhöhen, wenn die letzte Wiederholung mühelos bewältigt wurde
- Bei Schmerz, Schwindelgefühl oder sonstigen Beschwerden sofort aufhören
- Siehe Anleitungen zum Krafttraining S. 235–327

A 1

1 Satz
15–30 Wdhl.
S. 241

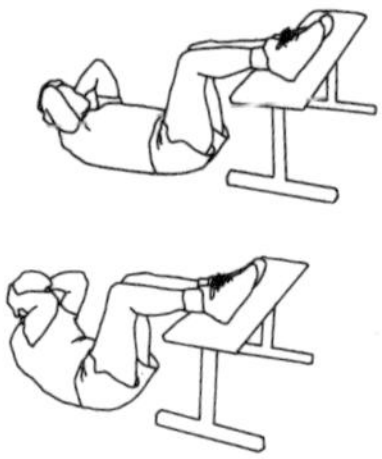

A 2

1 Satz, 10–12
Wdhl.
S. 296

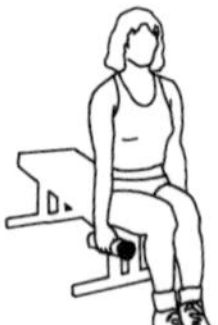

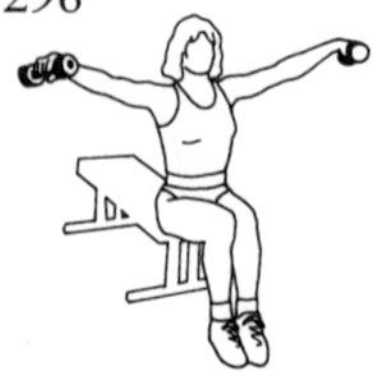

A 3

1 Satz,
10–12 Wdhl.
S. 266

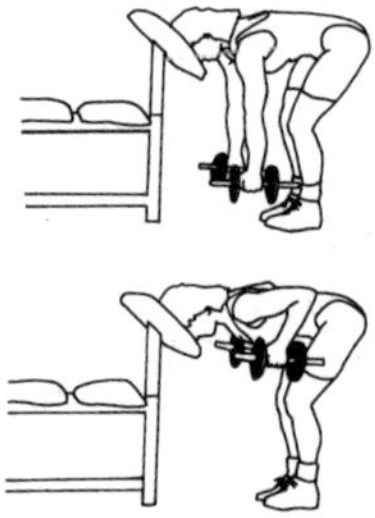

A 4

1 Satz,
10–15 Wdhl.
S. 308

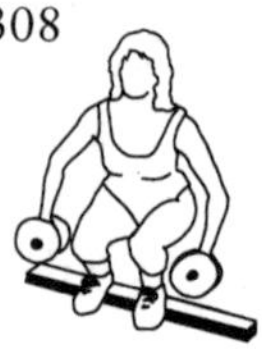

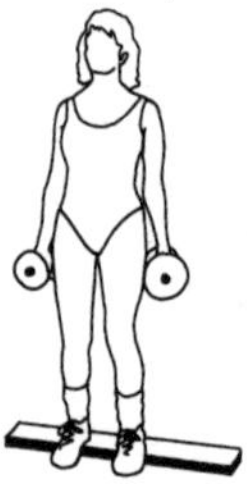

Seite fotokopieren und zum Training mitnehmen.

Jeden Tag Stretching
Kraft- oder Ausdauertraining an abwechselnden Tagen

B 1
1 Satz
15–30 Wdhl.
jedes Bein
S. 249

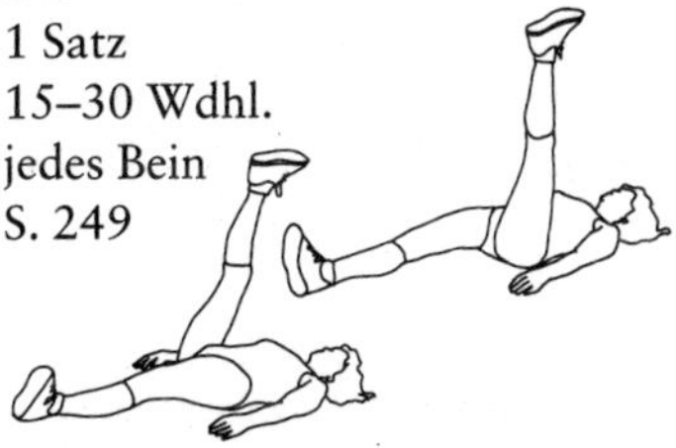

B 2
1 Satz,
10–12 Wdhl.
S. 291

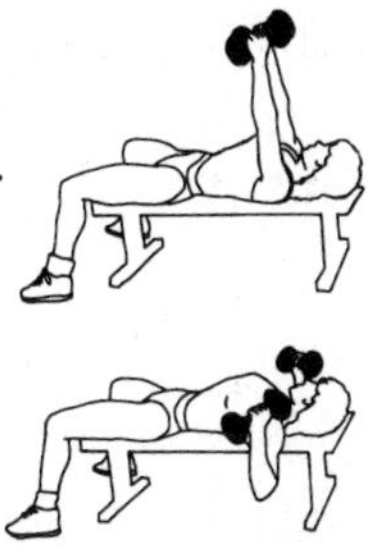

B 3
1 Satz,
10–12 Wdhl.
S. 268

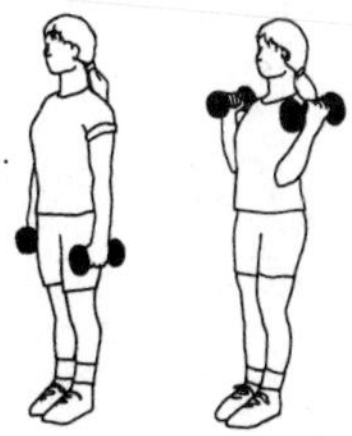

B 4
1 Satz,
10–15
Wdhl.
S. 305

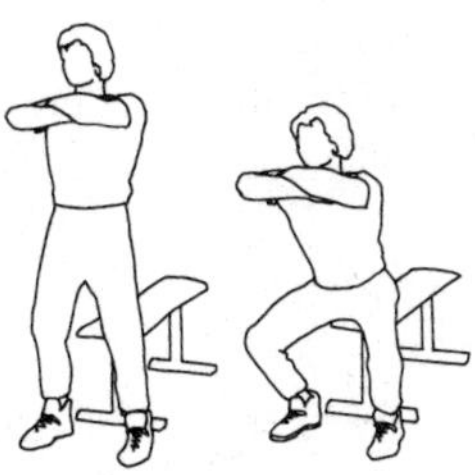

C 1
1 Satz
15–30 Wdhl.
jedes Bein
S. 244

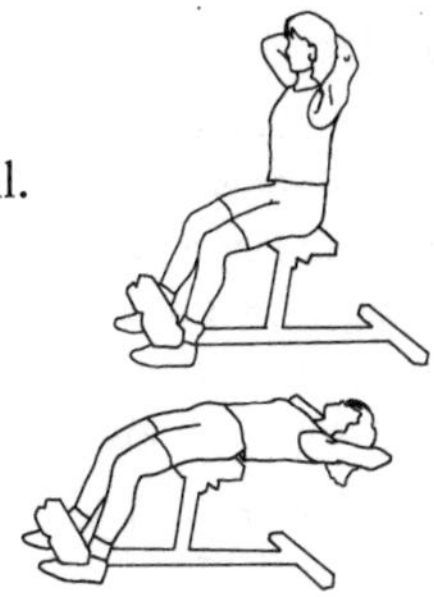

C 2
1 Satz,
8–15 Wdhl.
S. 283

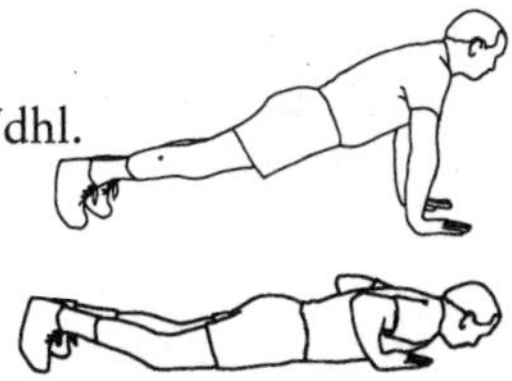

C 3
1 Satz,
10–12
Wdhl. jeder
Arm
S. 269

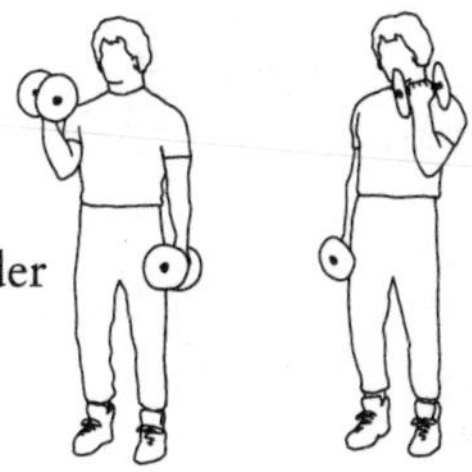

C 4
1 Satz,
15–30
Wdhl.
S. 306

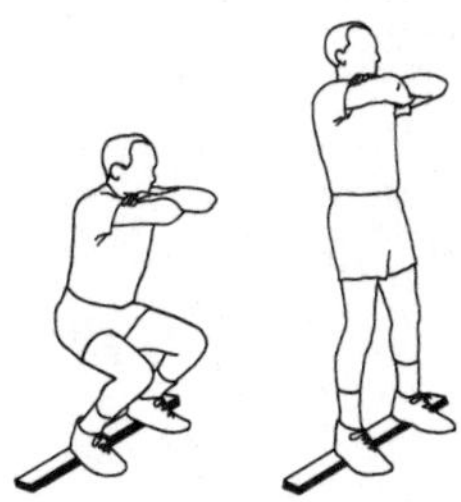

Bei vollem Terminkalender

Ausdauer

- Irgendeine Aktivität, die den Kreislauf in Schwung bringt.
- Siehe Anleitungen zum Ausdauertraining S. 185–211

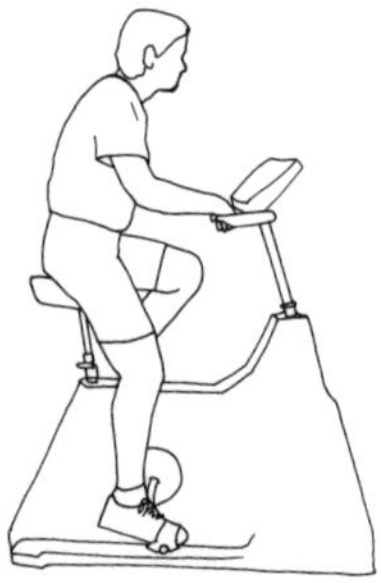

10 Min. Hometrainer

oder

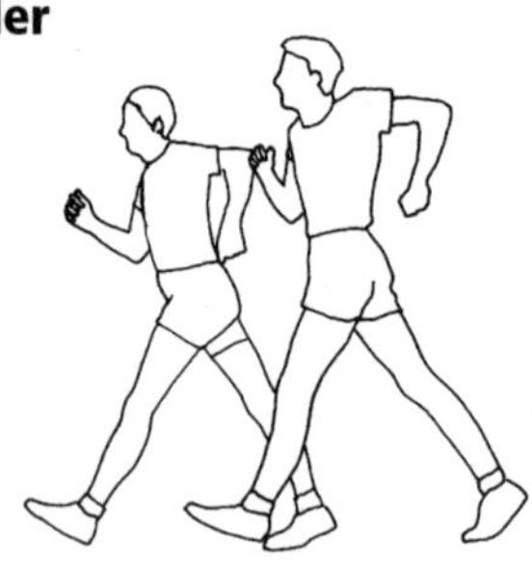

10 Min. flottes Gehen

oder

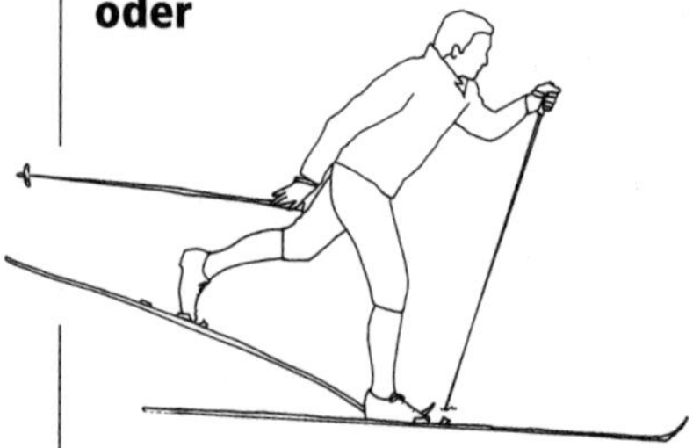

10 Min. Skilanglauf

oder

10 Min. Treppen steigen

Seite fotokopieren und zum Training mitnehmen.

Unterwegs

Langes Sitzen im Flugzeug, Auto oder im Hotelzimmer macht steif. Auch wird bei längeren Flügen dem Körper verstärkt Flüssigkeit entzogen. Noch schlimmer ist es, wenn man drei oder mehr Stunden im Flugzeug unterwegs ist. Dann kommt gleich der ganze Tagesrhythmus durcheinander.

Im Flugzeug

- *Beine vertreten*, um steife Muskeln zu lockern.
- *Viel trinken*. Allerdings: Kaffee und Alkohol entziehen dem Körper Flüssigkeit. Trinken Sie statt dessen Mineralwasser, Säfte oder Soda.
- *Leichte Mahlzeiten*. Essen Sie Obst und Gemüse, keine schweren und/oder salzigen Sachen. Puten-Sandwich eignet sich beispielsweise sehr gut zum Mitnehmen. Sie fühlen sich dann besser und »akklimatisieren« sich schneller.
- *Übungen am Flughafen*: Gehen Sie zu Fuß zur Abflughalle, statt den Bus zu nehmen. Verkürzen Sie das Warten durch Dehnübungen. In manchen Flughäfen gibt es auch Fitneßstudios. Vor einem Anschlußflug bleibt meistens noch Zeit für ein kurzes Training.

Bei längeren Autofahrten

Legen Sie alle paar Stunden eine Pause ein und vertreten Sie sich die Beine. Dehnen Sie die steifen Muskeln. Auch hier sind leichte Mahlzeiten ratsam. Checken Sie im Hotel rechtzeitig ein, um vor dem ersten Geschäftstermin noch Zeit für ein bißchen Bewegung zu haben.

Im Hotelzimmer

Packen Sie Deuserband und Springseil mit ein, und starten Sie mit ein paar Minuten Spring- und Kraftübungen in den neuen Tag.

Inzwischen bieten die meisten Hotels Fitneßstudios an (erkundigen Sie sich bei der Reservierung). Sollte das bei Ihrem gerade nicht der Fall sein, finden Sie auf S. 101–105 ein kurzes Trainings-Programm speziell für Hotelzimmer.

Energie auftanken durch Bewegung

Aus der körperlichen Bewegung tanken Sie Energie. Auf dem Weg vom Flughafen ins Hotel denken Sie wahrscheinlich noch: »Oh, bin ich müde.« Doch geben Sie sich selbst einen Ruck. Starten Sie aktiv in Ihre neue Umgebung. Es muß nicht gleich eine Stunde Joggen sein, ein 15minütiger Spaziergang tut es auch. Verschaffen Sie sich Bewegung, sie wird Ihnen gut tun. Die körperlichen Probleme durch die Zeitumstellung beim Fliegen lassen sich dadurch leichter überwinden, und für den bevorstehenden Geschäftstermin haben Sie sich kräftemäßig gewappnet.

Unterwegs: Dehnübungen im Flugzeug

Stretching ca. 3,5 Min.

- Gleichmäßig atmen
- Kein Nachfedern
- Nicht bis zur Schmerzgrenze dehnen!
- Dehnung bewußt wahrnehmen
- Entspannen
- Siehe Stretching-Anleitungen S. 213–233

1
10 Sek.
2mal
S. 227

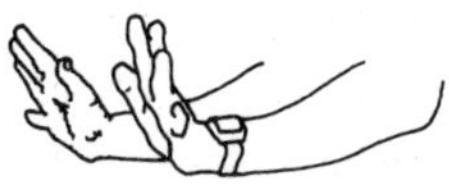

2
5 Sek.
S. 223

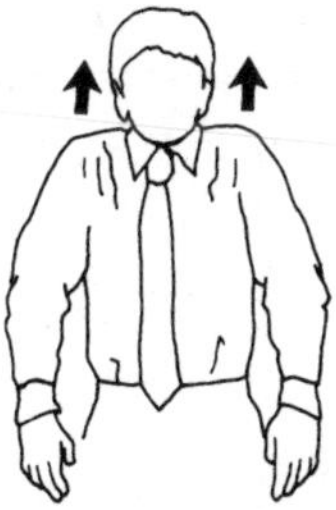

3
10 Sek.
S. 223

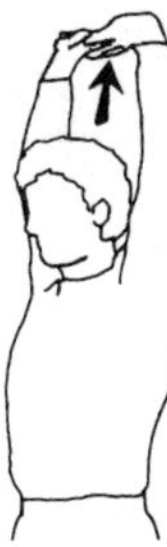

4
5 Sek.
jede Seite
S. 232

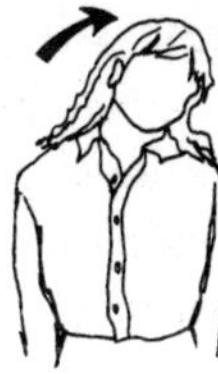

5
5 Sek.
jede Seite
S. 232

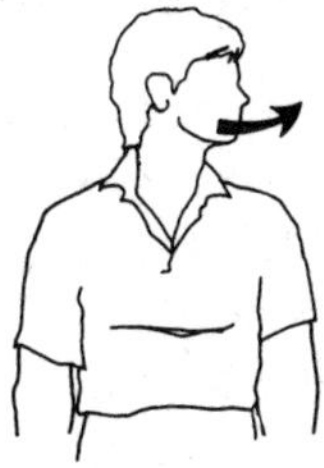

6
10 Sek.
jeder Arm
S. 225

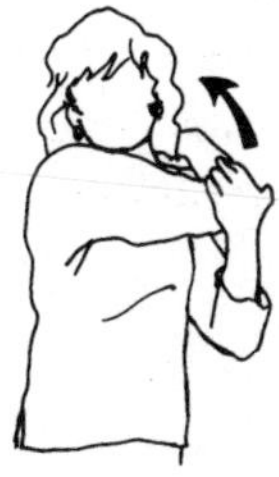

7
10 Sek.
S. 225

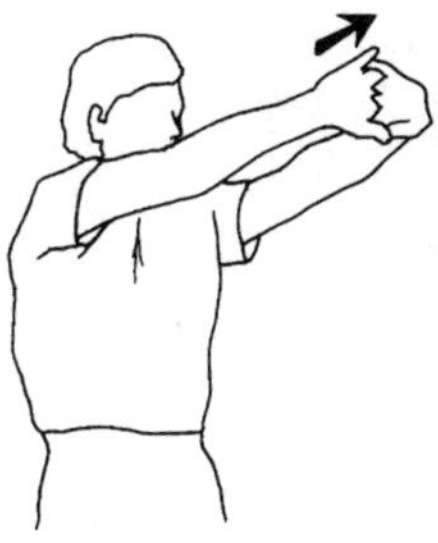

Seite fotokopieren und zum Training mitnehmen.

Unterwegs: Dehnübungen im Flugzeug

Stretching

8
15 Sek.
jedes Bein
S. 219

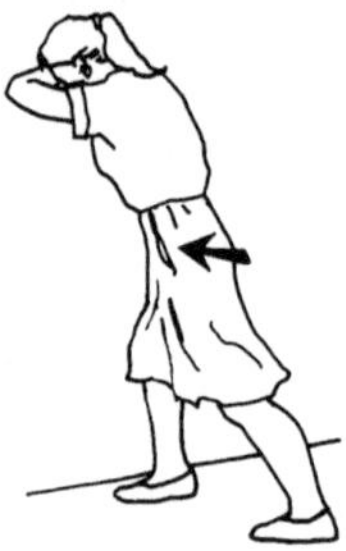

9
10 Sek.
jedes Bein
S. 220

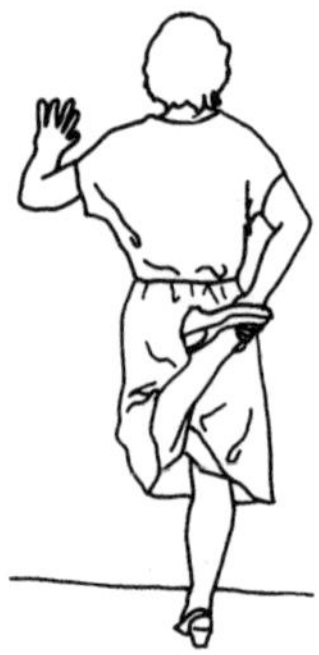

10
10 Sek.
jedes Bein
S. 220

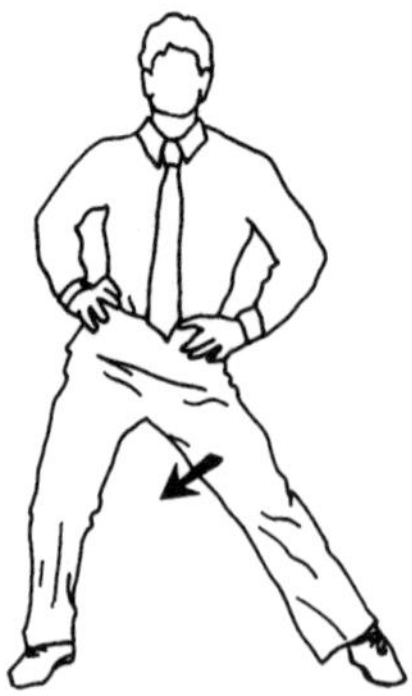

11
10mal
beide Richtungen
jeder Fuß
S. 219

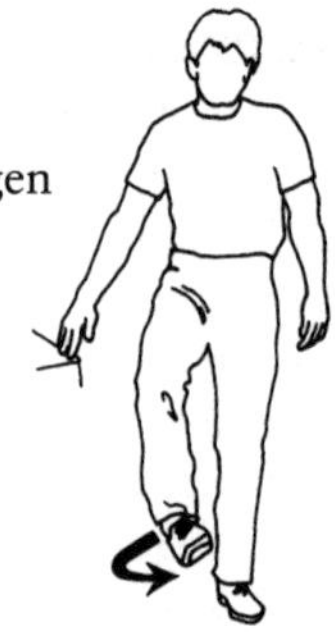

12
10 Sek.
S. 226

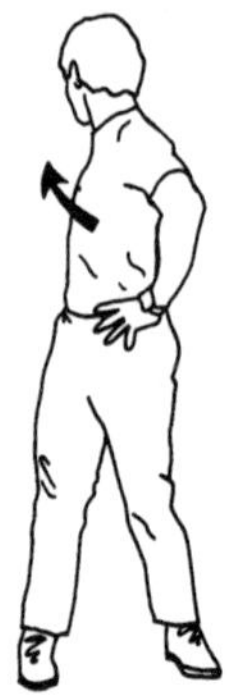

13
10 Sek.
S. 225

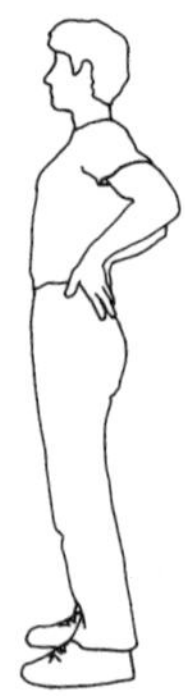

Seite fotokopieren und zum Training mitnehmen.

Unterwegs: Training im Hotelzimmer

Stretching knapp 7 Min.

- Vor jeder Übung zuerst dehnen und aufwärmen
- Nicht nachfedern
- Nicht bis zur Schmerzgrenze dehnen!
- Dehnung bewußt wahrnehmen
- Entspannen
- Siehe Stretching-Anleitungen S. 213–233

1
20 Sek.
S. 228

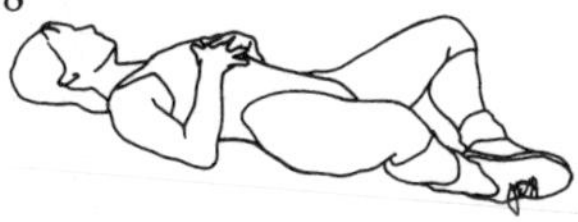

2
5 Sek.
2mal
S. 228

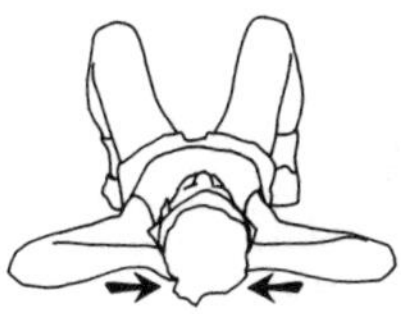

3
5 Sek.
2mal
S. 228

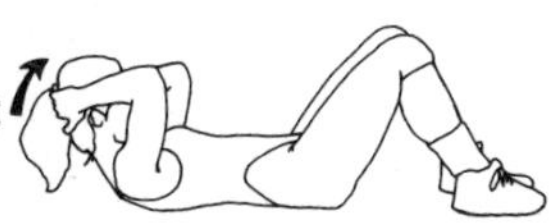

4
20 Sek.
jedes Bein
S. 230

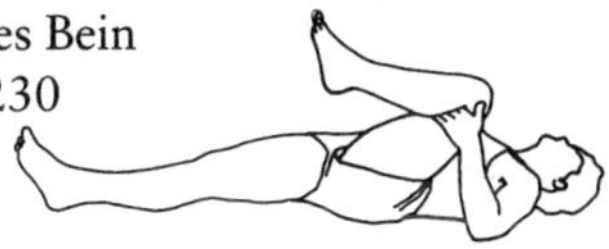

5
5 Sek.
2mal
S. 230

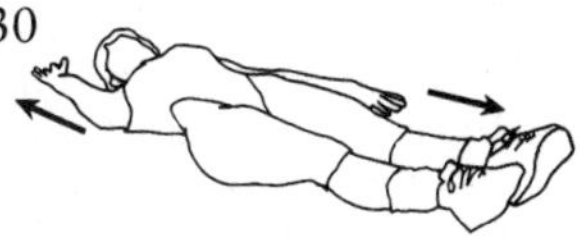

6
30 Sek., 3mal
S. 216/217

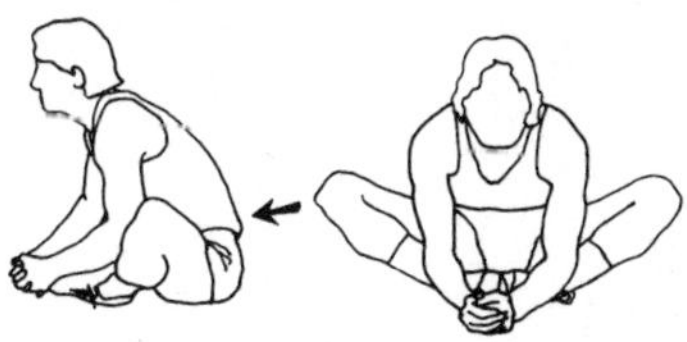

7
15 Sek.
jedes Bein
S. 218

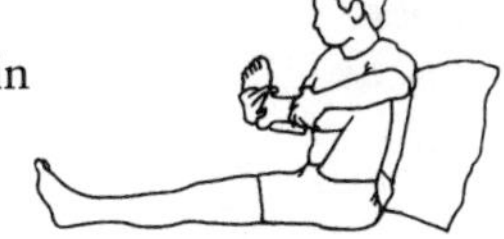

Seite fotokopieren und zum Training mitnehmen.

Unterwegs:

Stretching

8
10 Sek.
jedes Bein
S. 222

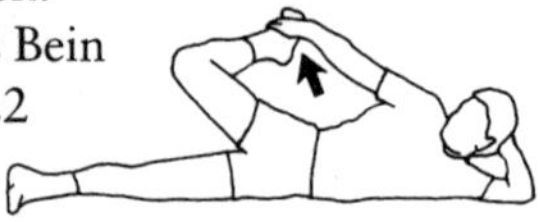

9
15 Sek.
jedes Bein
S. 221

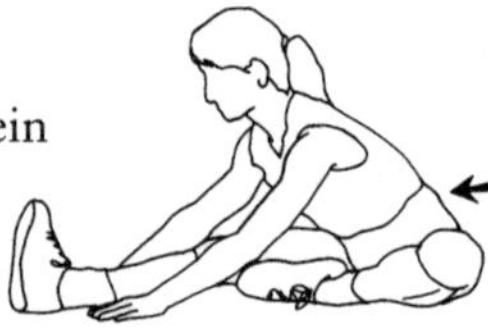

10
15 Sek.
jedes Bein
S. 217

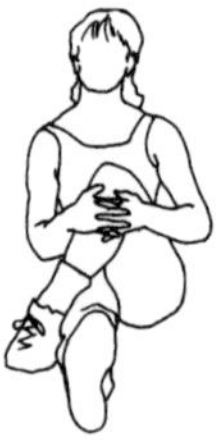

11
15 Sek.
jedes Bein
S. 221

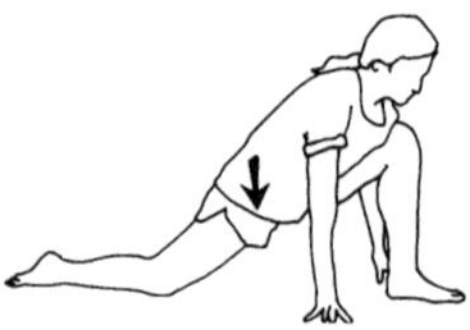

12
10 Sek.
jedes Bein
S. 220

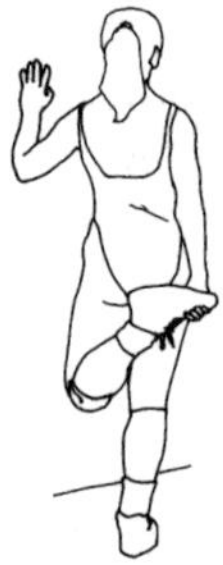

13
20 Sek.
jedes Bein
S. 219

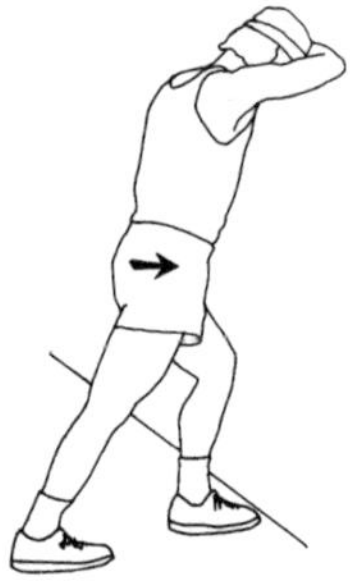

14
20 Sek.
S. 216

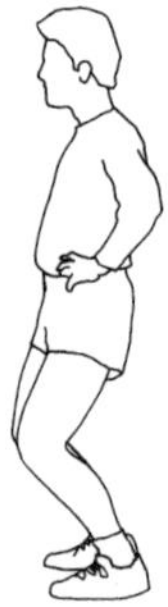

Seite fotokopieren und zum Training mitnehmen.

Training im Hotelzimmer

15
10 Sek.
S. 216

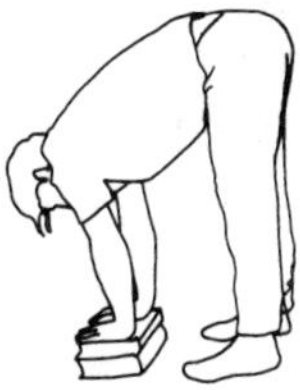

16
15 Sek.
S. 223

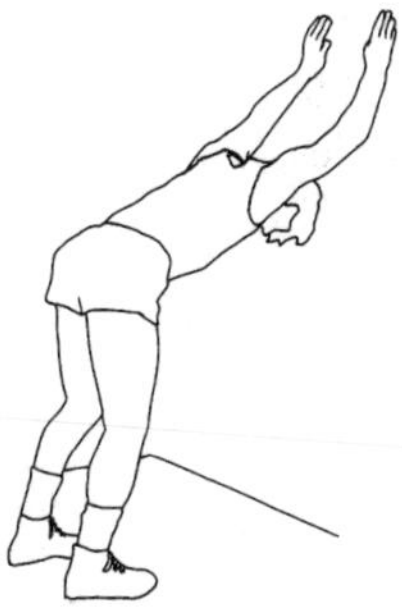

17
10 Sek.
S. 226

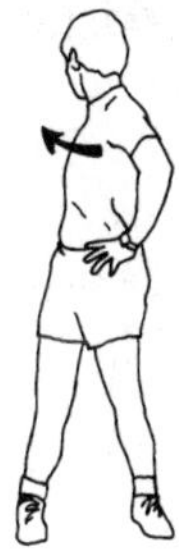

18
15 Sek.
S. 225

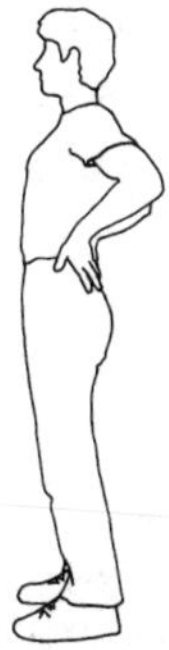

Unterwegs:

Kraft 25 Min.

- Satz = festgelegte Anzahl von Wiederholungen
- Wdhl. = Wiederholung
- Siehe Anleitungen zum Krafttraining S. 235–327

1
1 Satz
15–20 Wdhl.
S. 241

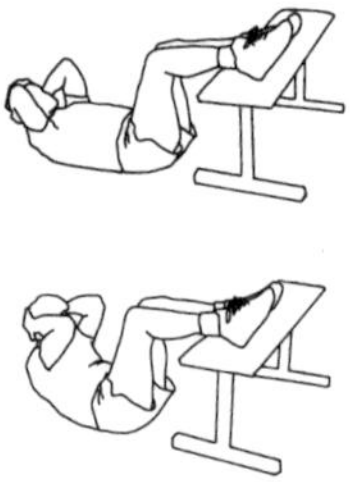

2
1 Satz
15–50 Wdhl.
S. 246

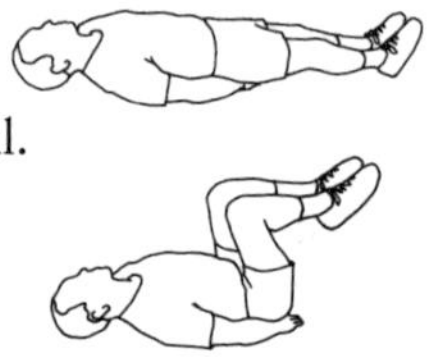

3
1 Satz
5–20
Wdhl.
S. 283

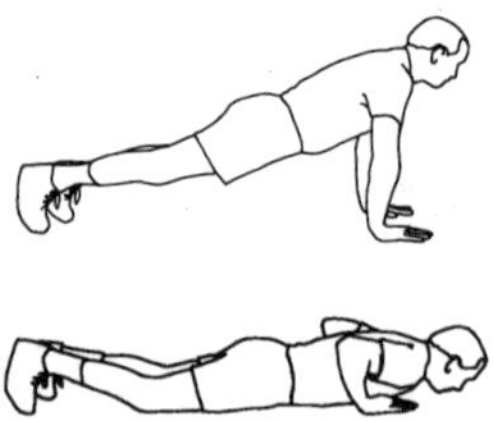

4
1 Satz
15–20 Wdhl.
S. 243

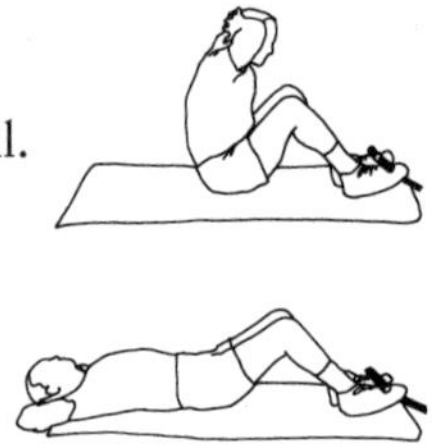

5
1 Satz
15–50 Wdhl.
S. 249

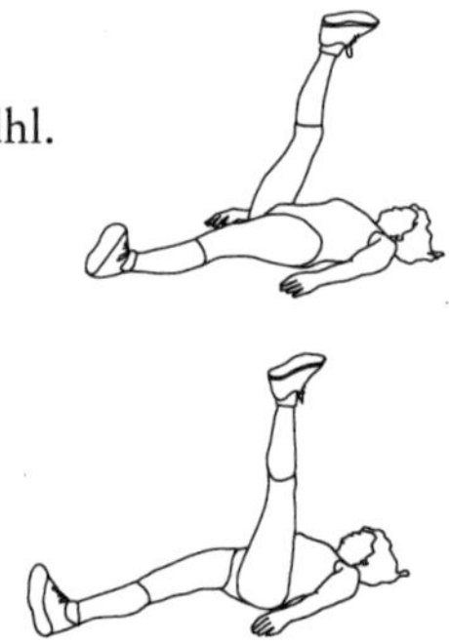

6
1 Satz
5–20
Wdhl.
S. 283

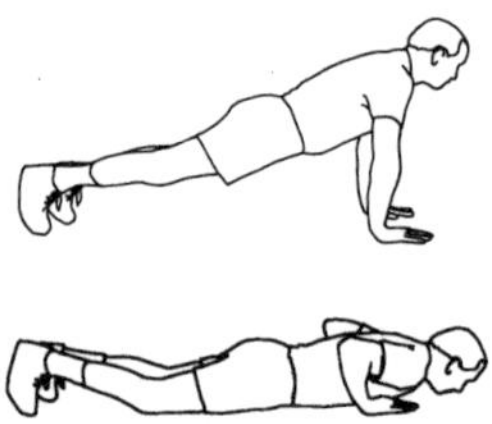

Seite fotokopieren und zum Training mitnehmen.

7
1 Satz
10–50 Wdhl.
jedes Bein
S. 315

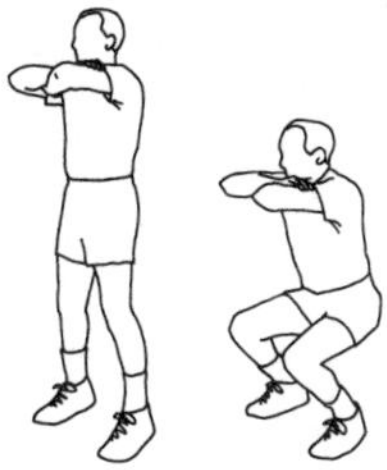

8
1 Satz
10–50 Wdhl.
jedes Bein
S. 277

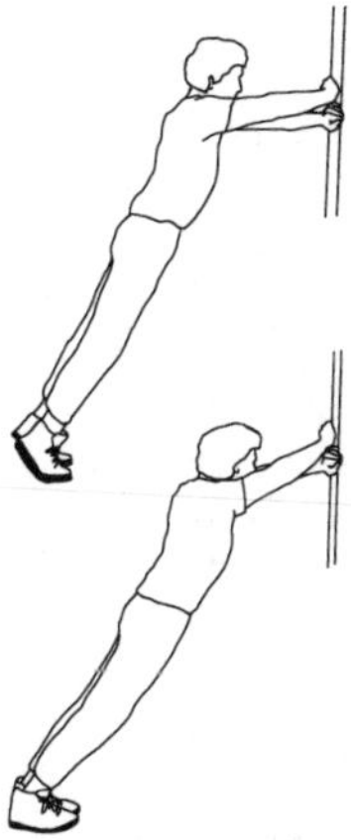

9
1 Satz
5–20
Wdhl.
S. 283

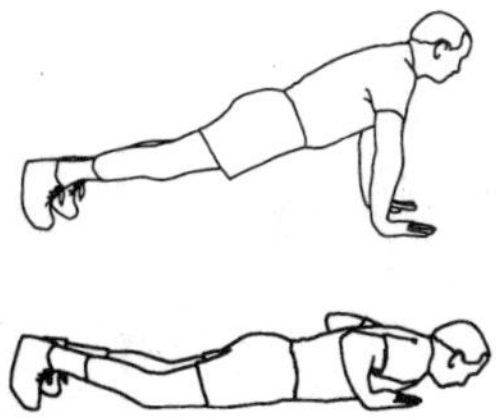

Ausdauer 10–20 Min.

- Irgendeine Aktivität, die den Kreislauf in Schwung bringt.
- Siehe Anleitungen zum Ausdauertraining S. 185-211

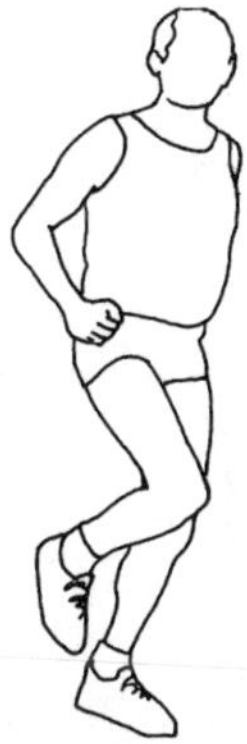

Auf der Stelle laufen
10–15 Min.

oder

Hüpfen mit dem Springseil
10–15 Min.

Seite fotokopieren und zum Training mitnehmen.

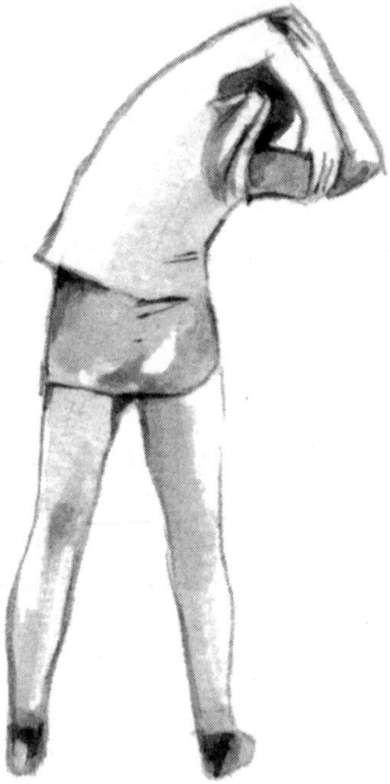

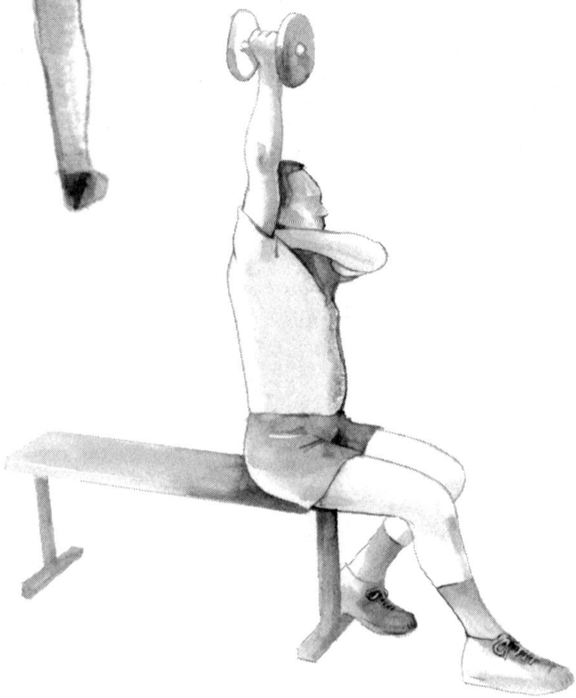

Dehnen und Kräftigen

Diese drei Programme sind einzigartig, denn in keinem anderen, bislang veröffentlichten Buch werden Stretchübungen auf diese Art mit Gewichtstraining verbunden.

- In diesen Programmen liegt der Schwerpunkt auf Beweglichkeit kombiniert mit Muskeltraining, d.h. zuerst werden die Muskeln gedehnt, dann belastet. Noch während Sie sich von der Kraftübung erholen, machen Sie bereits die nächste Dehnübung usw.
- Um diese Trainingsart umzusetzen, brauchen Sie nicht unbedingt ein spezielles Dehn- und Kräftigungsprogramm zu absolvieren. Ihr normales Krafttraining genügt, da zwischen zwei Sätzen meist genügend Zeit zum Stretchen bleibt (z. B. bei vollem Fitneßstudio oder beim Training mit Partner). Dehnen Sie, während Sie auf die nächste Übung warten, diejenigen Muskeln, die Sie gleich belasten werden.
- *Nach einer Weile können Sie Ihre eigenen Dehn- und Kräftigungsprogramme erstellen.* Es ist ganz einfach: Wählen Sie eines der Programme aus diesem Buch aus und bauen Sie die dort angegebenen Stretchübungen jeweils zwischen die Sätze ein, anstatt sie alle hintereinander durchzugehen.

Dehnen und Kräftigen 1

Stretching und Kraft **Stretching: 3 Min., Kraft: 25 Min.**

- Muskeln zuerst dehnen, dann belasten
- Die nächste Dehnübung ausführen, noch während Sie sich von der Belastung erholen
- Nach diesem Schema geht es weiter, bis Sie alle neun Übungskombinationen dieses Programms absolviert haben
- Sobald Sie sich fit genug fühlen, gehen Sie zum Dehn- und Kräftigungsprogramm 2 über

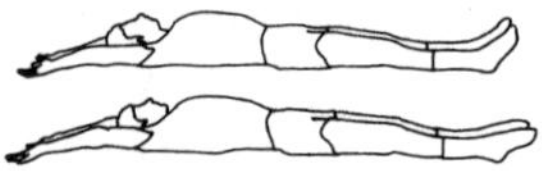

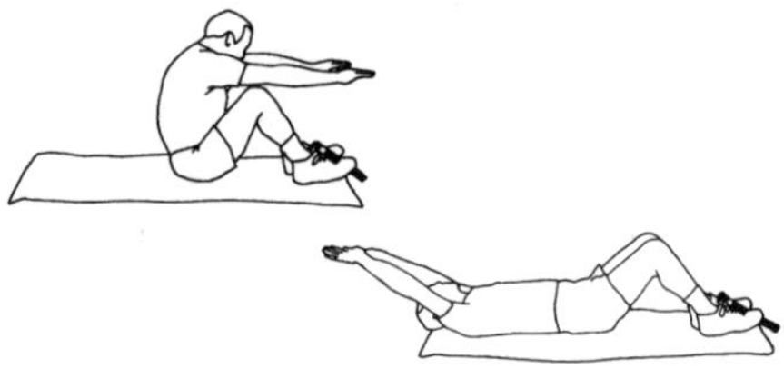

1
5 Sek., 3mal → 1 Satz
10–30 Wdhl.
S. 229 → S. 242

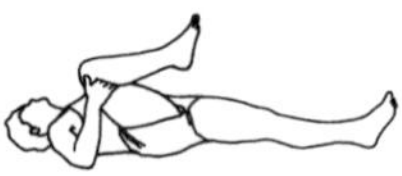

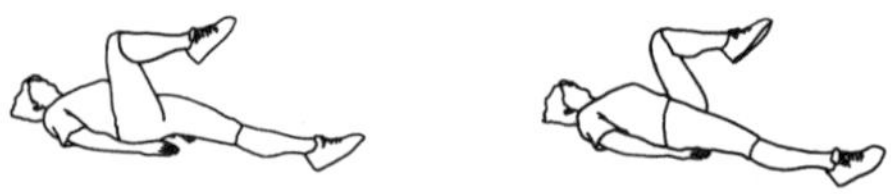

2
10 Sek.
jedes Bein
S. 230
→
1 Satz
10–30 Wdhl.
jedes Bein
S. 345

Seite fotokopieren und zum Training mitnehmen.

Dehnen und Kräftigen 1

Stretching

- Vor jeder Übung dehnen und aufwärmen.
- Nicht nachfedern.
- Nicht bis zur Schmerzgrenze dehnen.
- Dehnung bewußt wahrnehmen.
- Siehe Stretching-Anleitungen S. 213–233.

Kraft

- Satz = festgelegte Anzahl von Wiederholungen
- Wdhl. = Wiederholung
- So viele Gewichte verwenden, daß die letzte Wiederholung etwas mehr Anstrengung kostet
- Gewicht erst dann erhöhen, wenn die letzte Wiederholung mühelos bewältigt wurde
- Bei Schmerz, Schwindelgefühl oder sonstigen Beschwerden sofort aufhören
- Siehe Anleitungen zum Krafttraining S. 235–327

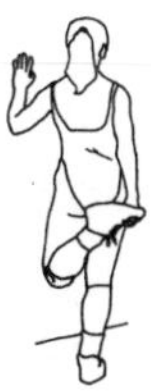

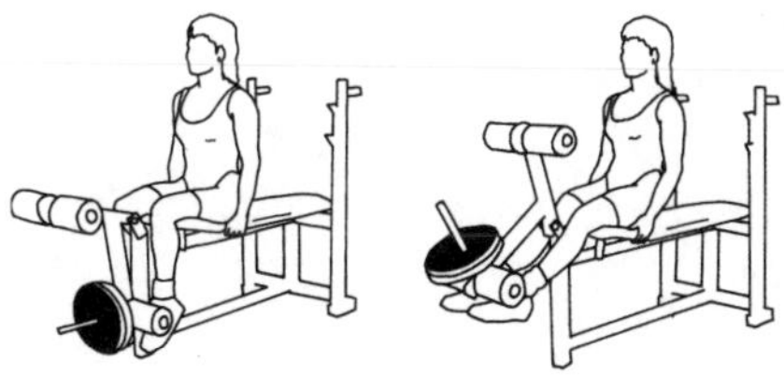

3

15 Sek.
jedes Bein
S. 220

→

1 Satz
15 Wdhl.
S. 307

Seite fotokopieren und zum Training mitnehmen.

Dehnen und Kräftigen 1

Stretching und Kraft

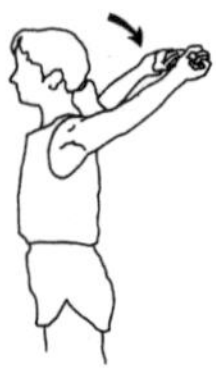
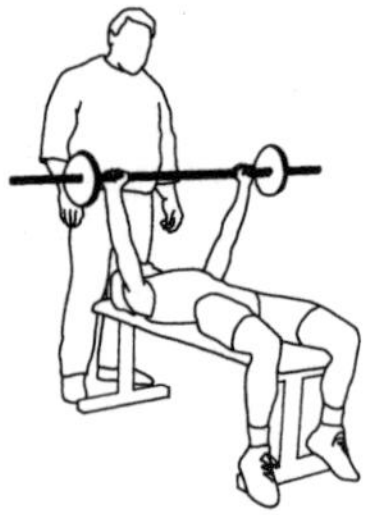
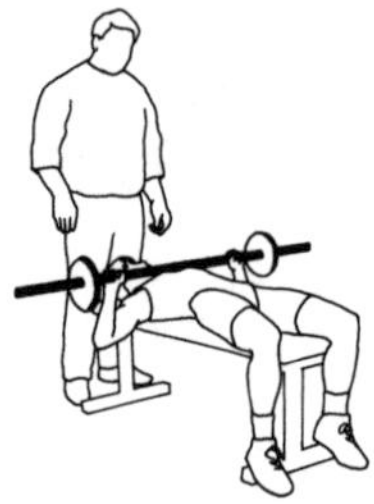

4
15 Sek. → 1 Satz
15 Wdhl.
S. 224 S. 290

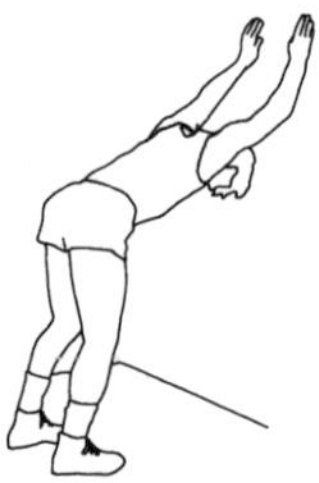
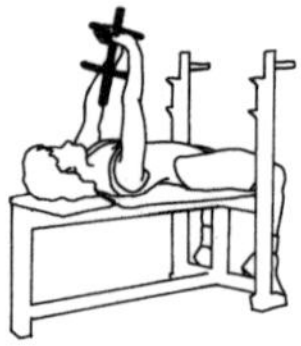
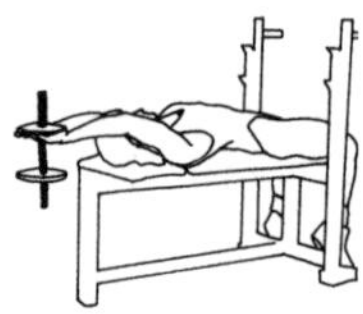

5
15 Sek. → 1 Satz
15 Wdhl.
S. 223 S. 284

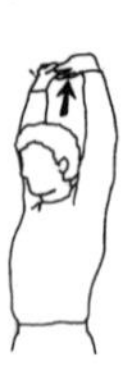
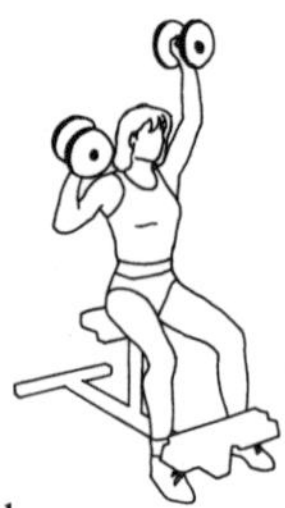
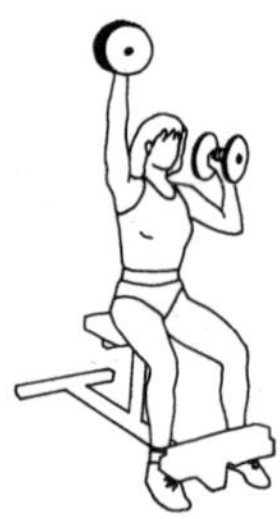

6
20 Sek. → 1 Satz
15 Wdhl.
S. 223 S. 303

Seite fotokopieren und zum Training mitnehmen.

Dehnen und Kräftigen 1

Stretching und Kraft

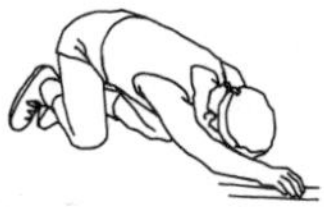

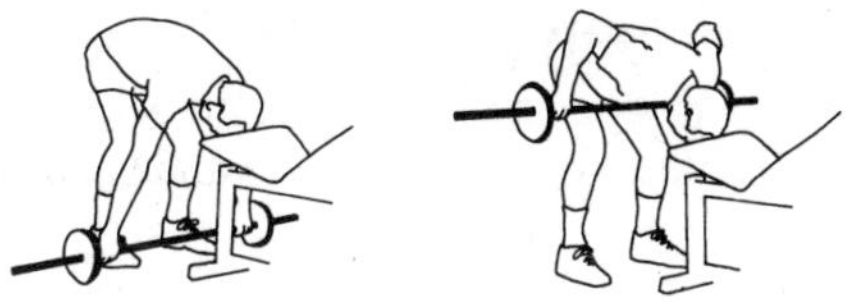

7

10 Sek. → 1 Satz
jede Seite 15 Wdhl.
S. 227 S. 264

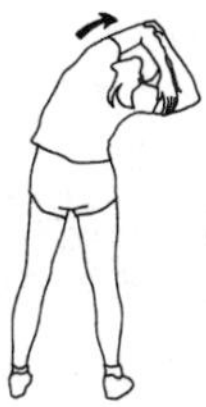

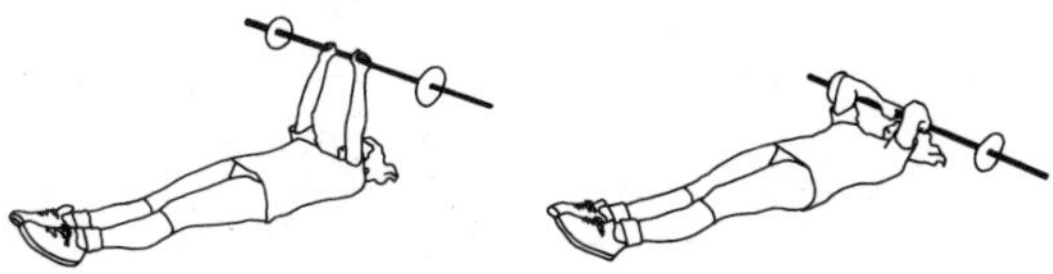

8

15 Sek. → 1 Satz
jede Seite 15 Wdhl.
S. 226 S. 324

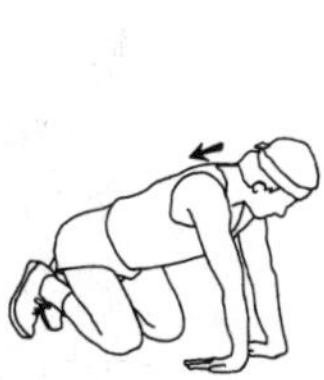

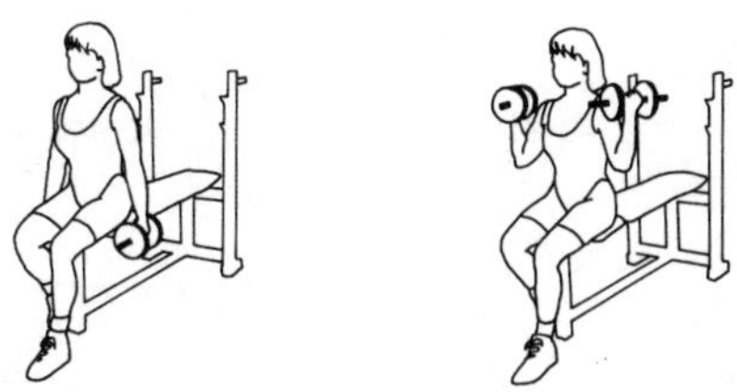

9

15 Sek. → 1 Satz
S. 226 15 Wdhl.
S. 272

Seite fotokopieren und zum Training mitnehmen.

Dehnen und Kräftigen 2

Stretching und Kraft **Stretching: 4 Min., Kraft: 30 Min.**

- Muskeln zuerst dehnen, dann belasten
- Die nächste Dehnübung ausführen, noch während Sie sich von der Belastung erholen
- Nach diesem Schema geht es weiter, bis Sie alle elf Übungskombinationen dieses Programms absolviert haben
- Sobald Sie sich fit genug fühlen, gehen Sie zum Dehn- und Kräftigungsprogramm 3 über

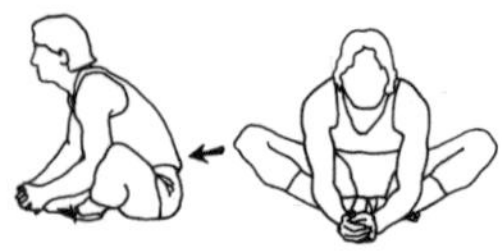

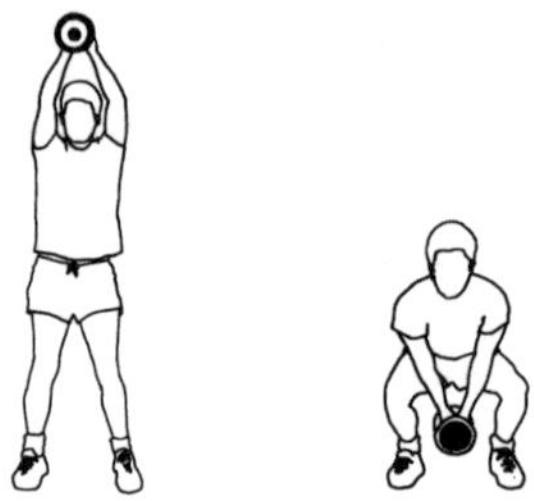

1
30 Sek. halten → 1 Satz
S. 216/217 10–15 Wdhl.
S. 238

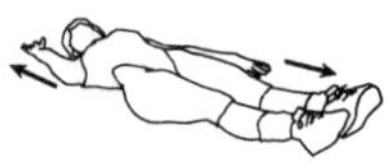

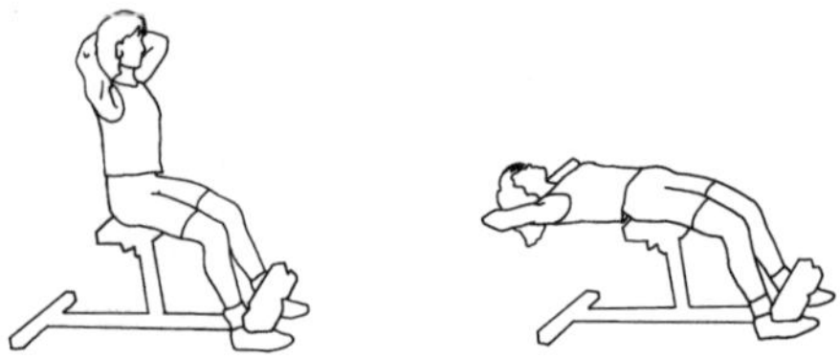

2
5 Sek., 2mal → 1 Satz
S. 230 10–30 Wdhl.
S. 244

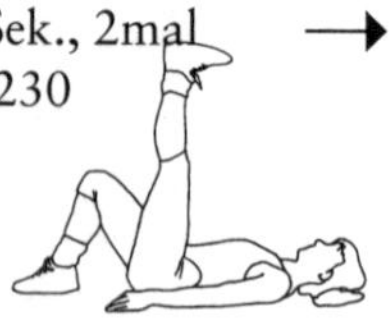

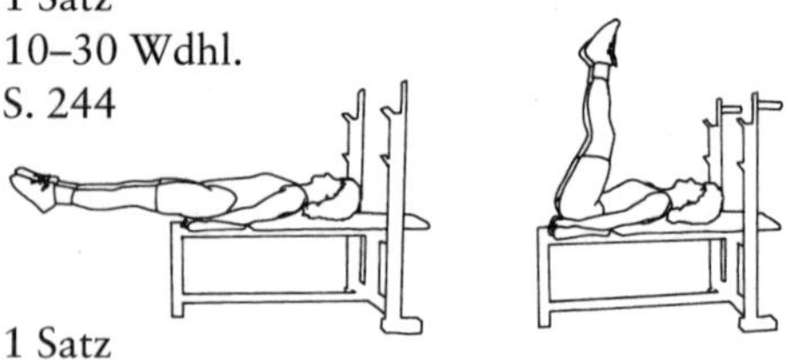

3
15 Sek. → 1 Satz
jedes Bein 10–30 Wdhl.
S. 222 S. 251

Seite fotokopieren und zum Training mitnehmen.

Stretching
- Vor jeder Übung dehnen und aufwärmen
- Nicht nachfedern
- Nicht bis zur Schmerzgrenze dehnen
- Dehnung bewußt wahrnehmen
- Siehe Stretching-Anleitungen S. 213–233.

Kraft
- Satz = festgelegte Anzahl von Wiederholungen
- Wdhl. = Wiederholung
- So viele Gewichte verwenden, daß die letzte Wiederholung etwas mehr Anstrengung kostet
- Gewicht erst dann erhöhen, wenn die letzte Wiederholung mühelos bewältigt wurde
- Bei Schmerz, Schwindelgefühl oder sonstigen Beschwerden sofort aufhören
- Siehe Anleitungen zum Krafttraining S. 235–327

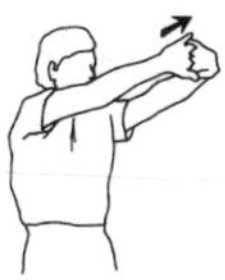

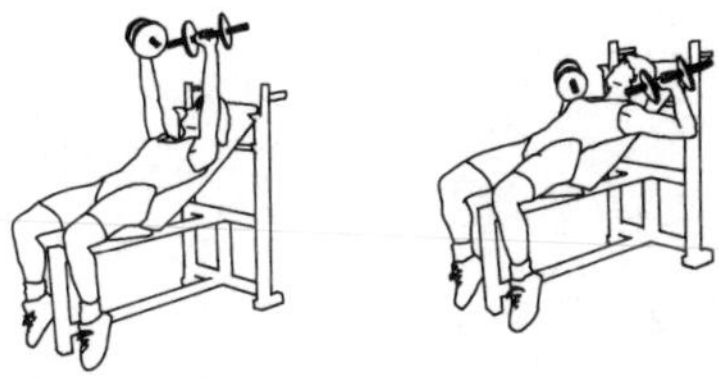

4

10 Sek.
jede Seite
S. 225

→

1 Satz
12 Wdhl.
S. 281

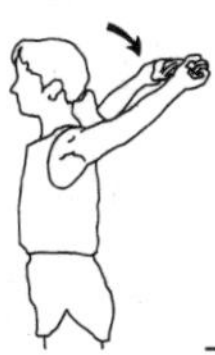

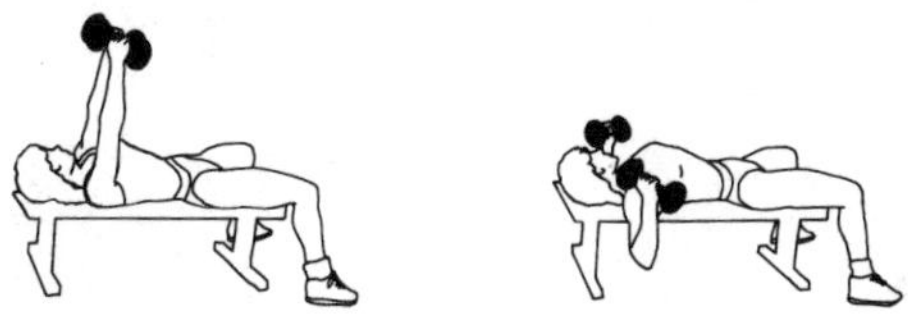

5

10 Sek.
2mal
S. 224

→

1 Satz
12 Wdhl.
S. 291

Seite fotokopieren und zum Training mitnehmen.

Dehnen und Kräftigen 2

Stretching und Kraft

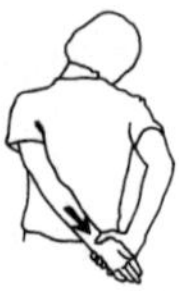

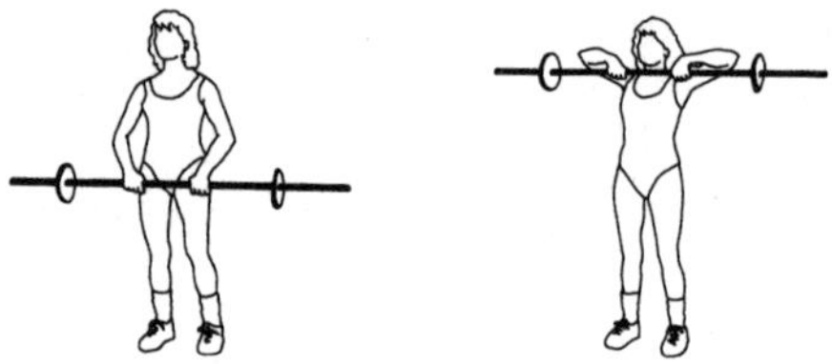

6

10 Sek. jede Seite → 1 Satz 12 Wdhl.
S. 224 → S. 293

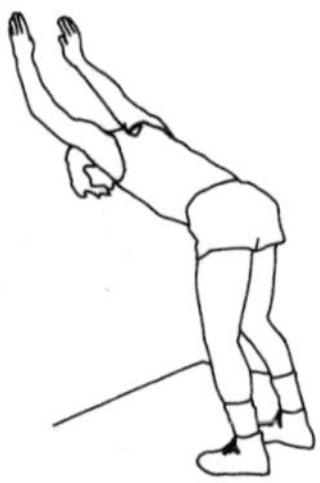

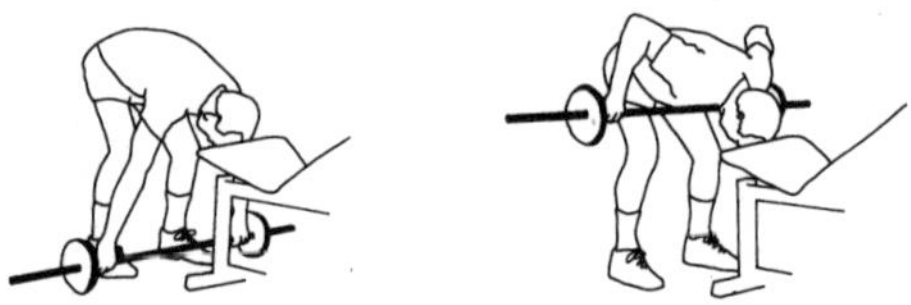

7

20 Sek. halten → 1 Satz 12 Wdhl.
S. 223 → S. 264

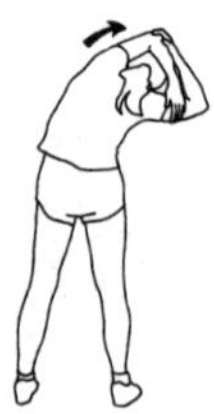

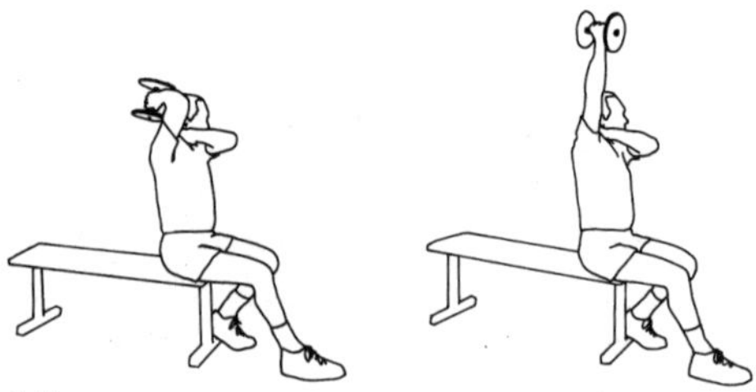

8

10 Sek. jede Seite → 1 Satz 12 Wdhl.
S. 226 → S. 322

Seite fotokopieren und zum Training mitnehmen.

Dehnen und Kräftigen 2

Stretching und Kraft

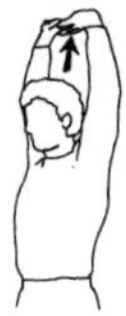

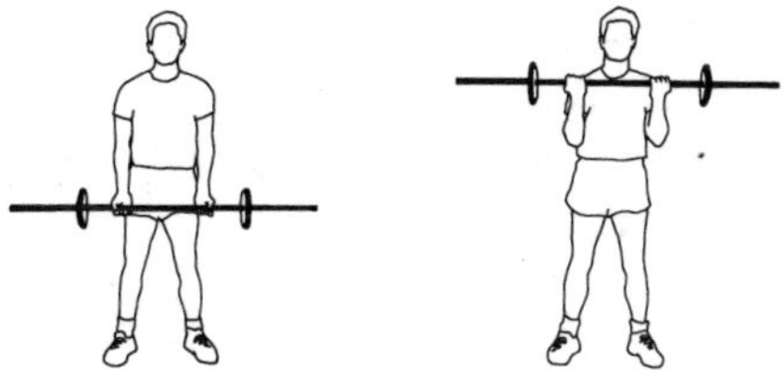

9

15 Sek. halten → 1 Satz

12 Wdhl.

S. 223 / S. 270

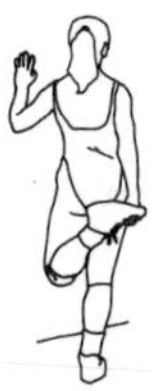

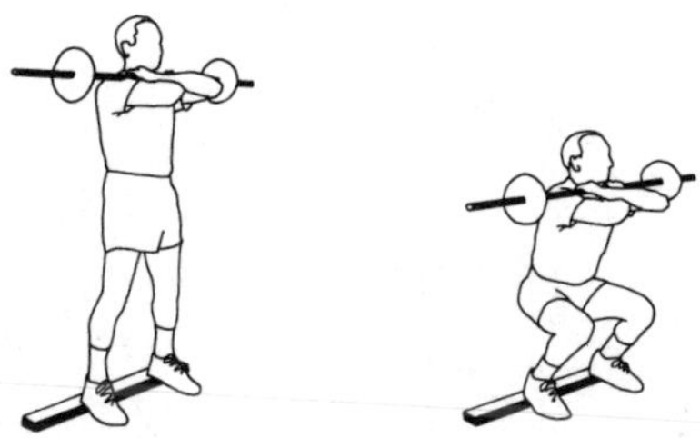

10

15 Sek. → 1 Satz

jedes Bein / 12 Wdhl.

S. 220 / S. 309

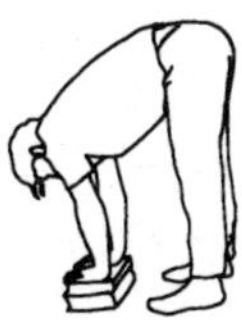

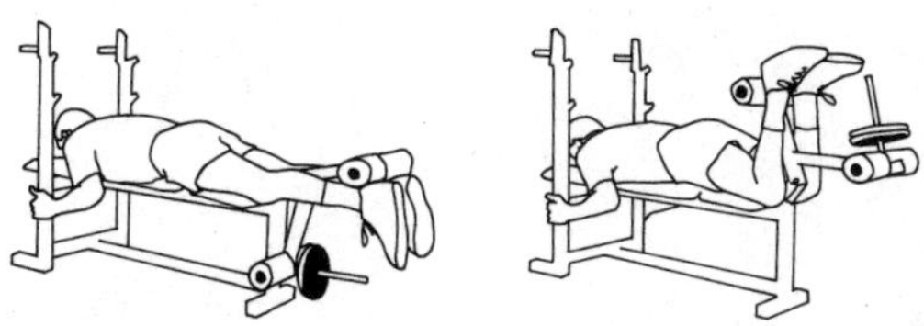

11

1 Satz

20 Sek.halten → 12 Wdhl.

S. 216 / S. 316

Seite fotokopieren und zum Training mitnehmen.

Dehnen und Kräftigen 3

Stretching und Kraft

Stretching: 5 Min., Kraft: 40 Min.

- Muskeln zuerst dehnen, dann belasten
- Die nächste Dehnübung ausführen, noch während Sie sich von der Belastung erholen
- Nach diesem Schema geht es weiter, bis Sie alle 14 Übungskombinationen dieses Programms absolviert haben

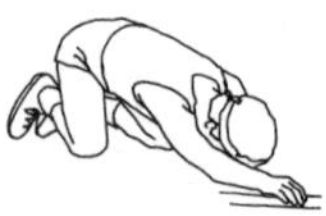
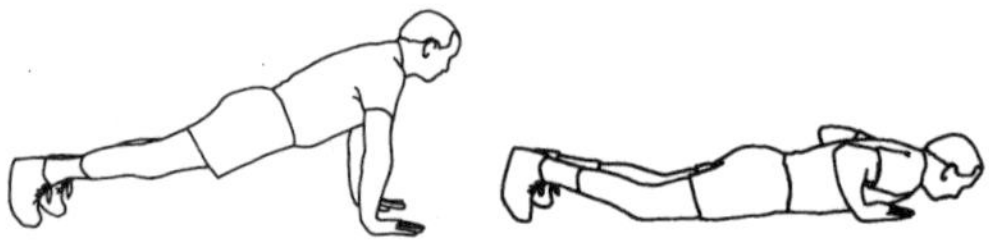

1

10 Sek.
jede Seite
S. 227 → 1 Satz
10–20 Wdhl.
S. 283

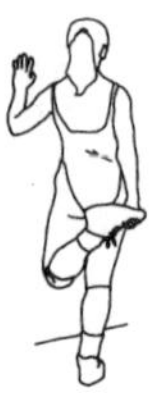
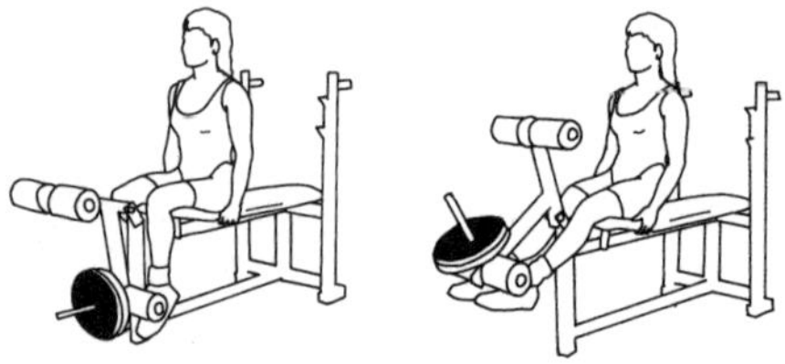

2

20 Sek.
jedes Bein
S. 220 → 1 Satz
12 Wdhl.
S. 307

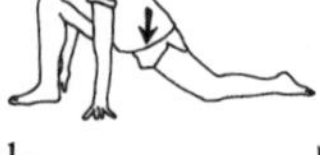
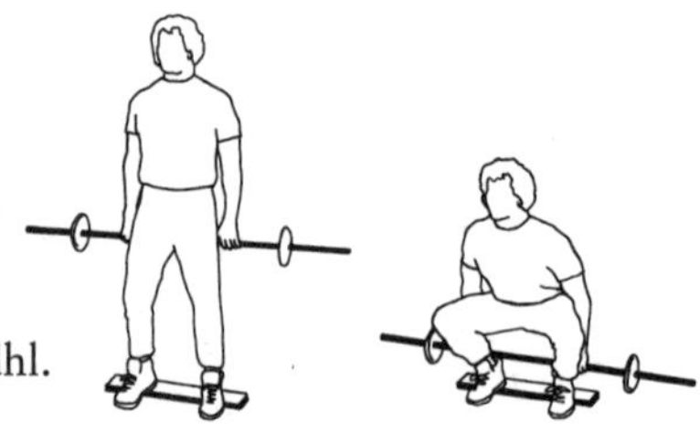

3

20 Sek.
jedes Bein
S. 221 → 1 Satz
12 Wdhl.
S. 314

Seite fotokopieren und zum Training mitnehmen.

Dehnen und Kräftigen 3

Stretching

- Vor jeder Übung dehnen und aufwärmen
- Nicht nachfedern
- Nicht bis zur Schmerzgrenze dehnen
- Dehnung bewußt wahrnehmen
- Siehe Stretching-Anleitungen S. 213–233.

Kraft

- Satz = festgelegte Anzahl von Wiederholungen
- Wdhl. = Wiederholung
- So viele Gewichte verwenden, daß die letzte Wiederholung etwas mehr Anstrengung kostet
- Gewicht erst dann erhöhen, wenn die letzte Wiederholung mühelos bewältigt wurde
- Bei Schmerz, Schwindelgefühl oder sonstigen Beschwerden sofort aufhören
- Siehe Anleitungen zum Krafttraining S. 235–327

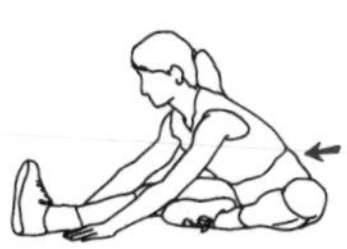
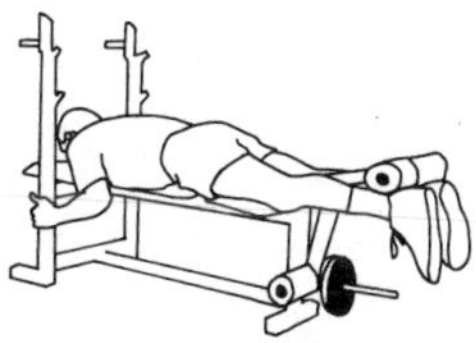
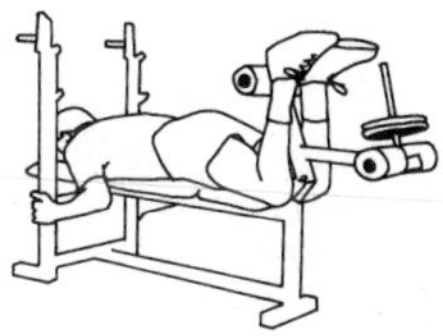

4

15 Sek. ⟶ 1 Satz
jedes Bein
S. 221

1 Satz
10 Wdhl.
S. 316

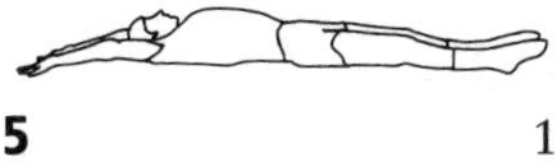
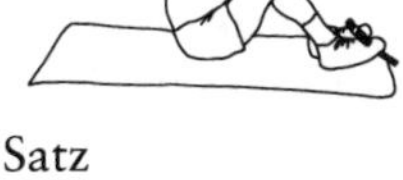
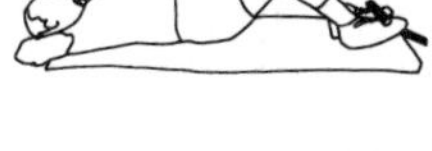

5

5 Sek., 3mal ⟶
S. 229

1 Satz
15–50 Wdhl.
S. 243

Seite fotokopieren und zum Training mitnehmen.

Dehnen und Kräftigen 3

Stretching und Kraft

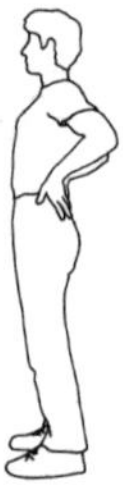

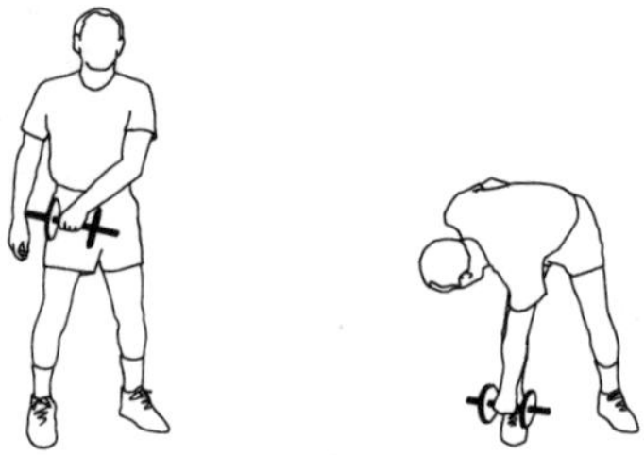

6
10 Sek. → 1 Satz
S. 225 15–25 Wdhl.
S. 240

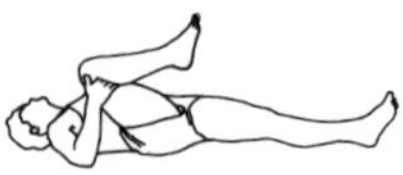

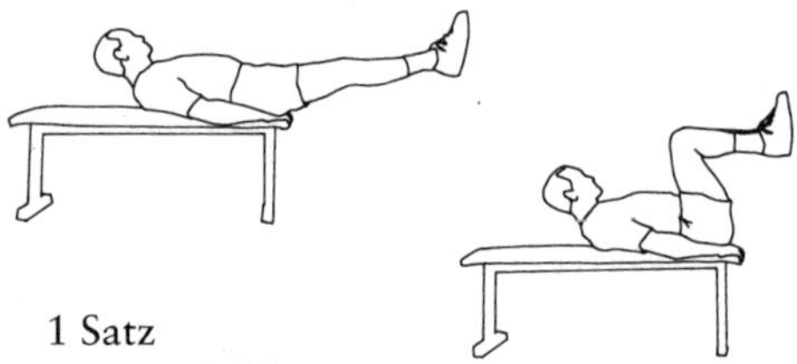

7
20 Sek. → 1 Satz
jedes Bein 15–50 Wdhl.
S. 230 S. 248

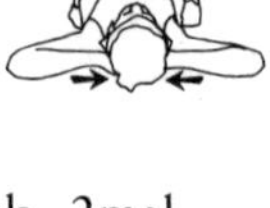

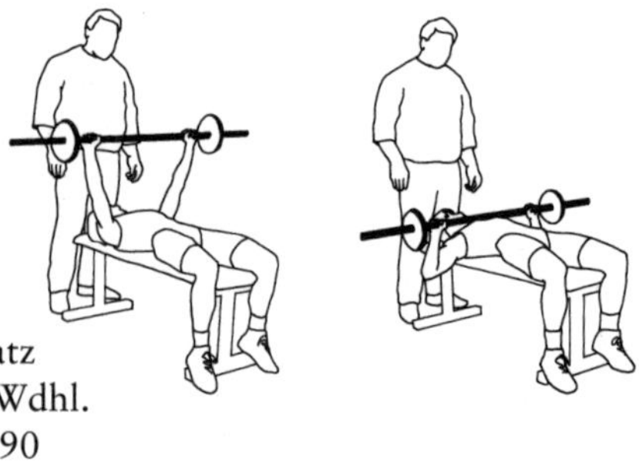

8
5 Sek., 2mal → 1 Satz
S. 228 10 Wdhl.
S. 290

Seite fotokopieren und zum Training mitnehmen.

Dehnen und Kräftigen 3

Stretching und Kraft

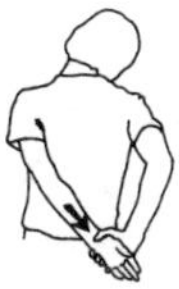

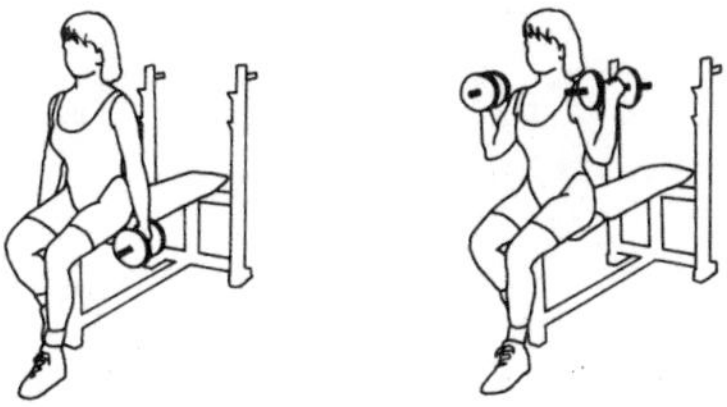

9
10 Sek. → 1 Satz
jede Seite 10 Wdhl.
S. 224 S. 272

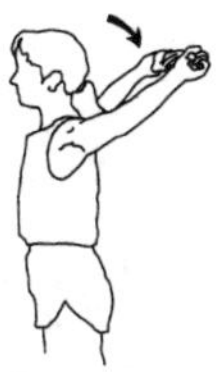

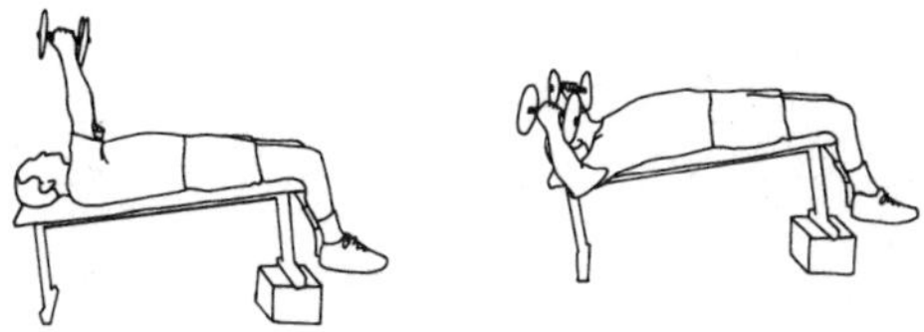

10
10 Sek. → 1 Satz
10 Wdhl.
S. 224 S. 282

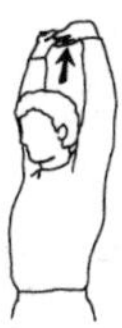

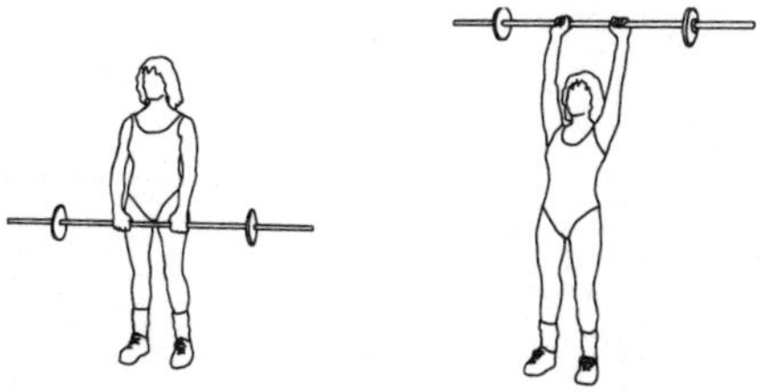

11
10 Sek. → 1 Satz
10 Wdhl.
S. 223 S. 294

Seite fotokopieren und zum Training mitnehmen.

Dehnen und Kräftigen 3

Stretching und Kraft

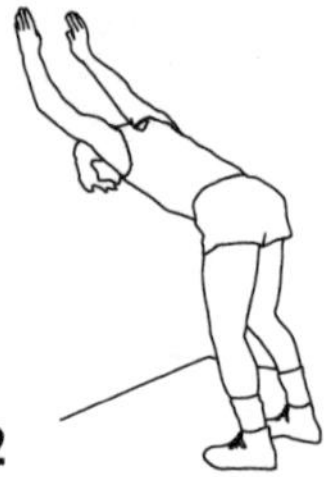

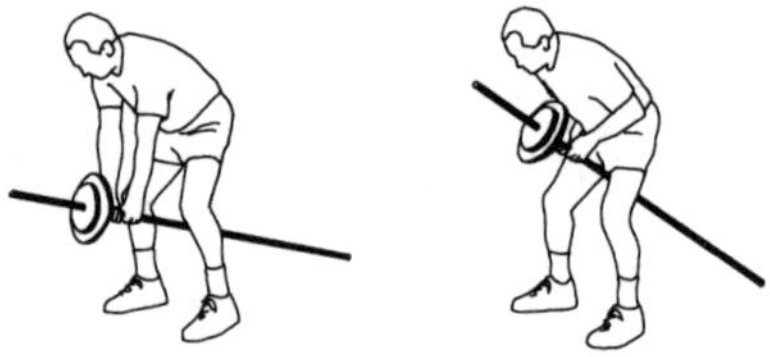

12
15 Sek. → 1 Satz
10 Wdhl.
S. 223 S. 267

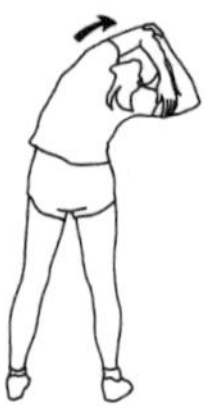

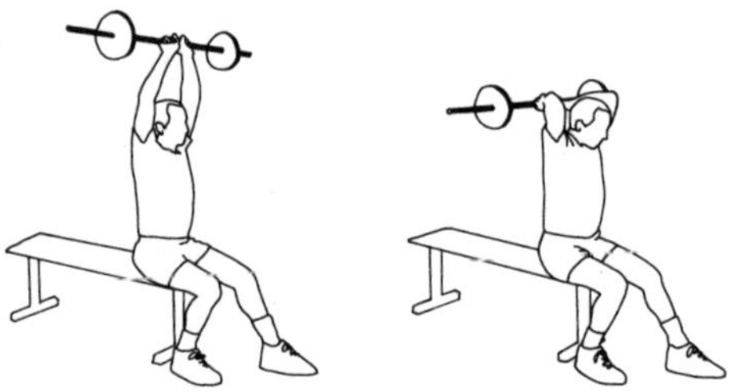

13
10 Sek. → 1 Satz
jede Seite 10 Wdhl.
S. 226 S. 321

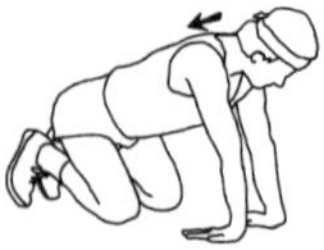

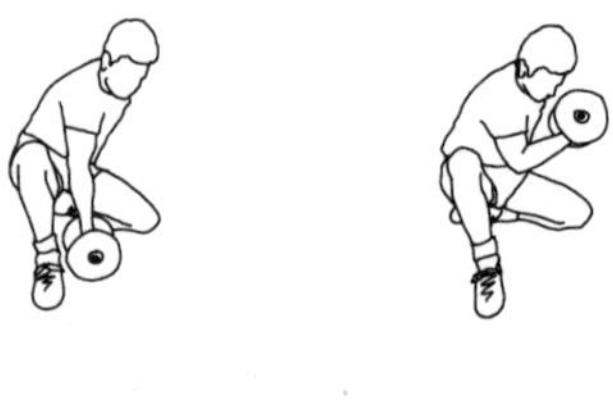

14 1 Satz
10 Sek. → 10 Wdhl.
S. 226 S. 273

Seite fotokopieren und zum Training mitnehmen.

Zirkeltraining

Zirkeltraining heißt Krafttraining mit Herz-Kreislauf-Belastung.

Im allgemeinen dienen Krafttrainingsprogramme zur Verbesserung der
- Muskelkraft
- Muskelausdauer

Zirkeltraining verbessert
- Muskelkraft
- Muskelausdauer
- Kondition

Vorgehensweise

- Schneller Wechsel von einer Übung zur nächsten.
- Die Geräte sind so aufgebaut, daß ein schneller Wechsel von einer Übung zur nächsten möglich ist. Gearbeitet wird entweder mit einer Vielzweckbank oder mit Hanteln, so daß die Übungen ohne Zeitverlust hintereinander ausgeführt werden können.
- Halten Sie während des gesamten Programms einen Trainingspuls von mindestens 50 % Ihres Maximalpulses (siehe S. 329–332).

Den Arzt konsultieren

Diese Programme sind sehr anstrengend, lassen Sie sich also erst von Ihrem Arzt grünes Licht geben.

Erst Dehnen

Vor jedem Training Muskeln zuerst dehnen.

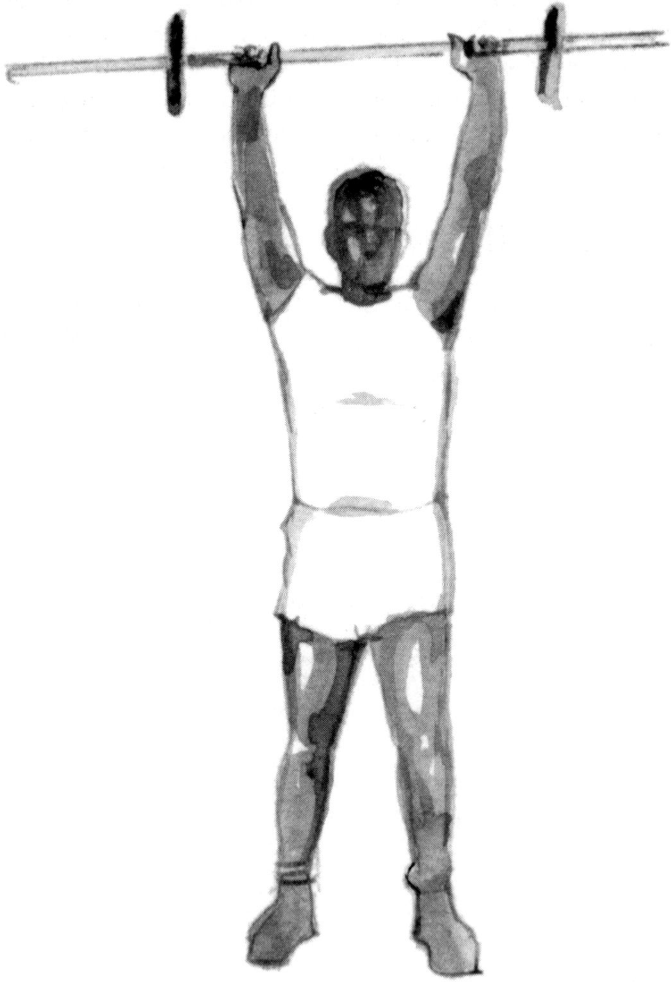

Basiszirkeltraining

Wärmen Sie sich vor Beginn dieser Programme drei bis sechs Minuten bei aerober Belastung auf, um die erforderliche Pulsfrequenz zu erreichen. Gehen Sie nach Übung 1 sofort zu Übung 2 usw. Führen Sie alle Übungen mit möglichst wenig Pausen aus. Sinn und Zweck dieses Trainings ist es, eine hohe Pulsfrequenz zu erreichen und zu halten.

Superzirkeltraining

Bei diesem Programm sind die Sätze besonders *belastungsintensiv*: Nach jeder Übung folgen ohne Pause 30 Sek. bis 2 Min. Hometrainer, Stepper oder Laufband.

Basiszirkeltraining

Stretching 4 Min.

- Vor jeder Übung zuerst dehnen und aufwärmen
- Normal weiteratmen
- Nicht nachfedern
- Nicht bis zur Schmerzgrenze dehnen!
- Dehnung bewußt wahrnehmen
- Entspannen
- Siehe Stretching-Anleitungen S. 213–233

1
10 Sek.
S. 223

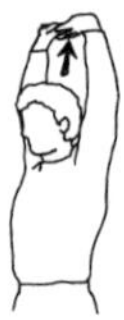

2
10 Sek.
jede Seite
S. 226

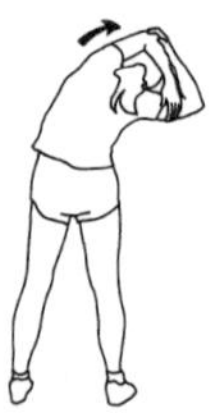

3
10 Sek.
S. 224

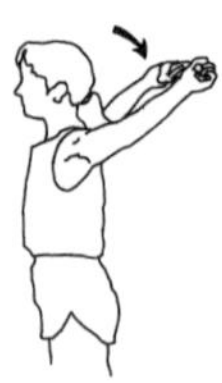

4
30 Sek.
S. 216

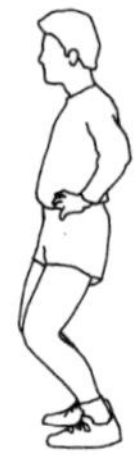

5
15 Sek.
S. 216

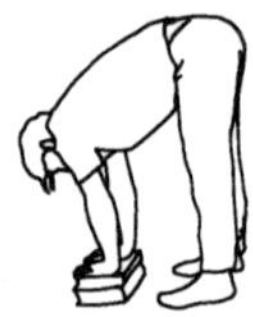

6
10 Sek.
S. 225

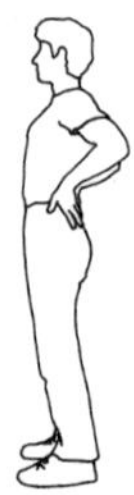

7
10 Sek.
jedes Bein
S. 217

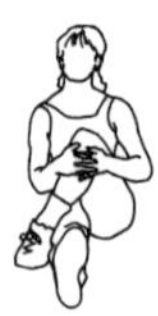

Seite fotokopieren und zum Training mitnehmen.

Das Programm nimmt 30–35 Min. in Anspruch

8
10 Sek.
jede Seite
S. 217

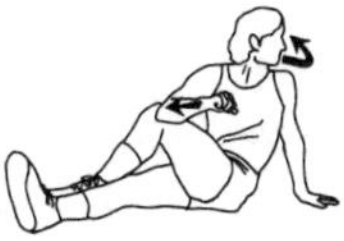

9
20 Sek.
S. 216/
217

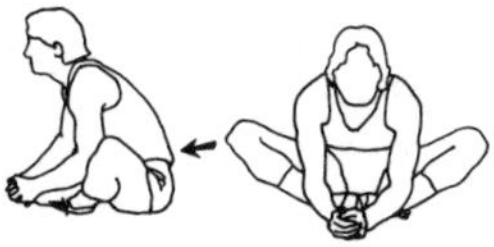

10
15 Sek.
jedes Bein
S. 218

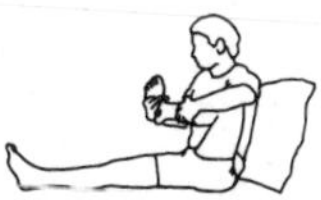

11
10 Sek.
jedes Bein
S. 222

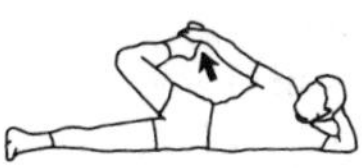

12
5 Sek.,
2mal
S. 229

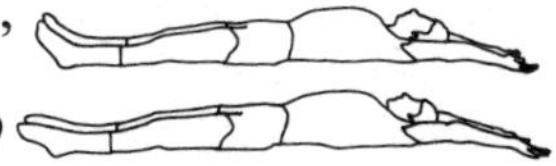

13
10 Sek.
jedes Bein
S. 222

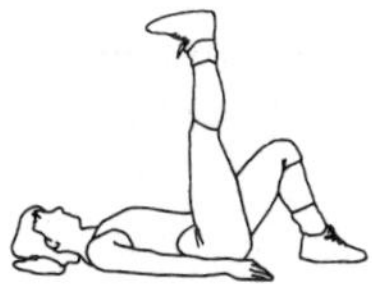

14
5 Sek.,
2mal
S. 228

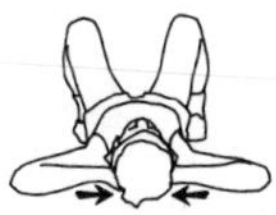

15
10 Sek.
jede Seite
S. 229

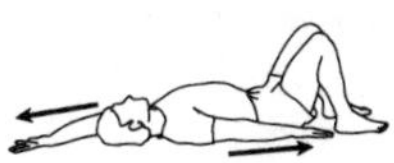

Seite fotokopieren und zum Training mitnehmen.

Basiszirkeltraining

Kraft 30 Min.

- Satz = festgelegte Anzahl von Wiederholungen
- Wdhl. = Wiederholung
- So viele Gewichte verwenden, daß die letzte Wiederholung etwas mehr Anstrengung kostet
- Gewicht erst dann erhöhen, wenn die letzte Wiederholung mühelos bewältigt wurde
- Bei Schmerz, Schwindelgefühl oder sonstigen Beschwerden sofort aufhören
- Siehe Anleitungen zum Krafttraining S. 235–327

1

1 Satz
12 Wdhl.

S. 307

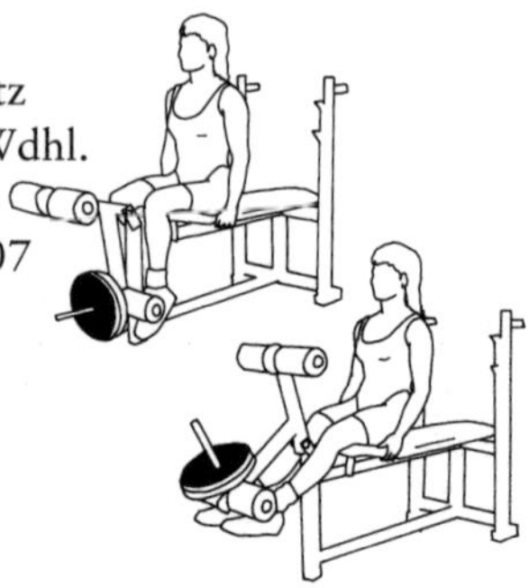

2

1 Satz
12
Wdhl.

S. 264

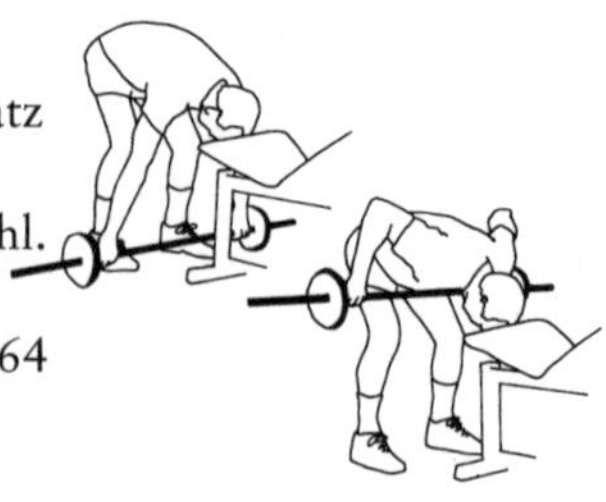

3

1 Satz
12 Wdhl.
S. 316

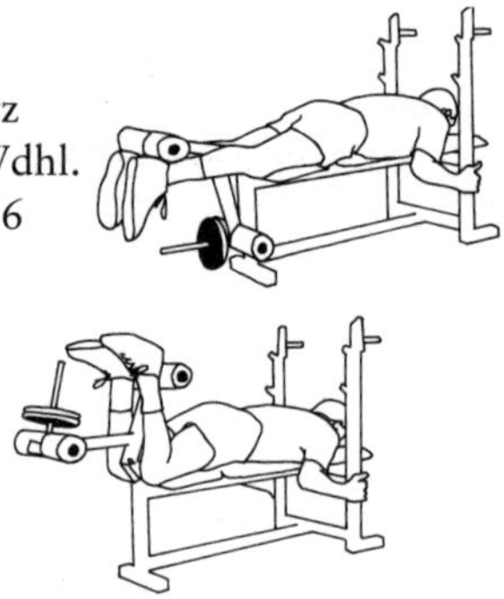

4

1 Satz
12 Wdhl.
S. 299

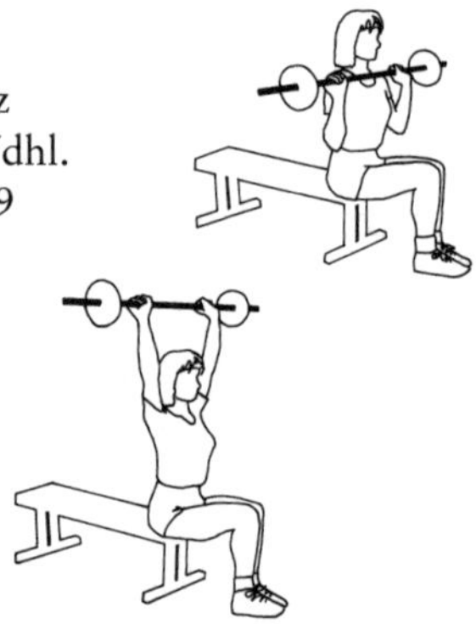

5

1 Satz
12 Wdhl.
S. 314

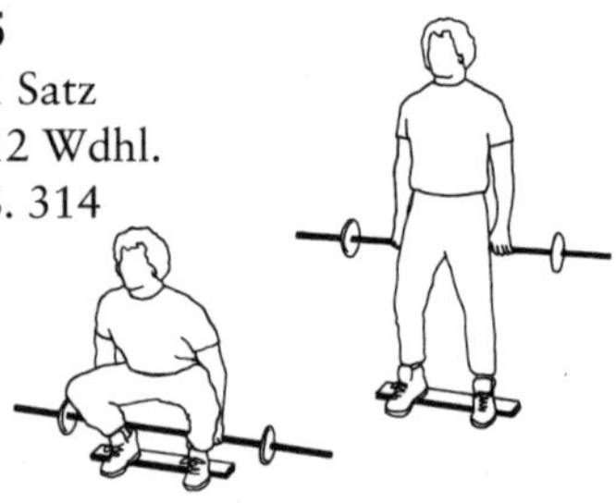

Seite fotokopieren und zum Training mitnehmen.

Das Programm nimmt 30–35 Min. in Anspruch

6
1 Satz
12 Wdhl.
S. 290

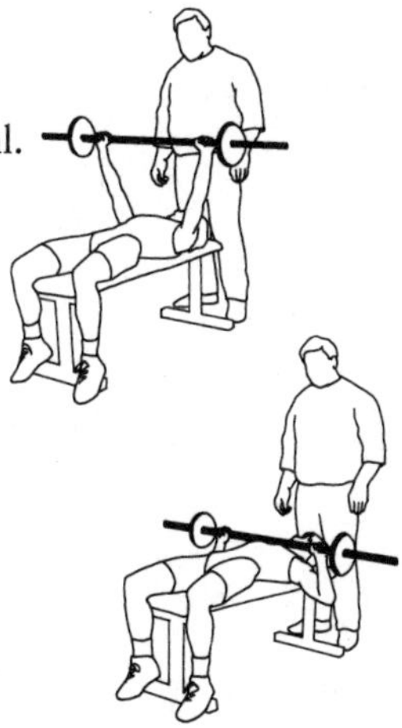

7
1 Satz
12 Wdhl.
jedes Bein
S. 311

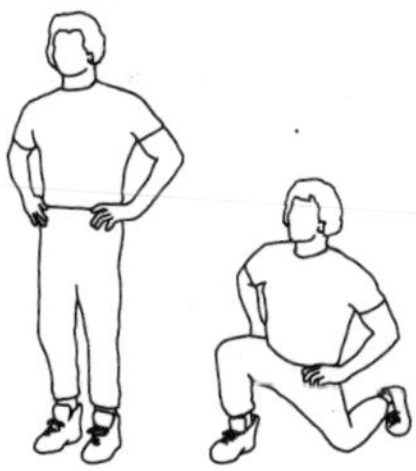

8
1 Satz
12 Wdhl.
S. 318

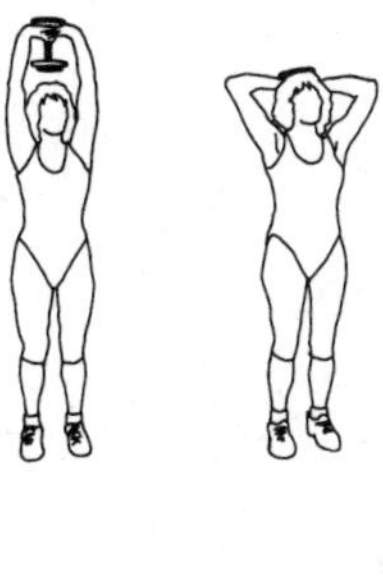

9
1 Satz
15–30 Wdhl.
S. 244

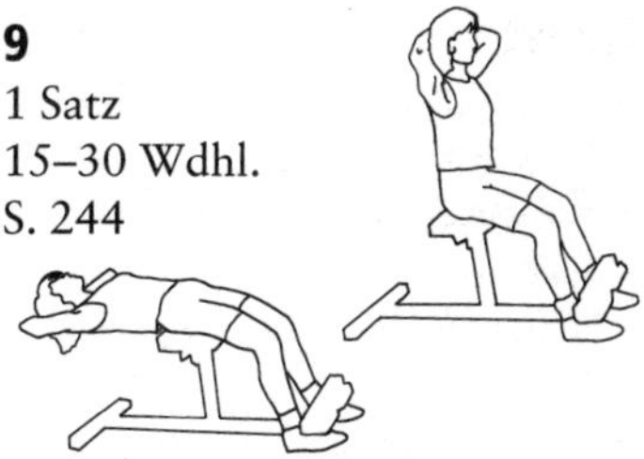

10
1 Satz, 12 Wdhl.
S. 270

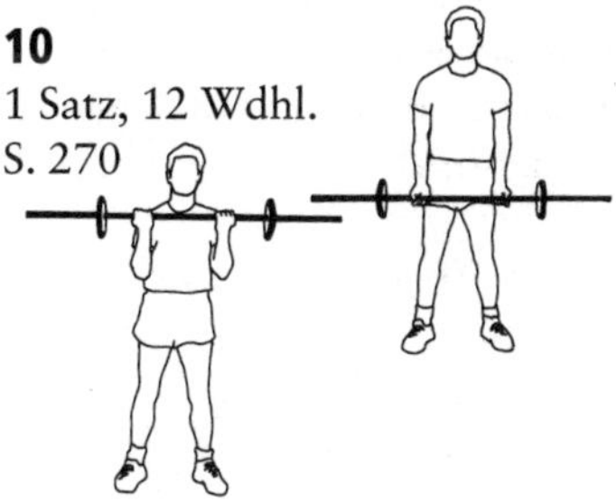

11
1 Satz
15–30
Wdhl.
S. 249

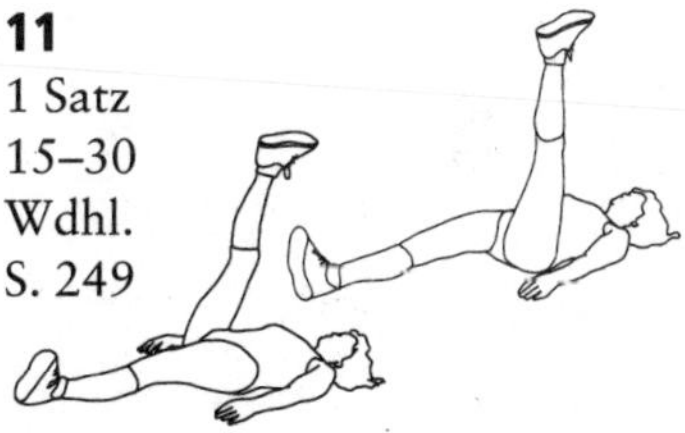

- 3–6 Min. Aufwärmen: Hometrainer oder Laufen auf der Stelle
- Schneller Wechsel von einer Übung zur nächsten
- Puls messen
- Hohe Pulsfrequenz halten

Seite fotokopieren und zum Training mitnehmen.

Superzirkeltraining

Stretching gute 3,5 Min.

- Vor jeder Übung dehnen und aufwärmen
- Normal weiteratmen
- Nicht nachfedern
- Nicht bis zur Schmerzgrenze dehnen!
- Dehnung bewußt wahrnehmen
- Entspannen
- Siehe Stretching-Anleitungen S. 213–233

1
20 Sek.
jeder Fuß
S. 219

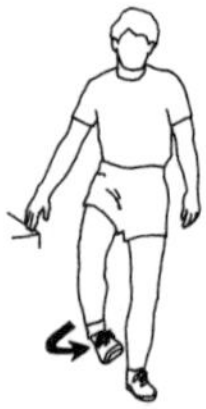

2
20 Sek.
S. 223

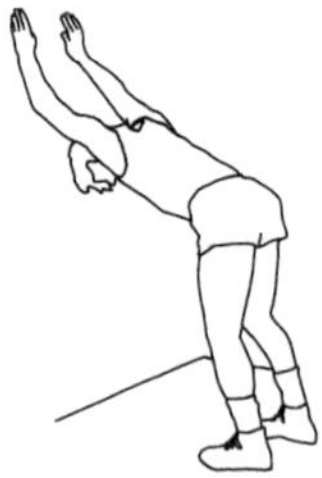

3
15 Sek.
S. 223

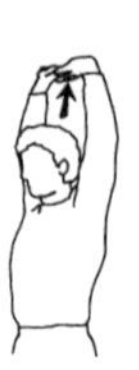

4
5 Sek., 2mal
S. 223

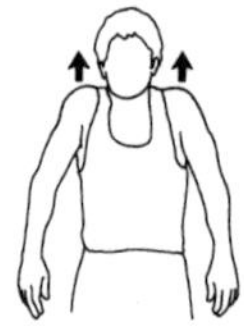

5
10 Sek.
S. 226

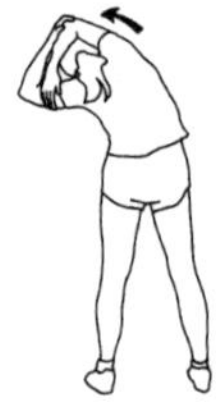

6
15 Sek.
jedes Bein
S. 219

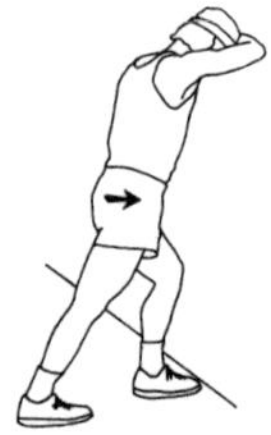

7
20 Sek.
jedes Bein
S. 221

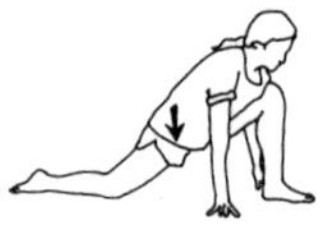

Seite fotokopieren und zum Training mitnehmen.

Das Programm nimmt 40–45 Min. in Anspruch

8
20 Sek.
jeder Fuß
S. 216/
217

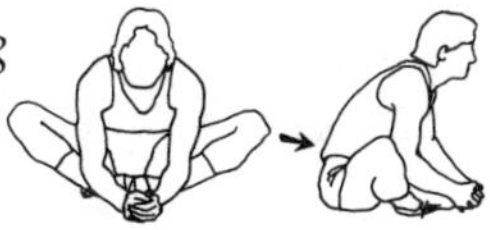

9
10 Sek.
jedes Bein
S. 217

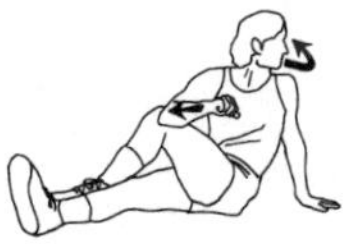

10
15 Sek.
jedes Bein
S. 218

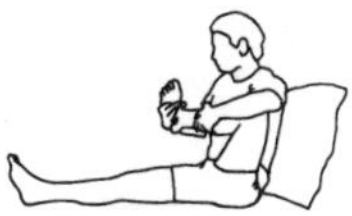

11
15 Sek.
jedes Bein
S. 217

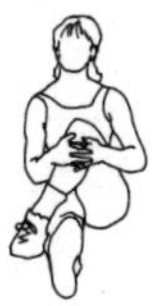

12
15 Sek.
jedes Bein
S. 221

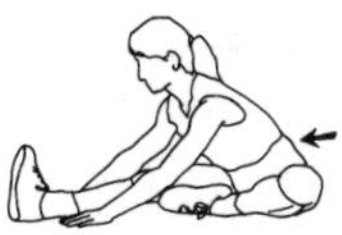

13
30 Sek.
S. 228

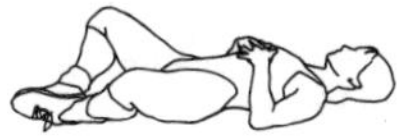

14
5 Sek., 2mal
S. 229

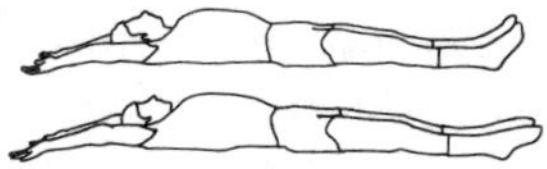

15
10 Sek.
jedes Bein
S. 231

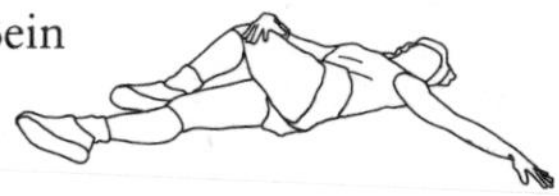

16
5 Sek., 2mal
S. 230

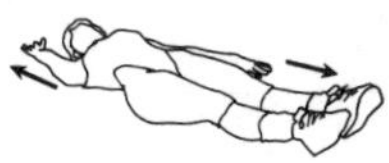

Seite fotokopieren und zum Training mitnehmen.

Superzirkeltraining

Kraft 40 Min.

- Satz = festgelegte Anzahl von Wiederholungen
- Wdhl. = Wiederholung
- So viele Gewichte verwenden, daß die letzte Wiederholung etwas mehr Anstrengung kostet
- Gewicht erst dann erhöhen, wenn die letzte Wiederholung mühelos bewältigt wurde
- Bei Schmerz, Schwindelgefühl oder sonstigen Beschwerden sofort aufhören
- Siehe Anleitungen zum Krafttraining S. 235–327

1
1 Satz
12 Wdhl.
S. 307

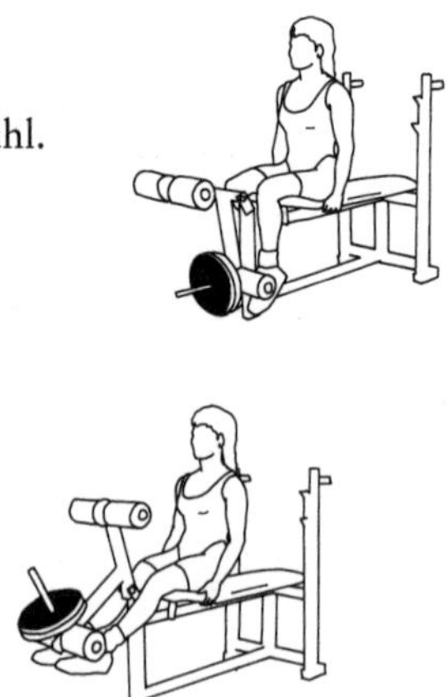

2
1 Satz
12 Wdhl.
S. 281

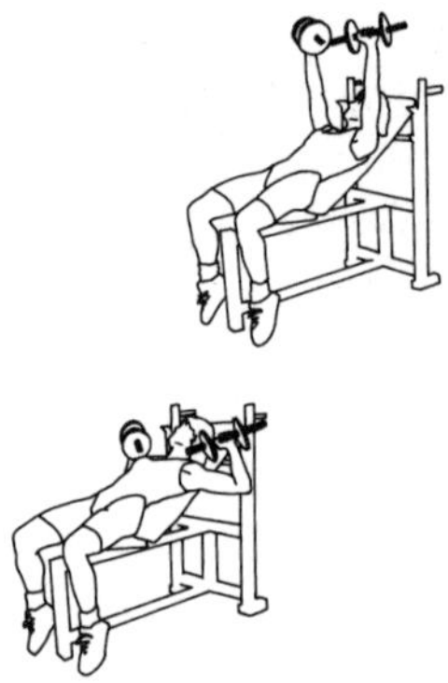

3
1 Satz
12 Wdhl.
S. 316

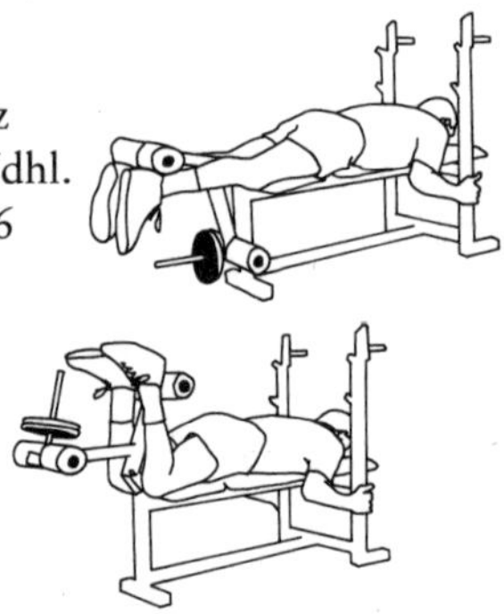

4
1 Satz
12
Wdhl.

S. 293

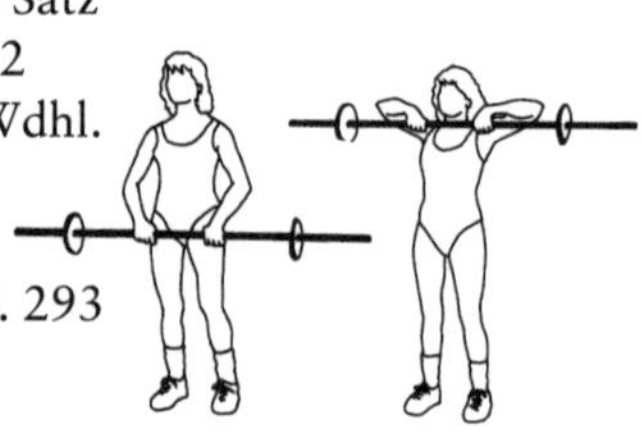

Seite fotokopieren und zum Training mitnehmen.

Das Programm nimmt 40–45 Min. in Anspruch

5
1 Satz
15–30
Wdhl.
S. 251

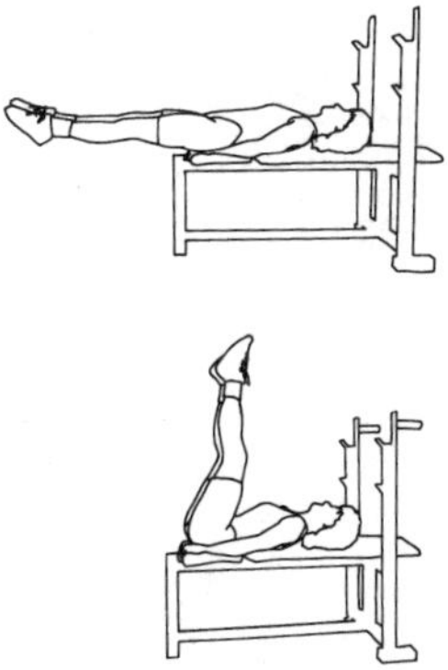

6
1 Satz
12 Wdhl.
S. 260

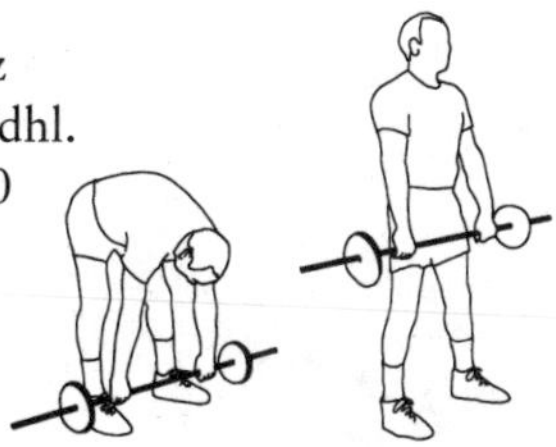

7
1 Satz
15–30 Wdhl.
S. 241

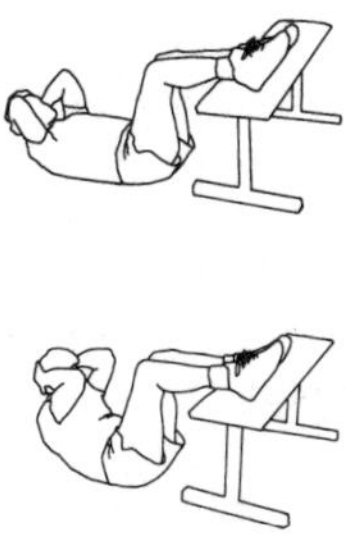

8
1 Satz
5–20
Wdhl.
S. 283

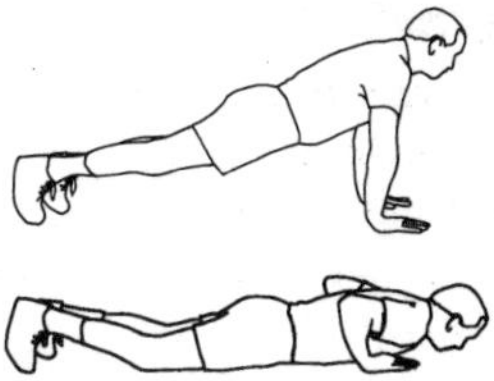

9
1 Satz
15–30
Wdhl.
S. 259

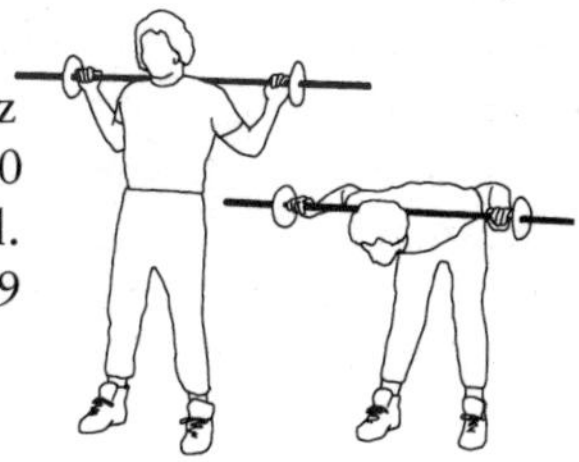

10
1 Satz
12
Wdhl.
S. 270

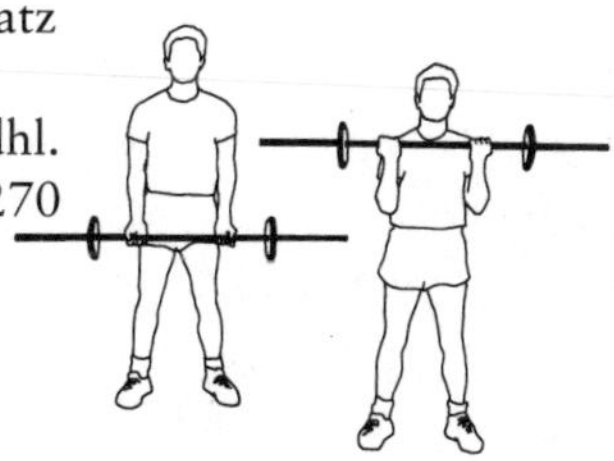

- 3–6 Min. Aufwärmen: Hometrainer oder Laufen auf der Stelle
- Schneller Wechsel von einer Übung zur nächsten
- Puls messen
- Hohe Pulsfrequenz halten

Seite fotokopieren und zum Training mitnehmen.

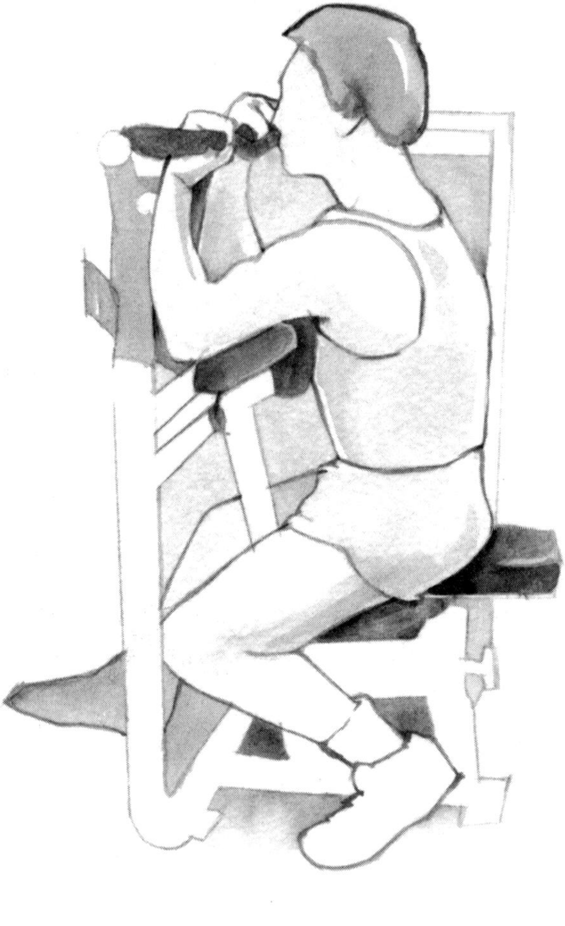

Computerunterstütztes Training

In den letzten Jahren kam eine völlig neue Art von Krafttrainingsmaschinen auf den Markt. Diese revolutionären Trainer haben mit den früheren kaum mehr etwas gemeinsam und bieten unglaubliche Vorteile. Werfen wir jedoch erst einmal einen kurzen Blick auf die Entwicklung der Trainingsmaschinen in Amerika:

- 50er Jahre: Freie Gewichte
- 60er Jahre: Universalgeräte (aufsteckbare Gewichte mit Seilzugvorrichtung)
- 70er Jahre: Nautilus-Trainer (einstellbarer Kraftwiderstand)
- 90er Jahre: Computerunterstützte Krafttrainer

LifeCircuit-Trainer

Die Firma *Life Fitneß*, von der die in Amerika weitverbreiteten *LifeCycle-Trainer* (computerunterstützte Fitneßstationen) stammen, brachte kürzlich eine neue, zwölf Maschinen umfassende Produktlinie namens *LifeCircuit* auf den Markt. Die elektronischen Trainingsmaschinen sind so einzigartig, daß wir hier ihre Funktionsweise und ihre Unterschiede im Vergleich zu den bisherigen Geräten beschreiben wollen.

Zwei Grundprinzipien der computerunterstützten Trainingsmaschinen:

- Steuerpult mit eingebautem Computer, auf dem Sie Ihr Programm selbst einstellen können
- elektromagnetischer Widerstand, d.h. das zu hebende Gewicht wird von einem einstellbaren elektromagnetischen Kraftwiderstand bestimmt.

  Der eingebaute Computer steuert den elektronischen Kraftwiderstand, der auf Ihre individuellen Bedürfnisse abgestimmt ist. Das Gerät ist also quasi Ihr Privattrainer.

Funktionsweise

Als erstes nehmen Sie auf dem Gerät Platz und unterziehen sich einem einfachen Krafttest. Der Computer speichert Ihre momentane Kraft ab und erstellt ein auf Ihre Konstitution maßgeschneidertes Programm für ein optimales Training. Während der Übungen können Sie anhand der Kontrolleuchten feststellen, ob Sie jede Wiederholung korrekt ausführen. In den Anzeigefenstern wird der Kraftwiderstand in Lb (Pound-Force) angegeben.

Vorteile

- Der Zeitaufwand ist minimal. Die acht großen Muskelgruppen lassen sich in sage und schreibe nur 15 Minuten trainieren.
- Das Hantieren mit Gewichten und Sicherheitsstiften fällt weg, dadurch verringert sich auch die Verletzungsgefahr durch herabfallende Gewichte oder falsche Gewichtswahl.
- Die Geräte erhöhen den Widerstand bei der Entlastung, d.h. beim Zurückführen (passive Belastung) müssen Sie mehr Gewicht bremsen, als Sie vorher (bei der aktiven Belastung) gehoben haben.

- Man kann zwischen einem Normalprogramm und einem sogenannten Pyramidenprogramm mit einer höheren Schwierigkeitsstufe wählen.
- Diese Art von Training macht einfach Spaß. Kinder, die sich sonst von ihren Videospielen nicht losreißen können, sind davon begeistert, und älteren Menschen kommt die mäßige Herz-Kreislauf-Belastung entgegen.

Billig sind diese Krafttrainer nicht – die gesamte Ausrüstung kostet etwa 70 000 US$. Für zu Hause kommen sie dadurch natürlich kaum in Frage, und auch nur die größeren Fitneßstudios können sie sich leisten. Doch sollten Sie zufällig ein Studio ausfindig machen, das solche Geräte besitzt, lassen Sie sich dort einen Termin für ein Probetraining geben und überzeugen Sie sich selbst von dem, was das elektronische Zeitalter für die körperliche Fitneß parat hat.

Trainieren mit LifeCircuit-Geräten

Stretching 3,5 Min.

- Vor jeder Übung dehnen und aufwärmen
- Normal weiteratmen
- Nicht nachfedern
- Nicht bis zur Schmerzgrenze dehnen!
- Dehnung bewußt wahrnehmen
- Entspannen
- Siehe Stretching-Anleitungen S. 213–233

1
5 Sek., 2mal
S. 229

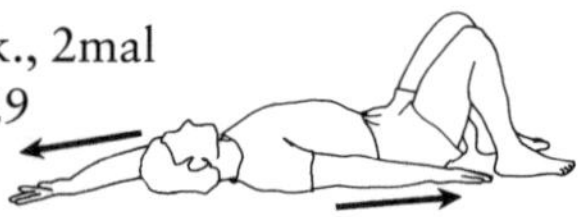

2
5 Sek.
S. 228

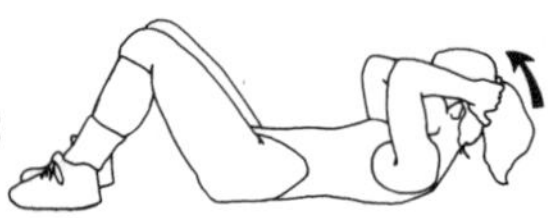

3
5 Sek., 2mal
S. 228

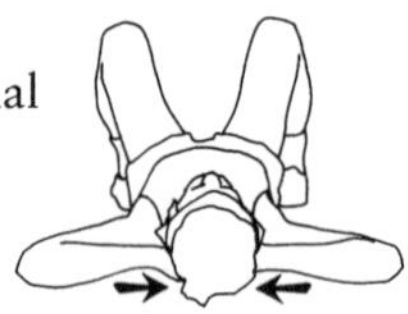

4
20 Sek.
jedes Bein
S. 230

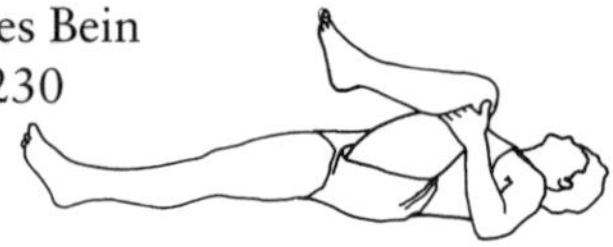

5
10 Sek.
jedes Bein
S. 222

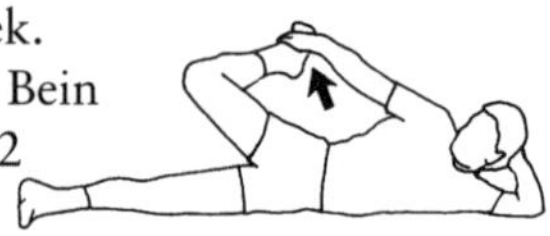

6
10 Sek.
jedes Bein
S. 222

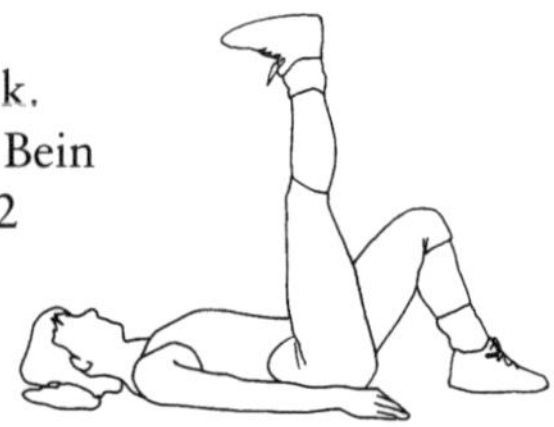

7
5 Sek.
S. 229

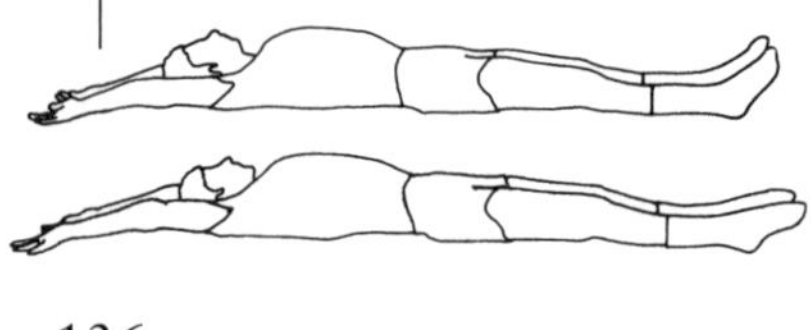

Seite fotokopieren und zum Training mitnehmen.

Trainieren mit LifeCircuit-Geräten

8
15 Sek. S. 216/217

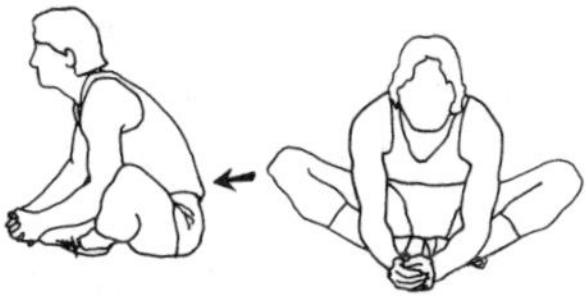

9
10 Sek.
jedes Bein
S. 217

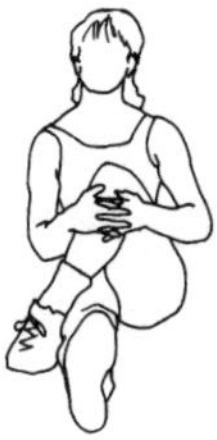

10
10 Sek.
jedes Bein
S. 221

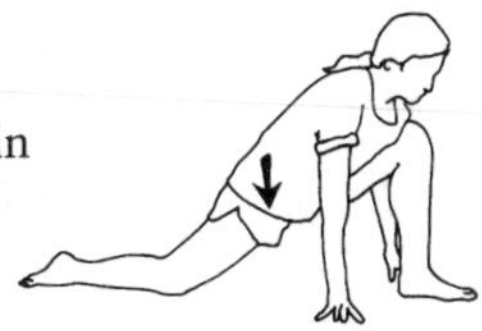

11
10 Sek.
S. 223

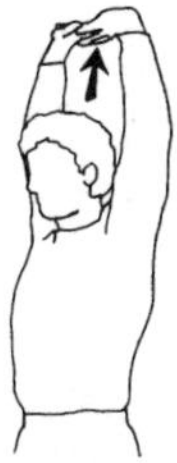

12
5 Sek., 2mal
S. 223

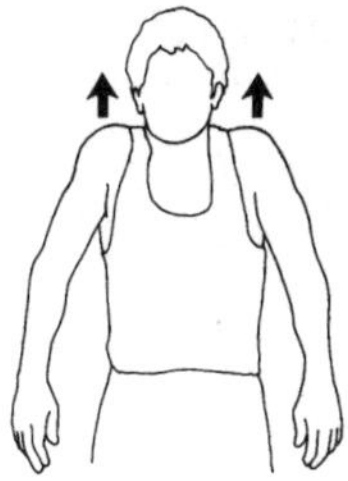

13
10 Sek.
S. 225

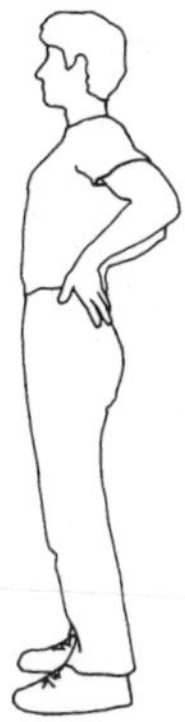

Trainieren mit LifeCircuit-Geräten

Kraft 20 Min.

- Sitz auf die richtige Körpergröße einstellen
- Rücken gerade, ganzen Rücken (vor allem Lenden) anlehnen
- Hebel vom Körper weg- bzw. zum Körper hinbewegen; Bewegung sanft abstoppen (nicht forcieren), um den richtigen Kraftwiderstand herauszufinden
- Bewegung gleichmäßig und kontrolliert nach eigenem Rhythmus ausführen
- Satz = festgelegte Anzahl von Wiederholungen
- Wdhl. = Wiederholung
- Bei Schmerz, Schwindelgefühl oder sonstigen Beschwerden sofort aufhören
- zwischen den einzelnen Übungen 30 Sek. bis 2 Min. Pause

1
1 Satz
12 Wdhl.

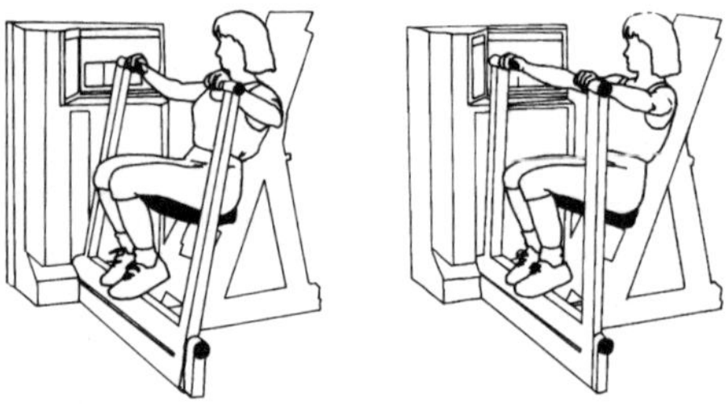

2
1 Satz
12 Wdhl.

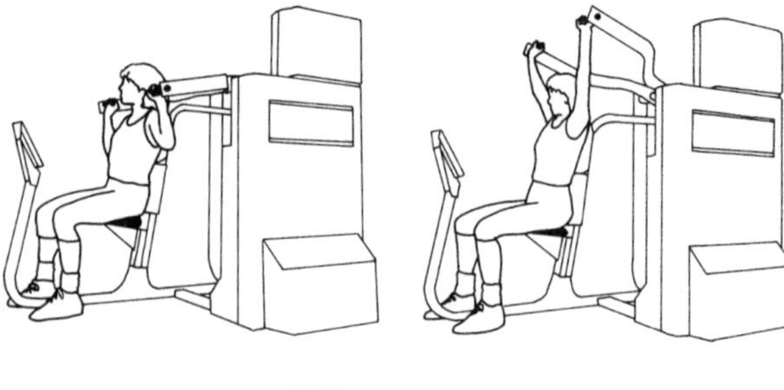

Seite fotokopieren und zum Training mitnehmen.

Trainieren mit LifeCircuit-Geräten

3
1 Satz
12 Wdhl.

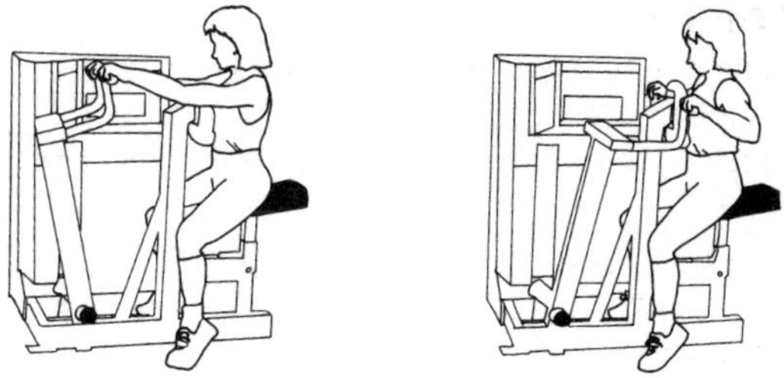

4
1 Satz
12 Wdhl.

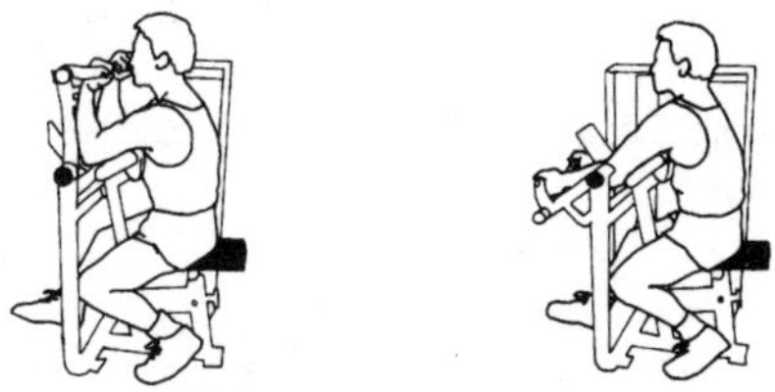

5
1 Satz
12 Wdhl.

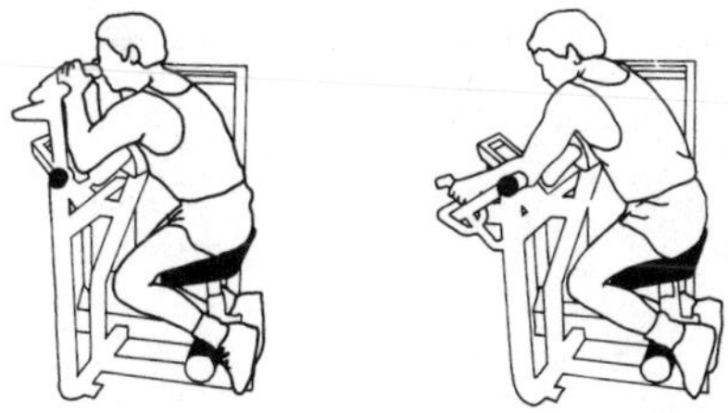

6
1 Satz
12 Wdhl.

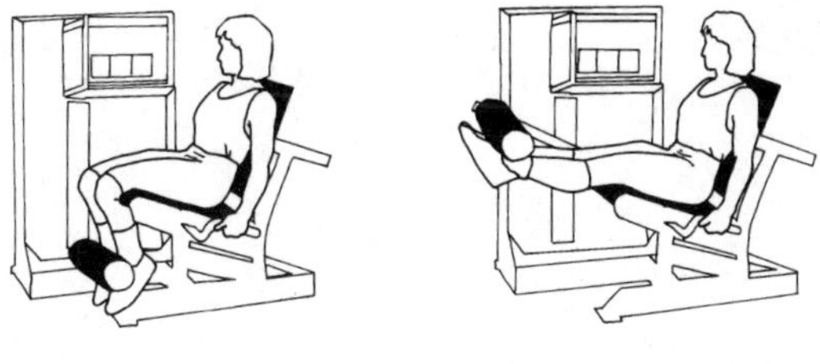

Seite fotokopieren und zum Training mitnehmen.

Trainieren mit LifeCircuit-Geräten

Kraft

7
1 Satz
12 Wdhl.

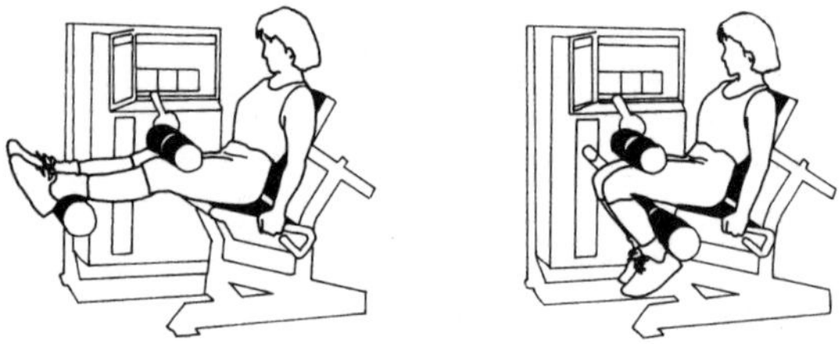

8
1 Satz
12 Wdhl.

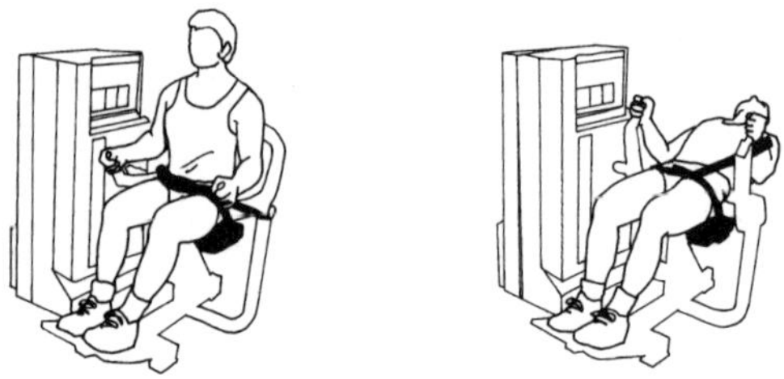

9
1 Satz
12 Wdhl.

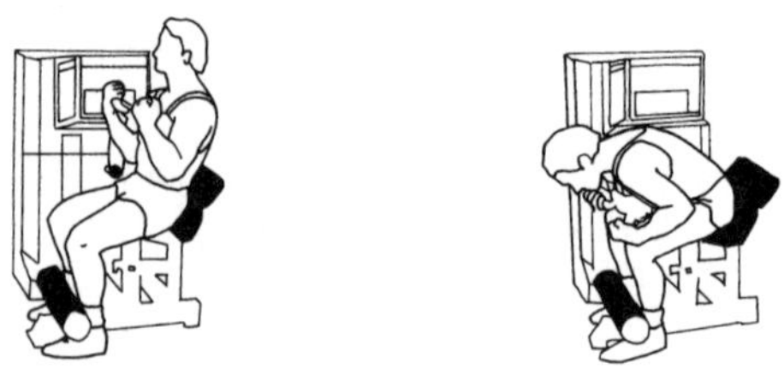

Seite fotokopieren und zum Training mitnehmen.

LifeCircuit-Geräte und freie Gewichte

Stretching 4 Min.

- Vor jeder Übung dehnen und aufwärmen
- Normal weiteratmen
- Nicht nachfedern
- Nicht bis zur Schmerzgrenze dehnen!
- Dehnung bewußt wahrnehmen
- Entspannen
- Siehe Stretching-Anleitungen S. 213–233

1
10 Sek.
jedes Bein
S. 218

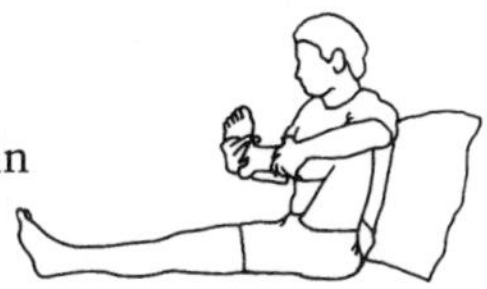

2
15 Sek.
S. 216/217

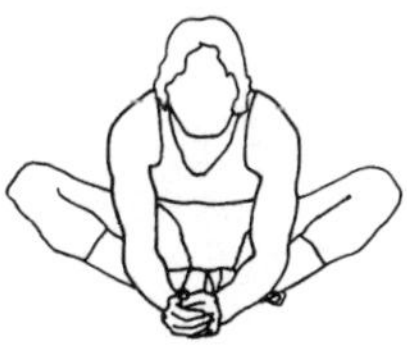

3
8 Sek.
jedes Bein
S. 217

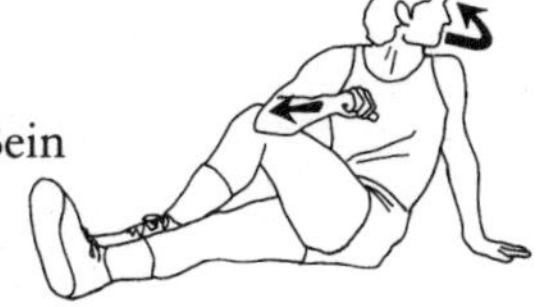

4
15 Sek.
jedes Bein
S. 221

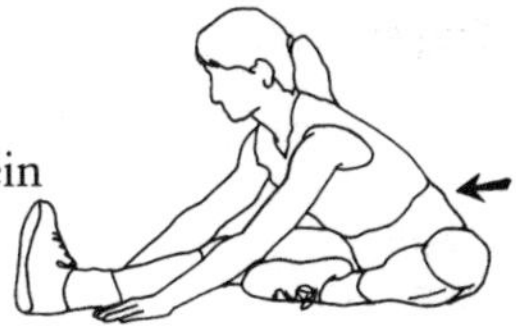

5
10 Sek.
jeder Arm
S. 227

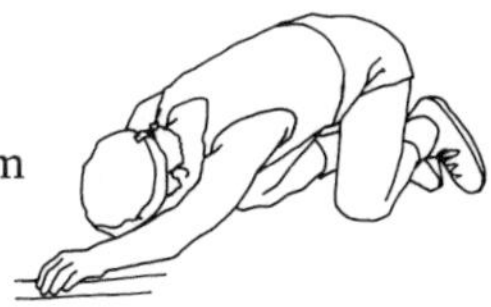

6
10 Sek.
jedes Bein
S. 221

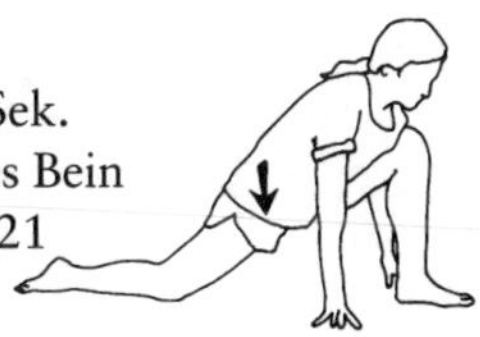

7
15 Sek.
jedes Bein
S. 220

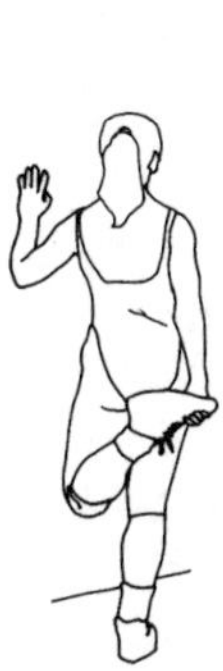

LifeCircuit-Geräte und freie Gewichte

Stretching

8
10 Sek.
jede Seite
S. 226

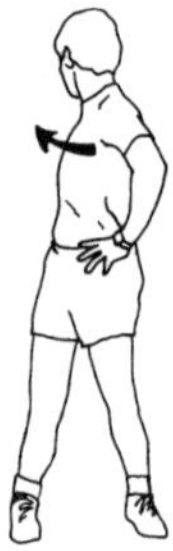

9
10 Sek.
S. 225

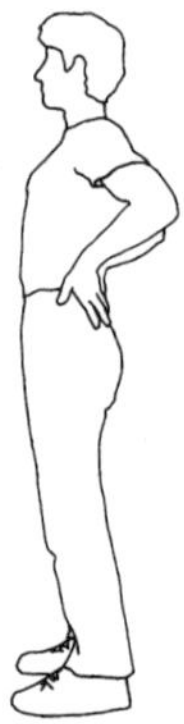

10
10 Sek.
jeder Arm
S. 225

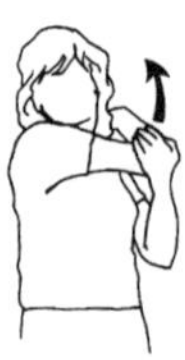

11
5 Sek., 2mal
S. 223

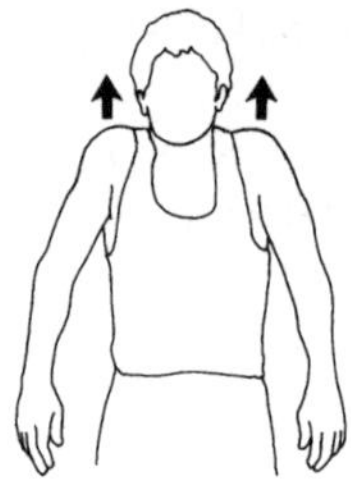

12
10 Sek.
jeder Arm
S. 224

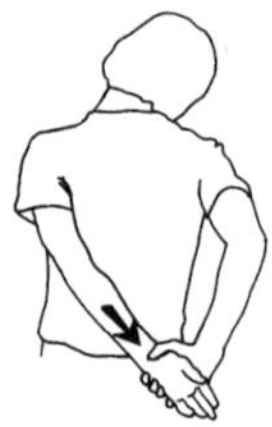

Seite fotokopieren und zum Training mitnehmen.

LifeCircuit-Geräte und freie Gewichte

Kraft 30 Min.

- Sitz auf die richtige Körpergröße einstellen
- Rücken gerade, ganzen Rücken (vor allem Lenden) anlehnen
- Hebel vom Körper weg- bzw. zum Körper hinbewegen; Bewegung sanft abstoppen (nicht forcieren), um den richtigen Kraftwiderstand herauszufinden
- Bewegung gleichmäßig und kontrolliert nach eigenem Rhythmus ausführen
- Satz = festgelegte Anzahl von Wiederholungen
- Wdhl. = Wiederholung
- Bei Schmerz, Schwindelgefühl oder sonstigen Beschwerden sofort aufhören
- zwischen den einzelnen Übungen 30 Sek. bis 2 Min. Pause

1
1 Satz
12 Wdhl.

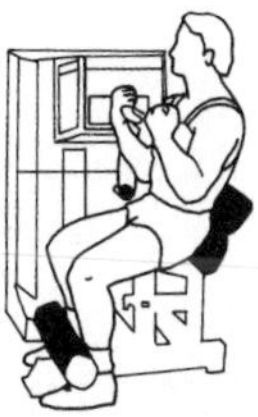

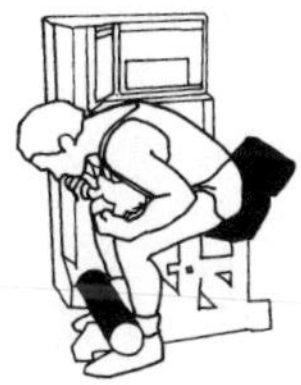

2
1 Satz
10–25 Wdhl.
S. 251

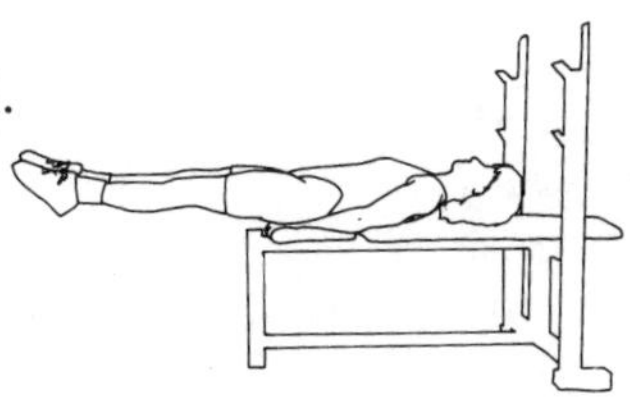

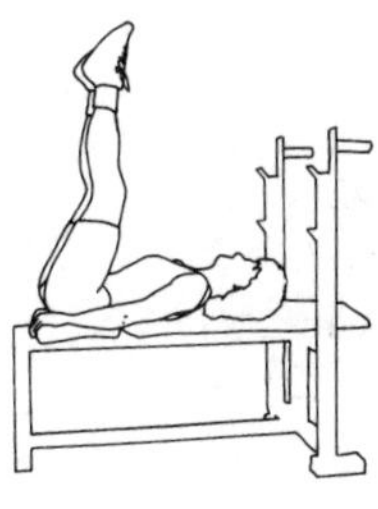

Seite fotokopieren und zum Training mitnehmen.

LifeCircuit-Geräte und freie Gewichte

Kraft

3
1 Satz
12 Wdhl.

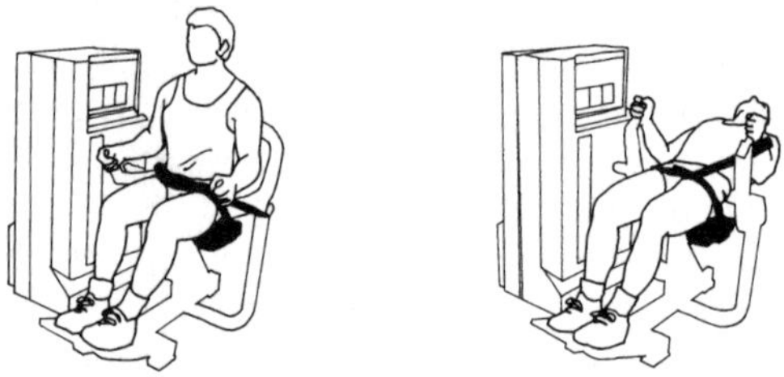

4
1 Satz
10–25 Wdhl.
S. 239

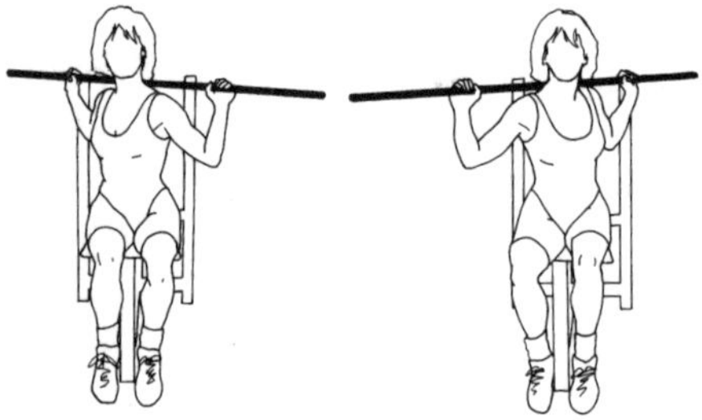

5
1–2 Sätze
12 Wdhl.

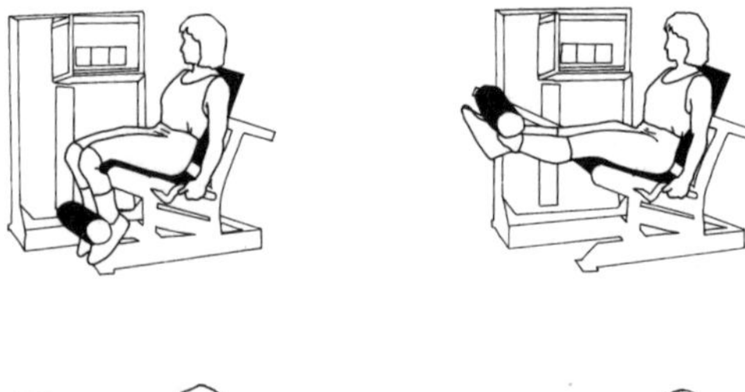

6
1–2 Sätze
12 Wdhl.

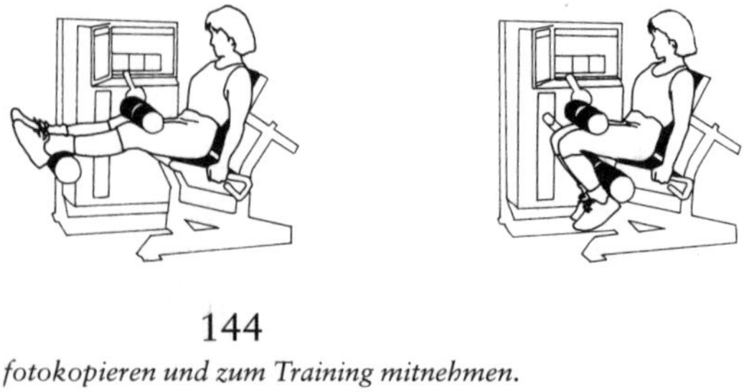

Seite fotokopieren und zum Training mitnehmen.

LifeCircuit-Geräte und freie Gewichte

7
1–2 Sätze
12 Wdhl.

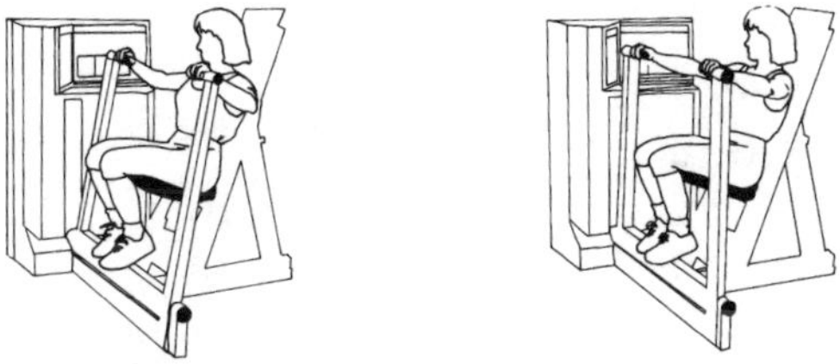

8
1–3 Sätze
10 Wdhl.
S. 284

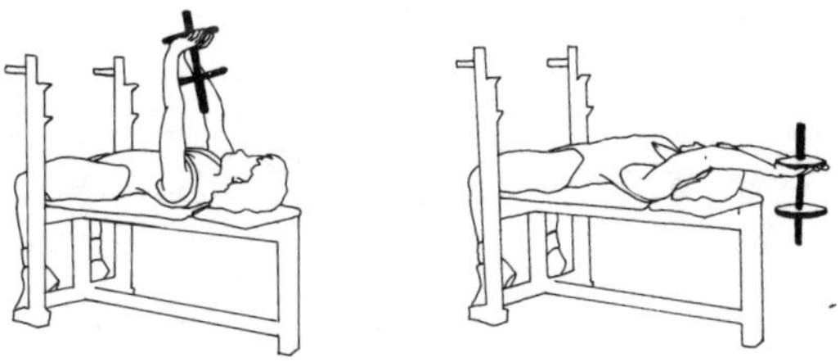

9
1–3 Sätze
10 Wdhl.
S. 293

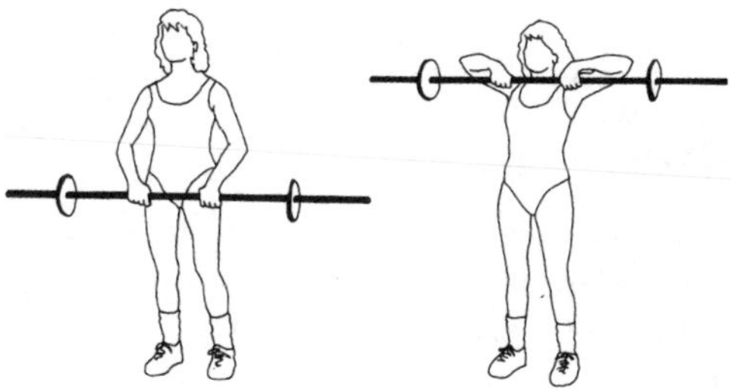

10
1–2 Sätze
12 Wdhl.

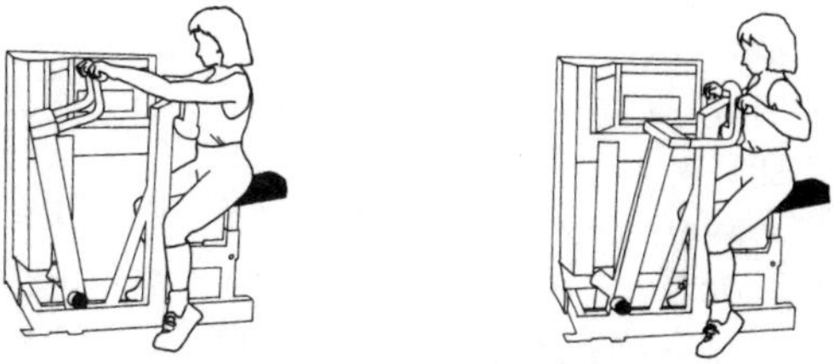

Seite fotokopieren und zum Training mitnehmen.

LifeCircuit-Geräte und freie Gewichte

Kraft

11
1–2 Sätze
12 Wdhl.

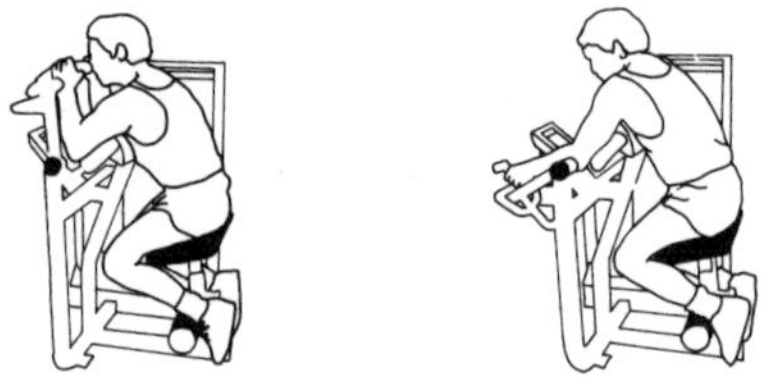

12
1–2 Sätze
12 Wdhl.

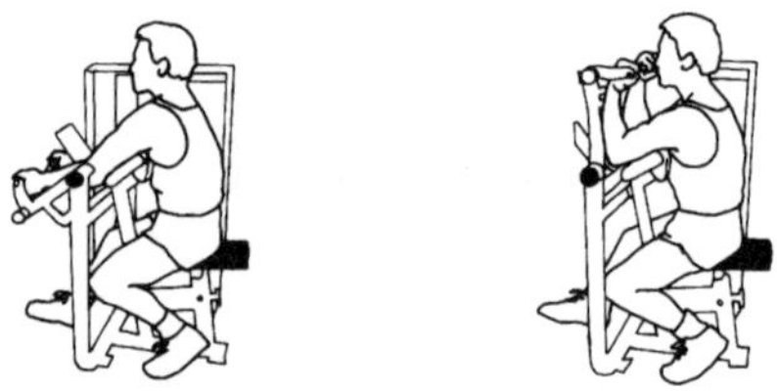

Gesundheitstests

Folgende sechs Untersuchungen sollten regelmäßig durchgeführt werden:

- **Hörvermögen** = alle 2 Jahre
- **Blutdruck** = alle 2 bis 5 Jahre
- **Cholesterinspiegel** = alle 5 Jahre ab 18 Jahren, Männern mittleren Alters empfiehlt sich eine Untersuchung in kürzeren Abständen
- **Mammographie** = alle 1 bis 2 Jahre bei 40- bis 49jährigen, ab 50 jährlich
- **Sehvermögen** = ab 40 alle 2 bis 5 Jahre
- **Papanicolaou-Abstrich** = jährlich bei Frauen über 18; bei sexuell aktiven Frauen unter 18 ebenfalls jährlich

Seite fotokopieren und zum Training mitnehmen.

Muskelspezifisches Training

Bei den folgenden acht Programmen wird muskelspezifisch trainiert. Es handelt sich dabei um Gesamtkörperprogramme, bei denen der Schwerpunkt jeweils auf einer bestimmten Körperpartie liegt. Wollen Sie z.B. hauptsächlich Ihre Armmuskulatur kräftigen, arbeiten Sie die spezifischen Armprogramme durch. Ist Ihre Zielvorstellung ein strafferer Po, nehmen Sie das Gesäßmuskelprogramm in Angriff usw.

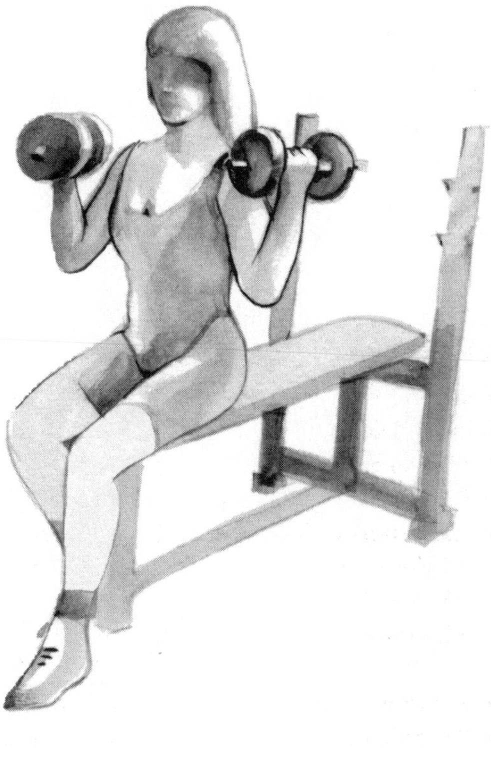

Muskelspezifisches Training: Bauch

Stretching 5 Min.

- Vor jeder Übung vorsichtig dehnen
- Dehnung bewußt wahrnehmen
- Dehnung halten und entspannen
- Gleichmäßig atmen
- Nicht nachfedern, nicht bis zur Schmerzgrenze dehnen
- Siehe Stretching-Anleitungen S. 213–233

1
5 Sek., 2mal
S. 223

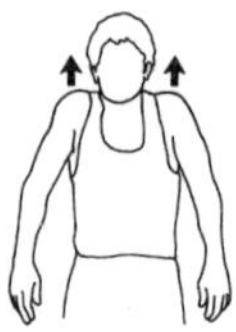

2
15 Sek.
S. 223

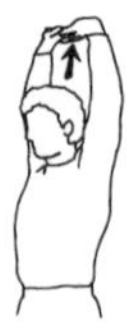

3
10 Sek.
jeder Arm
S. 226

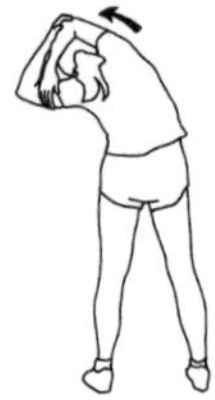

4
30 Sek.
S. 216

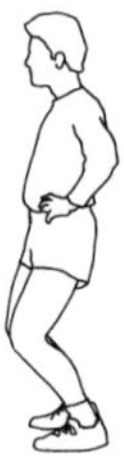

5
10 Sek.
S. 216

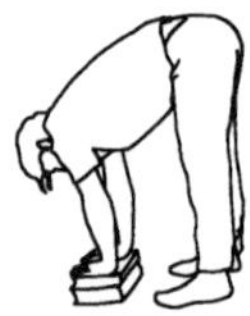

6
15 Sek.
jedes Bein
S. 221

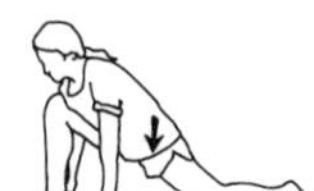

Seite fotokopieren und zum Training mitnehmen.

Stretch- und Kraftübungen für die Beweglichkeit und Kraft des ganzen Körpers mit Schwerpunkt auf der Bauchmuskulatur

7
20 Sek.
S. 216/
217

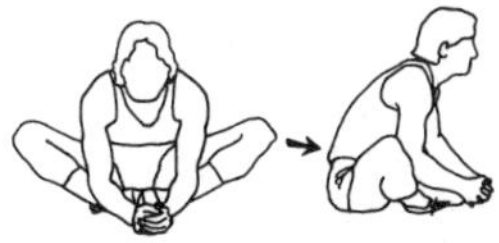

8
5 Sek.
jede Seite
S. 217

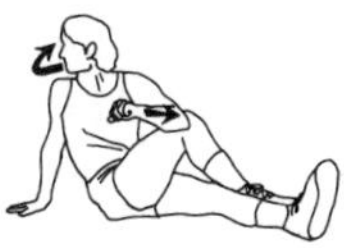

9
5 Sek., 2mal
S. 228

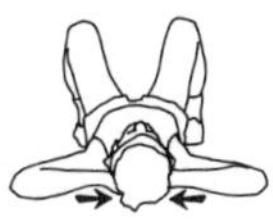

10
15 Sek.
jedes Bein
S. 230

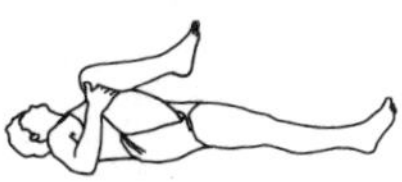

11
15 Sek.
jedes Bein
S. 231

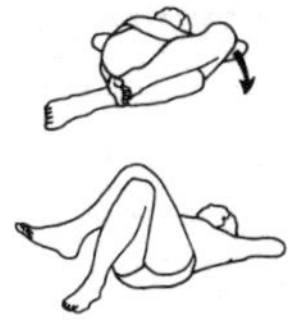

12
10 Sek.
jedes Bein
S. 231

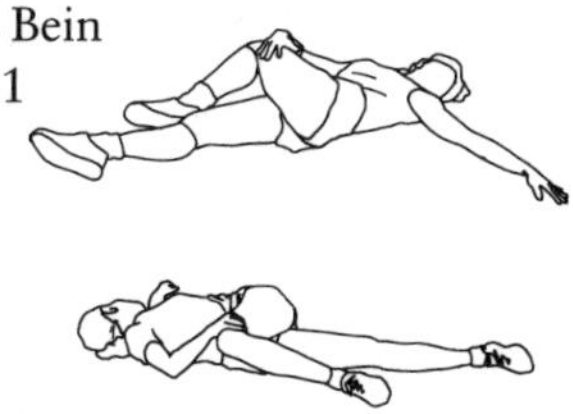

13
8 Sek., 2mal
S. 229

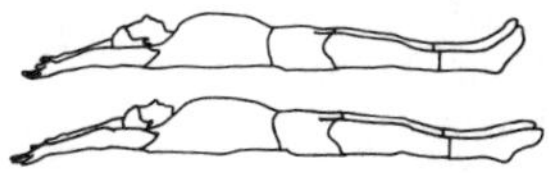

Seite fotokopieren und zum Training mitnehmen.

Muskelspezifisches Training: Bauch

Kraft

25–45 Min.

- Satz = festgelegte Anzahl von Wiederholungen
- Wdhl. = Wiederholung
- So viele Gewichte verwenden, daß die letzte Wiederholung etwas mehr Anstrengung kostet
- Gewicht erst dann erhöhen, wenn die letzte Wiederholung mühelos bewältigt wurde
- Bei Schmerz, Schwindelgefühl oder sonstigen Beschwerden sofort aufhören
- Siehe Anleitungen zum Krafttraining S. 235–327

1
1 Satz
10–15
Wdhl.
S. 238

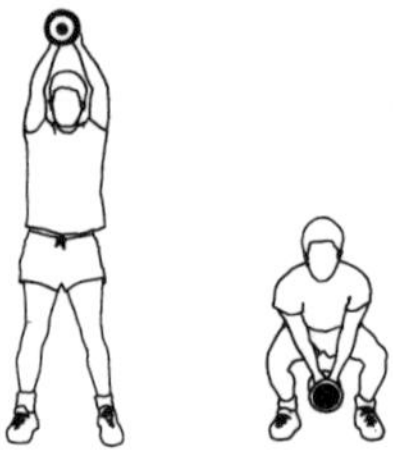

2
1–2 Sätze
15–30 Wdhl.
S. 241

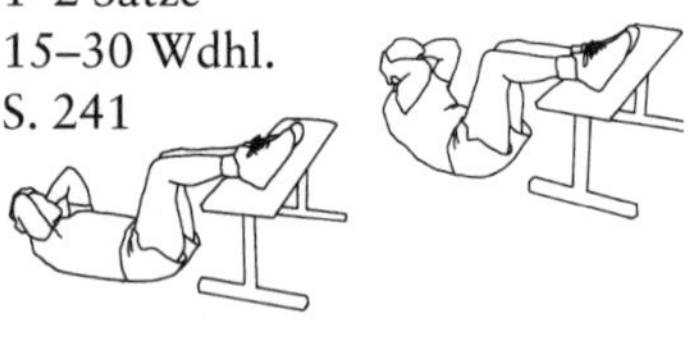

3
1–2 Sätze
20–30
Wdhl.
S. 265

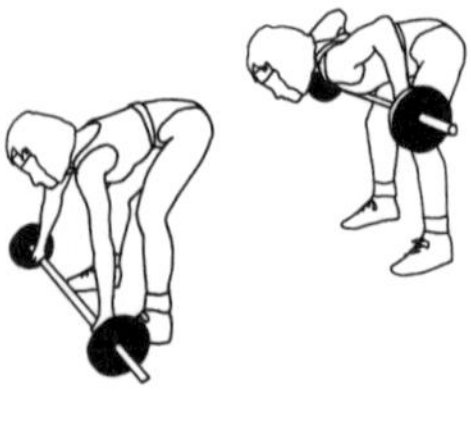

4
1–2 Sätze
15–30
Wdhl.

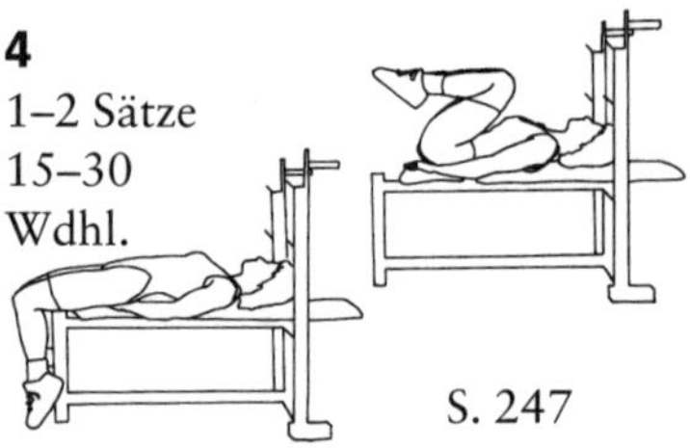

S. 247

5
1–2 Sätze
20–30
Wdhl.
jede
Seite
S. 239

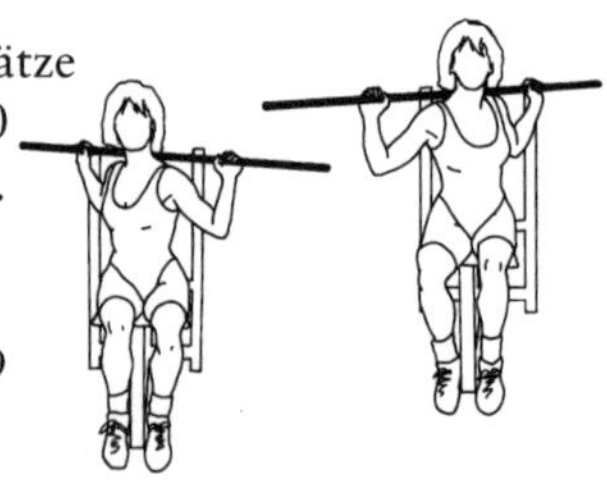

6
1–2 Sätze
15–30
Wdhl.
S. 254

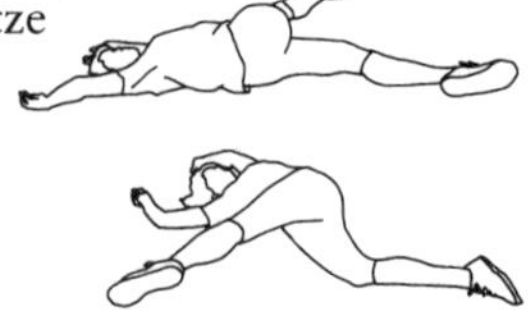

Seite fotokopieren und zum Training mitnehmen.

Stretch- und Kraftübungen für die Beweglichkeit und Kraft des ganzen Körpers mit Schwerpunkt auf der Bauchmuskulatur

7
1 Satz
12
Wdhl.
S. 314

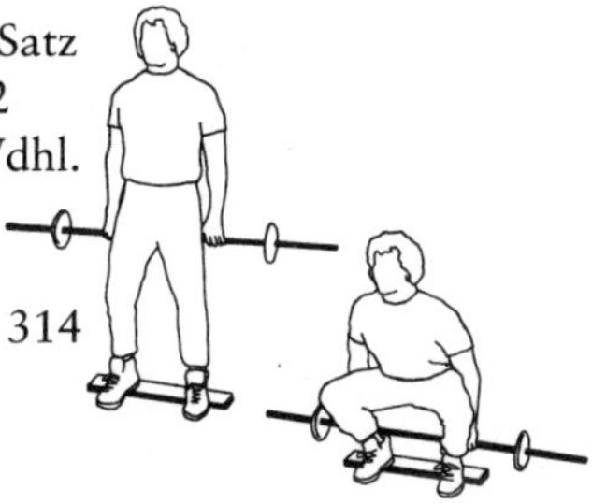

8
1 Satz
10 Wdhl.
S. 290

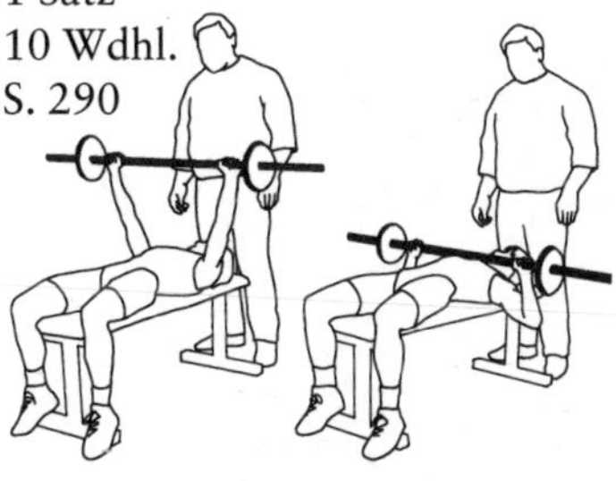

9
1 Satz
10 Wdhl.
S. 266

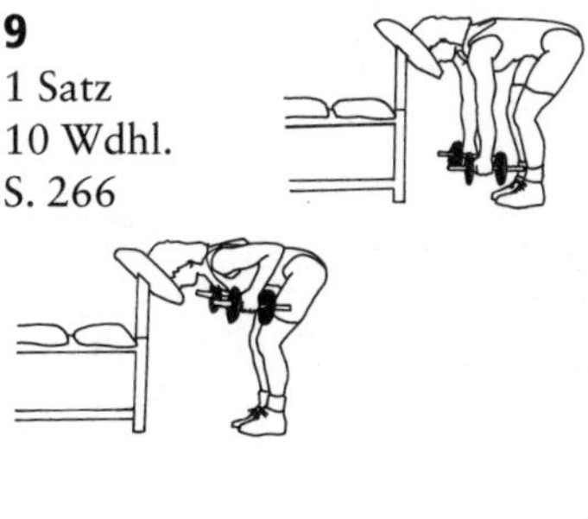

10
1 Satz
10
Wdhl.
S. 294

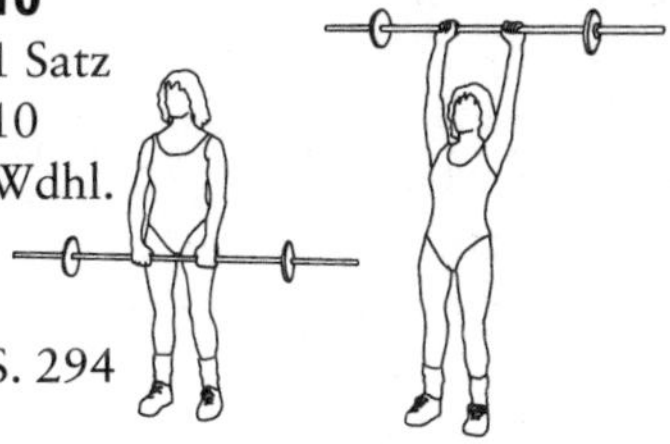

11
1 Satz
10 Wdhl.
S. 327

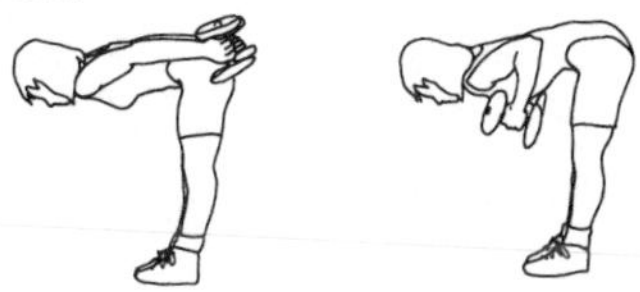

12
1 Satz
10
Wdhl.
S. 270

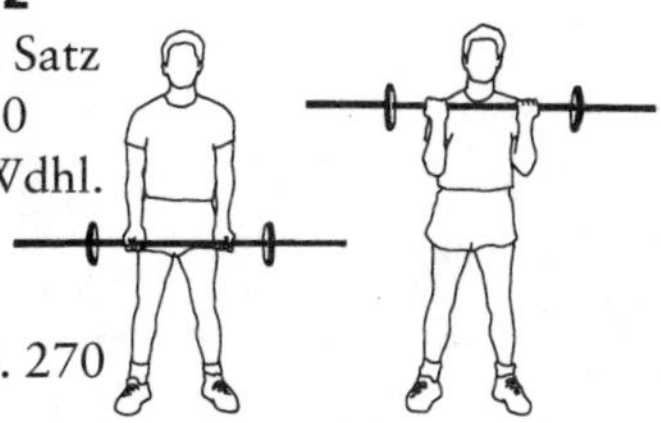

Seite fotokopieren und zum Training mitnehmen.

Muskelspezifisches Training: Arme

Stretching 3 Min.

- Vor jeder Übung vorsichtig dehnen
- Dehnung bewußt wahrnehmen
- Dehnung halten und entspannen
- Gleichmäßig atmen
- Nicht nachfedern, nicht bis zur Schmerzgrenze dehnen
- Siehe Stretching-Anleitungen S. 213–233

1
5 Sek.
jede Seite
S. 229

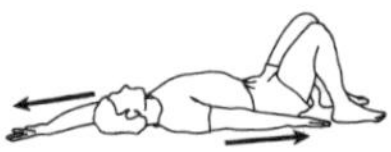

2
15 Sek.
jedes Bein
S. 230

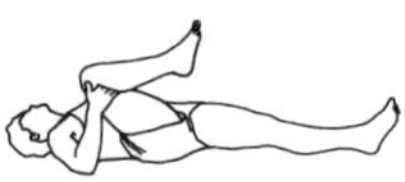

3
30 Sek.
S. 216/217

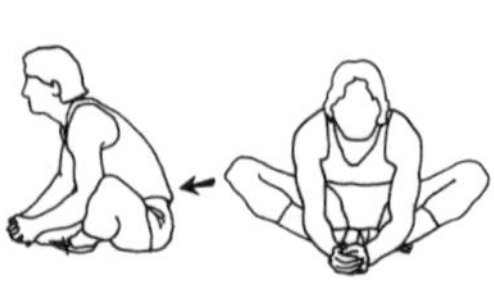

4
10 Sek.
jeder Arm
S. 227

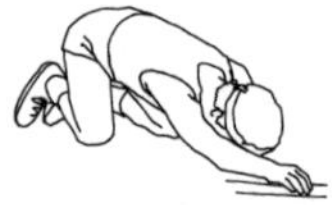

5
10 Sek.
S. 226

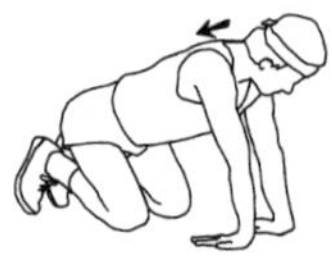

6
15 Sek.
S. 223

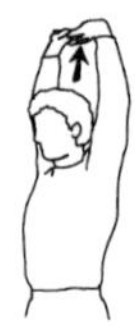

7
5 Sek., 2mal
S. 223

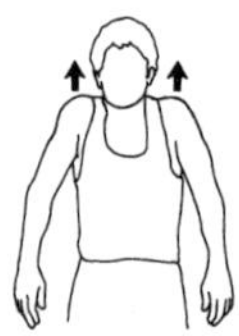

8
10 Sek.
jede Seite
S. 224

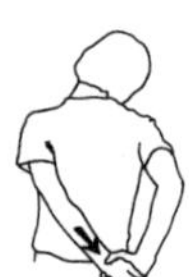

Seite fotokopieren und zum Training mitnehmen.

Stretch- und Kraftübungen für die Beweglichkeit und Kraft des ganzen Körpers mit Schwerpunkt auf der Armmuskulatur

9
10 Sek.
jede Seite
S. 226

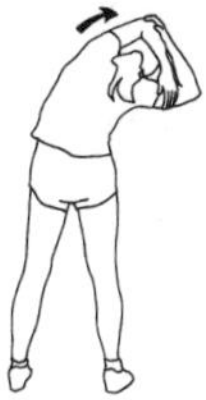

10
15 Sek.
S. 224

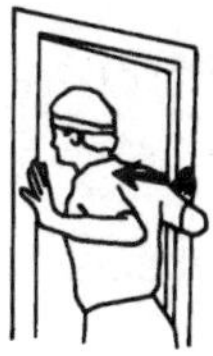

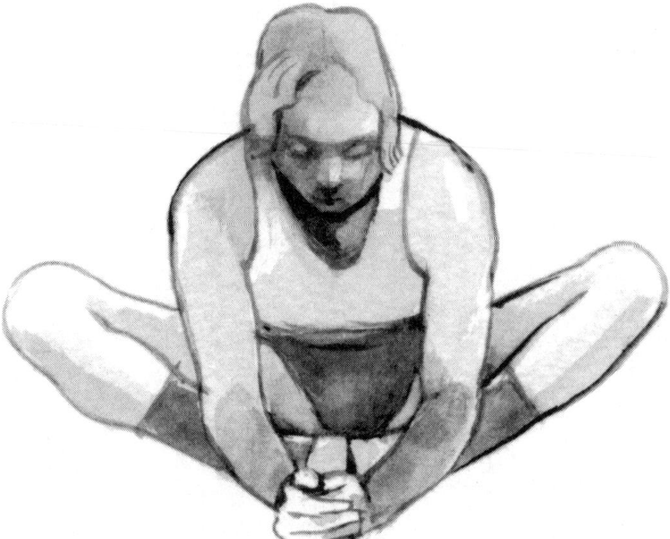

Seite fotokopieren und zum Training mitnehmen.

Muskelspezifisches Training: Arme

Kraft

25–45 Min.

- Satz = festgelegte Anzahl von Wiederholungen
- Wdhl. = Wiederholung
- So viele Gewichte verwenden, daß die letzte Wiederholung etwas mehr Anstrengung kostet
- Gewicht erst dann erhöhen, wenn die letzte Wiederholung mühelos bewältigt wurde
- Bei Schmerz, Schwindelgefühl oder sonstigen Beschwerden sofort aufhören
- Siehe Anleitungen zum Krafttraining S. 235–327

1

1 Satz
10–50 Wdhl.
S. 241

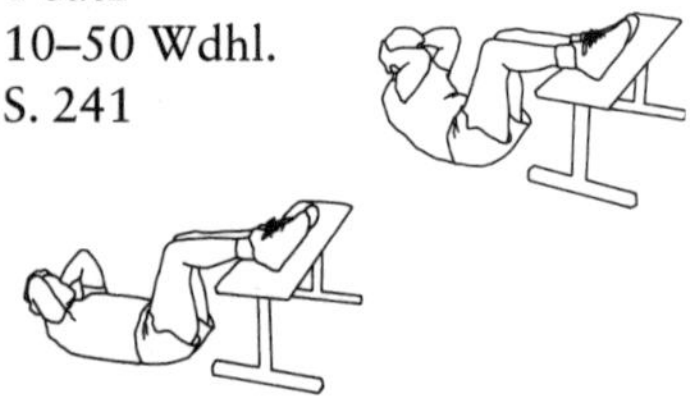

2

1 Satz
10–50 Wdhl.
jedes Bein
S. 250

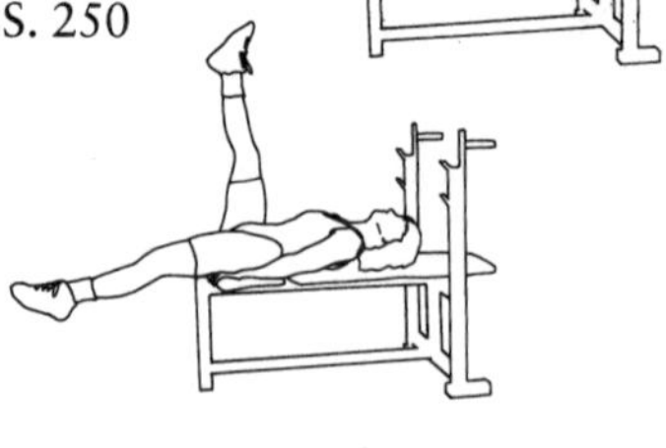

3

1 Satz
10 Wdhl.
S. 282

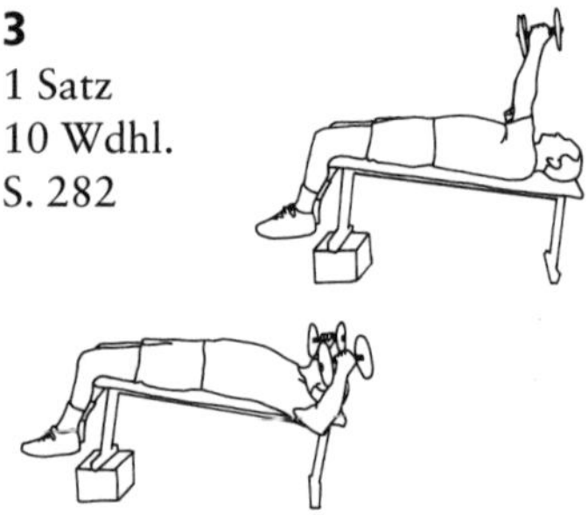

4

1 Satz
10 Wdhl.
S. 304

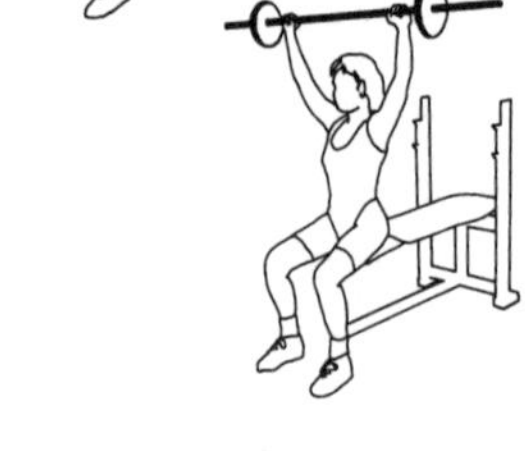

Seite fotokopieren und zum Training mitnehmen.

Stretch- und Kraftübungen für die Beweglichkeit und Kraft des ganzen Körpers mit Schwerpunkt auf der Armmuskulatur

5
1 Satz
10 Wdhl.
S. 265

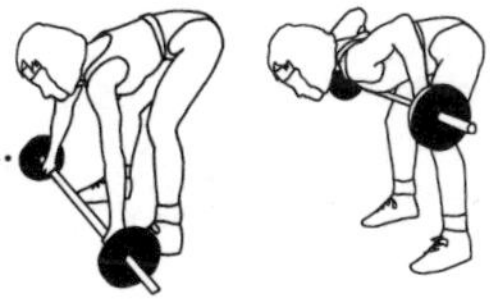

6
1–3 Sätze
8 Wdhl.
jeder Arm
S. 320

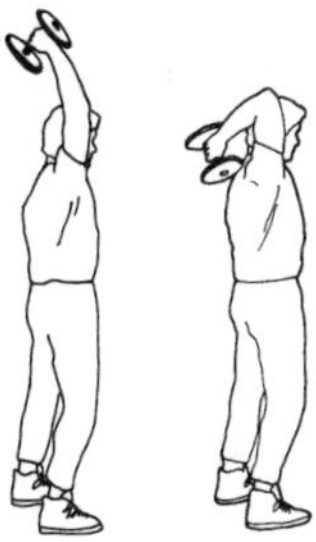

7
1–3 Sätze
8 Wdhl.
jeder Arm
S. 323

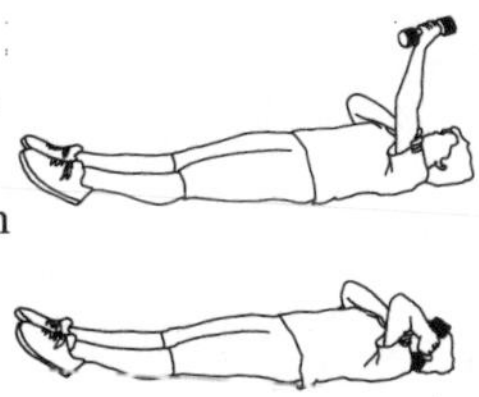

8
1–3 Sätze
8 Wdhl.
jeder Arm
S. 319

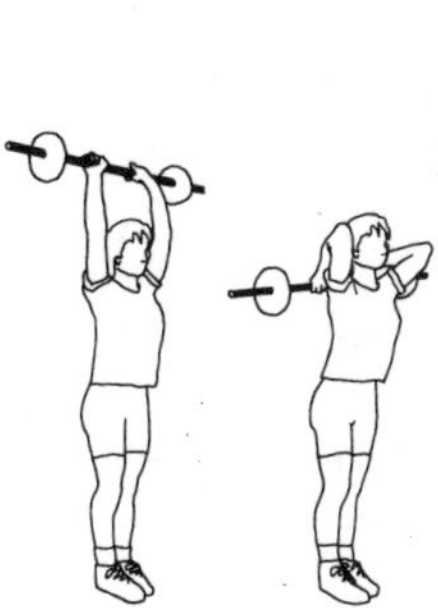

9
1–3 Sätze
8 Wdhl.
S. 274

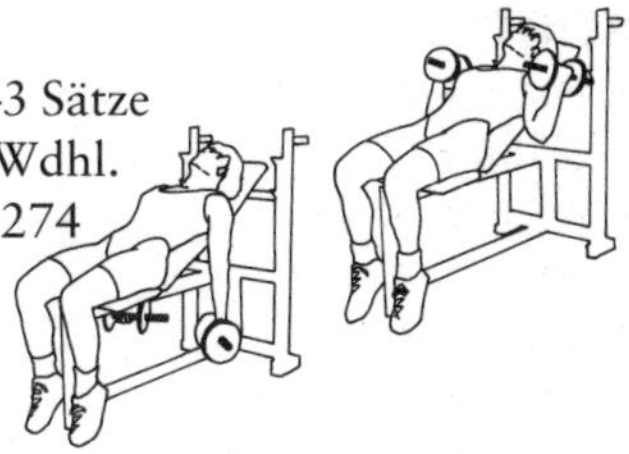

10
1–3 Sätze
8 Wdhl.
S. 270

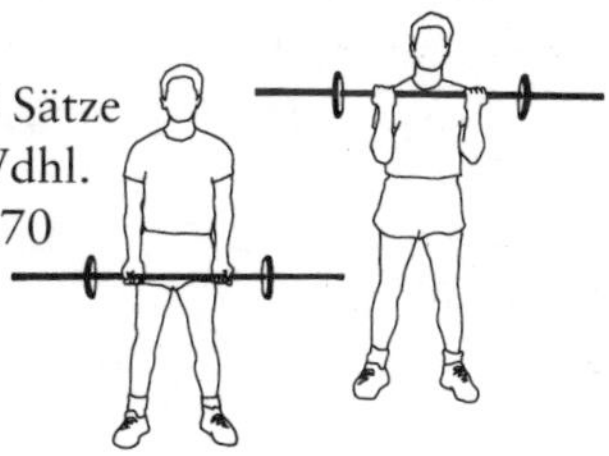

11
1–3 Sätze
8 Wdhl.
jeder Arm
S. 269

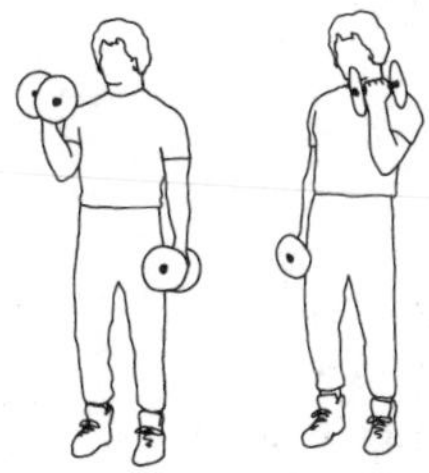

12
1 Satz
10 Wdhl.
S. 309

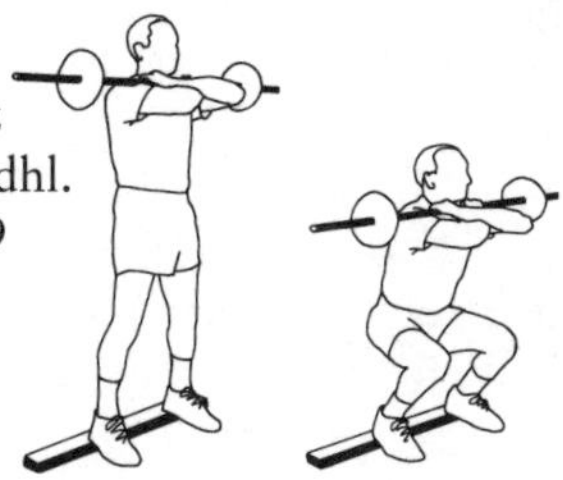

Seite fotokopieren und zum Training mitnehmen.

Muskelspezifisches Training: Rücken

Stretching 5 Min.

- Vor jeder Übung vorsichtig dehnen
- Dehnung bewußt wahrnehmen
- Dehnung halten und entspannen
- Gleichmäßig atmen
- Nicht nachfedern, nicht bis zur Schmerzgrenze dehnen
- Siehe Stretching-Anleitungen S. 213–233

1
20 Sek.
jedes Bein
S. 219

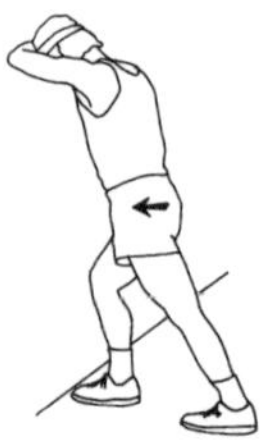

2
5 Sek., 2mal
S. 223

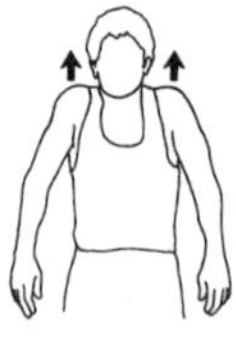

3
20 Sek.
jedes Bein
S. 221

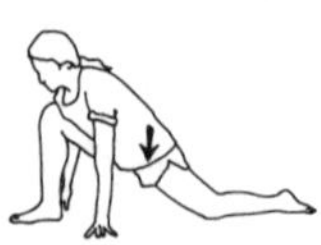

4
5 Sek.
jede Seite
S. 229

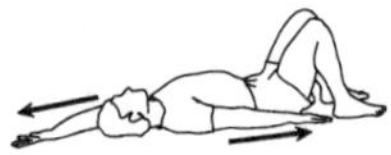

5
5 Sek., 2mal
S. 228

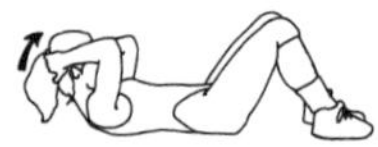

6
5 Sek., 2mal
S. 228

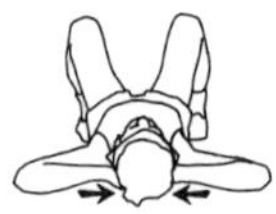

7
20 Sek.
jedes Bein
S. 230

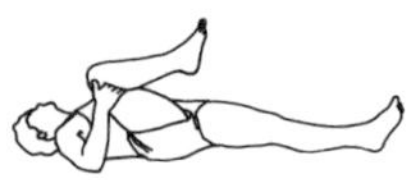

8
15 Sek.
jedes Bein
S. 222

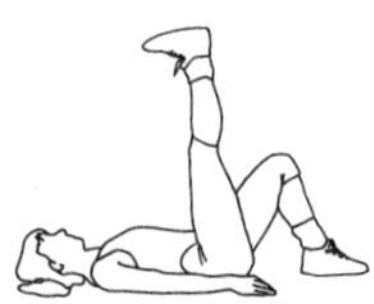

Seite fotokopieren und zum Training mitnehmen.

Stretch- und Kraftübungen für die Beweglichkeit und Kraft des ganzen Körpers mit Schwerpunkt auf der Rückenmuskulatur

9
20 Sek.
jede Seite
S. 231

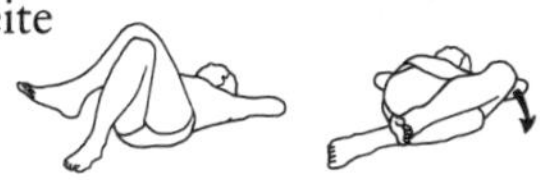

10
10 Sek.
jede Seite
S. 231

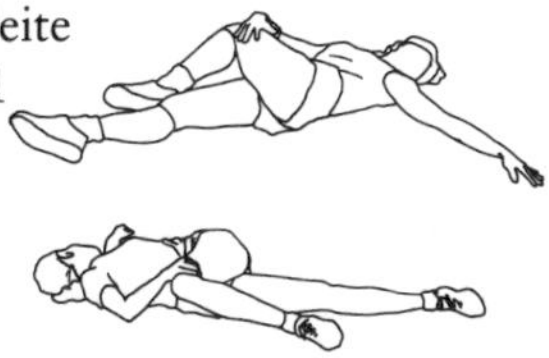

11
10 Sek., 2mal
S. 229

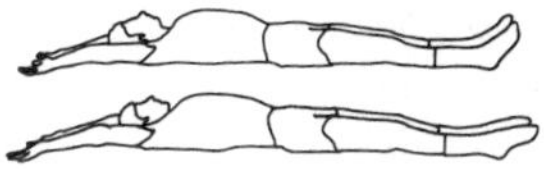

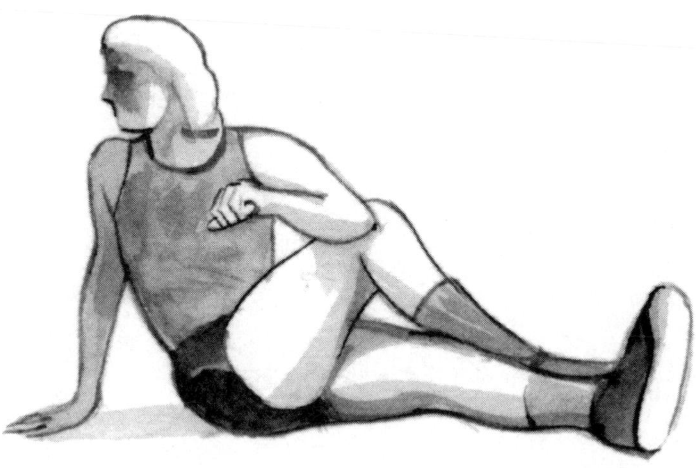

Muskelspezifisches Training: Rücken

Kraft

25–45 Min.

- Satz = festgelegte Anzahl von Wiederholungen
- Wdhl. = Wiederholung
- So viele Gewichte verwenden, daß die letzte Wiederholung etwas mehr Anstrengung kostet
- Gewicht erst dann erhöhen, wenn die letzte Wiederholung mühelos bewältigt wurde
- Bei Schmerz, Schwindelgefühl oder sonstigen Beschwerden sofort aufhören
- Siehe Anleitungen zum Krafttraining S. 235–327

1

1 Satz
10–50 Wdhl.
S. 244

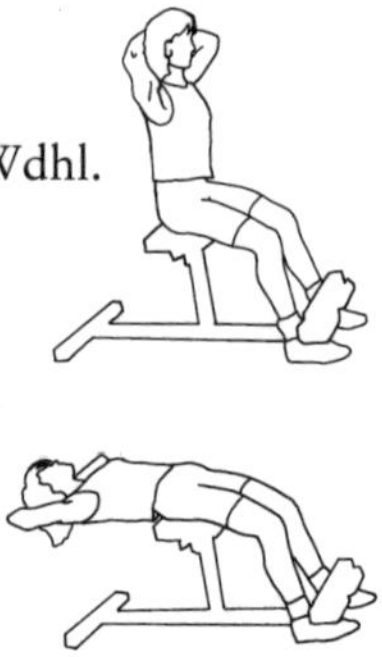

2

1 Satz
10–20
Wdhl.
jedes
Bein
S. 240

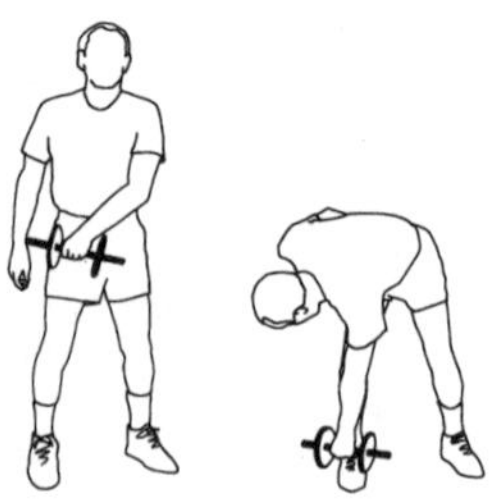

3

1 Satz, 10 Wdhl.
jedes Bein
S. 312

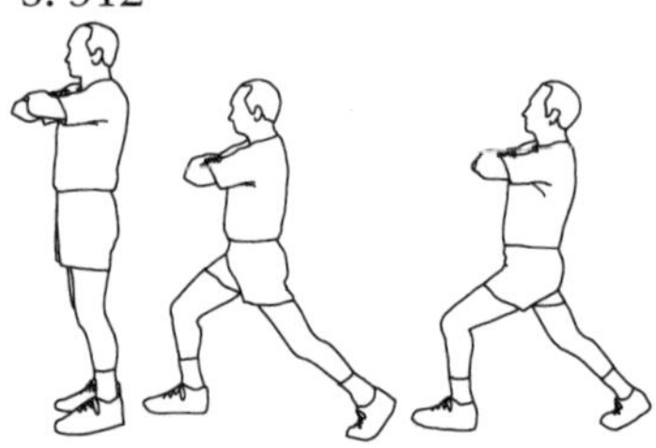

4

1 Satz, 10 Wdhl.
S. 281

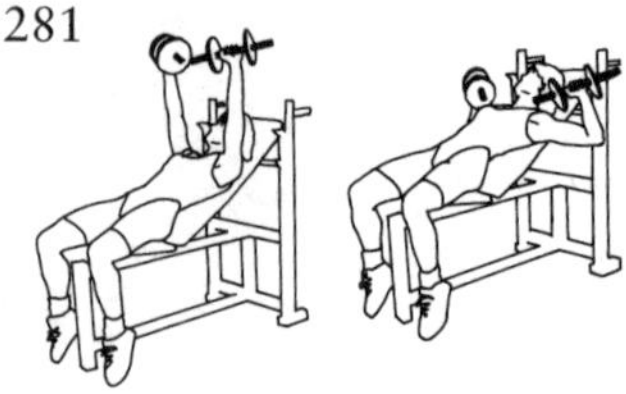

Stretch- und Kraftübungen für die Beweglichkeit und Kraft des ganzen Körpers mit Schwerpunkt auf der Rückenmuskulatur

5
1 Satz
10 Wdhl.
jeder Arm
S. 302

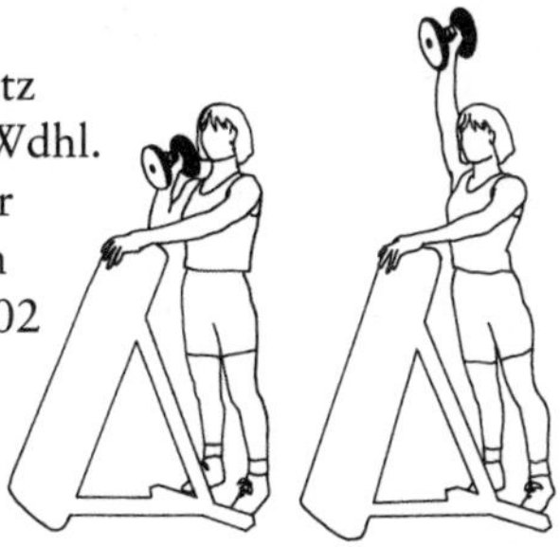

6
1–3 Sätze
10 Wdhl.
S. 266

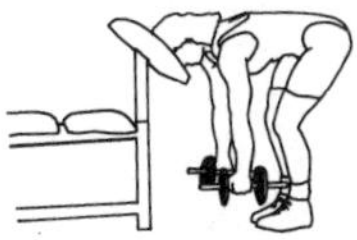

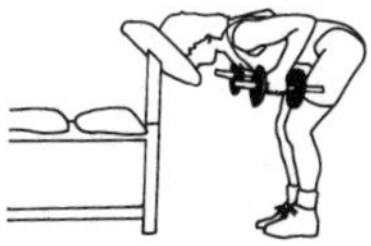

7
1–3 Sätze
10 Wdhl.
S. 260

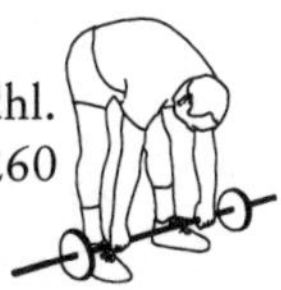

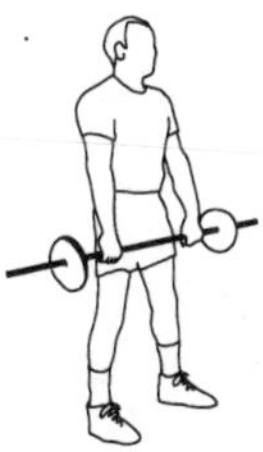

8
1–3 Sätze
10 Wdhl.
S. 284

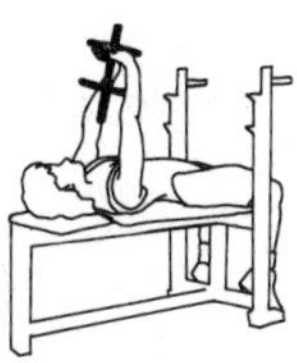

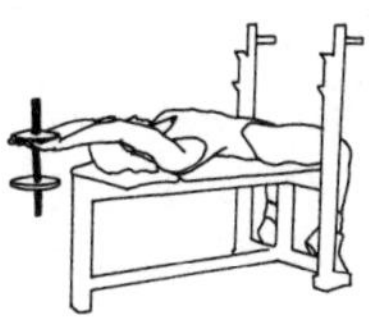

9
1–3 Sätze
10 Wdhl.
S. 261

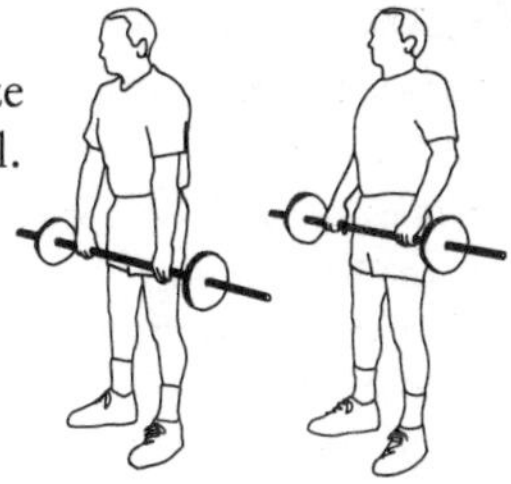

10
1 Satz
10 Wdhl.
S. 323

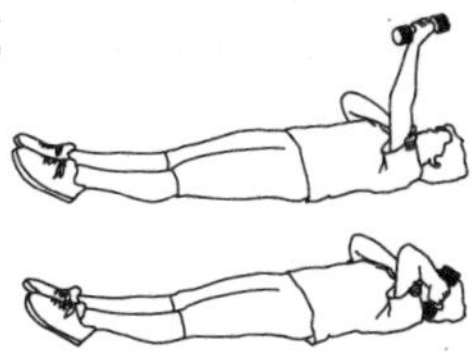

11
1 Satz
10 Wdhl.
S. 270

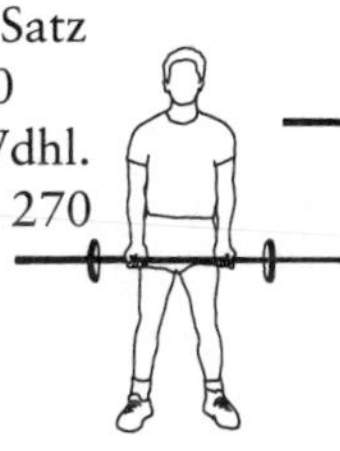

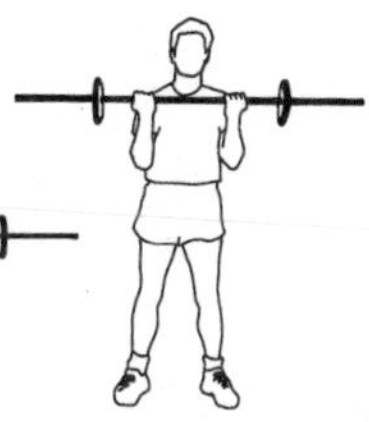

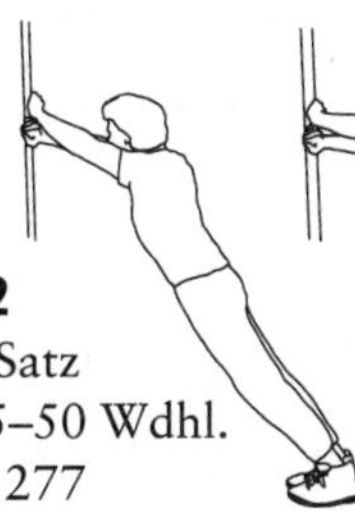

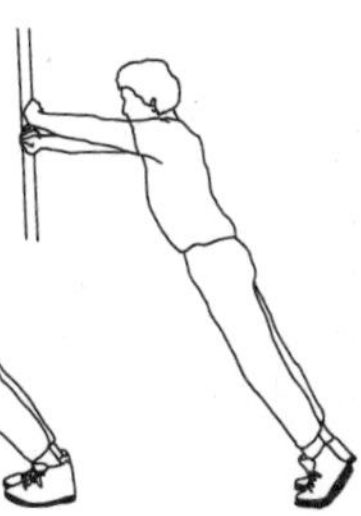

12
1 Satz
15–50 Wdhl.
S. 277

Seite fotokopieren und zum Training mitnehmen.

Muskelspezifisches Training: Gesäß

Stretching 4 Min.

- Vor jeder Übung vorsichtig dehnen
- Dehnung bewußt wahrnehmen
- Dehnung halten und entspannen
- Gleichmäßig atmen
- Nicht nachfedern, nicht bis zur Schmerzgrenze dehnen
- Siehe Stretching-Anleitungen S. 213–233

1
10 Sek.
S. 223

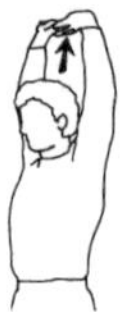

2
15 Sek.
S. 223

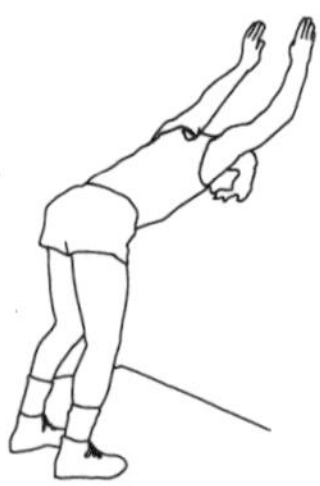

3
15 Sek.
S. 219

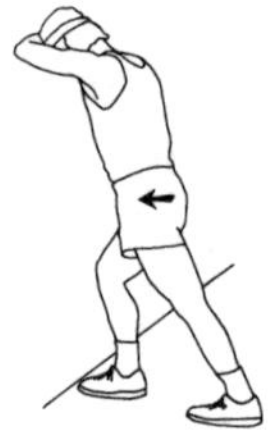

4
15 Sek.
jedes Bein
S. 220

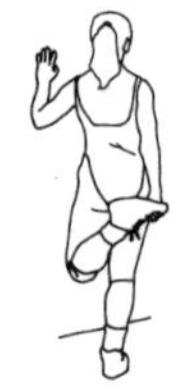

5
15 Sek.
jedes Bein
S. 221

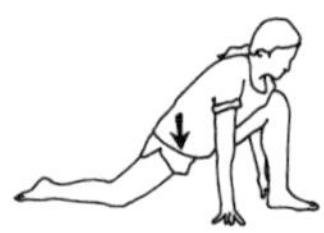

6
10 Sek.
jedes Bein
S. 218

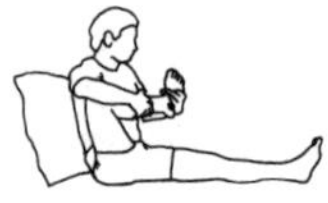

Seite fotokopieren und zum Training mitnehmen.

Stretch- und Kraftübungen für die Beweglichkeit und Kraft des ganzen Körpers mit Schwerpunkt auf der Gesäßmuskulatur

7
20 Sek.
S. 216/217

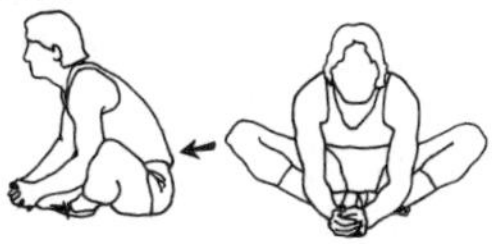

8
5 Sek., 2mal
S. 217

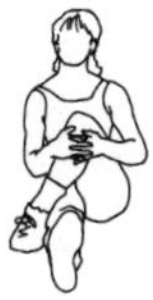

9
10 Sek., 2mal
S. 229

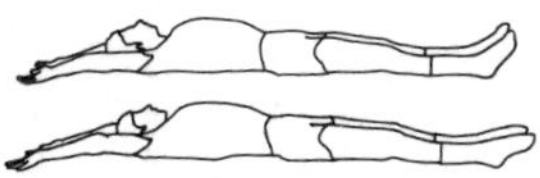

10
20 Sek.
jedes Bein
S. 230

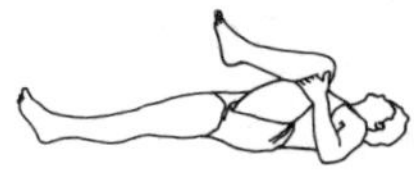

11
15 Sek.
jede Seite
S. 231

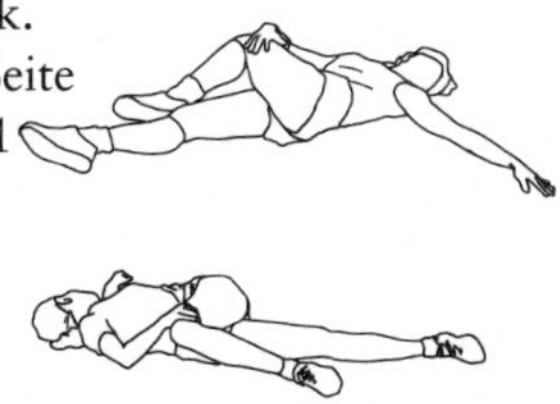

12
10 Sek.
S. 228

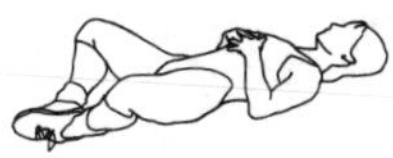

Seite fotokopieren und zum Training mitnehmen.

Muskelspezifisches Training: Gesäß

Kraft

25–45 Min.

- Satz = festgelegte Anzahl von Wiederholungen
- Wdhl. = Wiederholung
- So viele Gewichte verwenden, daß die letzte Wiederholung etwas mehr Anstrengung kostet
- Gewicht erst dann erhöhen, wenn die letzte Wiederholung mühelos bewältigt wurde
- Bei Schmerz, Schwindelgefühl oder sonstigen Beschwerden sofort aufhören
- Siehe Anleitungen zum Krafttraining S. 235–327

1
1–3 Sätze
10–25
Wdhl.
S. 305

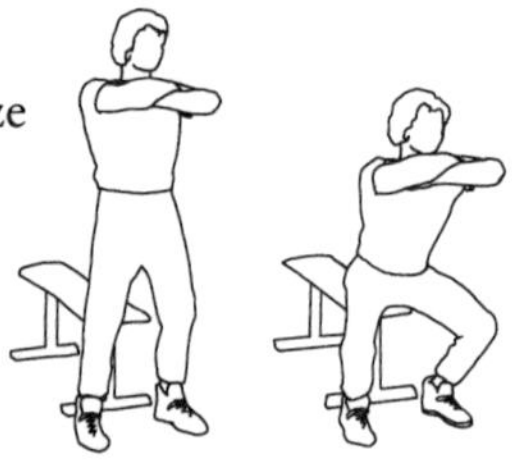

2
1–3 Sätze
15–30
Wdhl.
S. 240

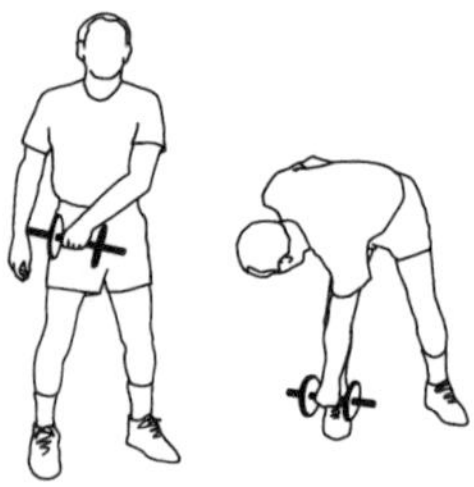

3
1–3 Sätze
10–15
Wdhl.
S. 311

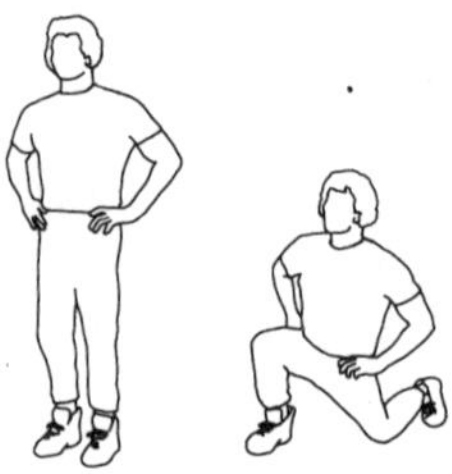

4
1–3 Sätze
15–30 Wdhl.
S. 259

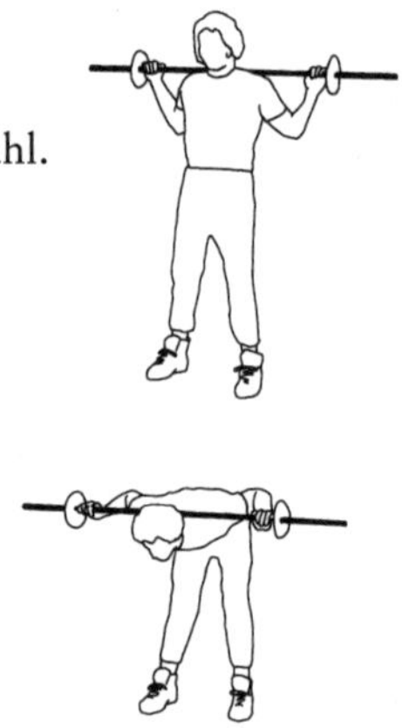

5
1–3 Sätze
15–30
Wdhl.
S. 254

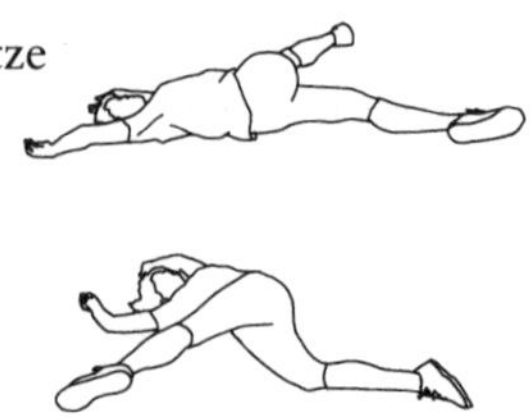

Seite fotokopieren und zum Training mitnehmen.

Stretch- und Kraftübungen für die Beweglichkeit und Kraft des ganzen Körpers mit Schwerpunkt auf der Gesäßmuskulatur

6
1–3 Sätze
12 Wdhl.
S. 316

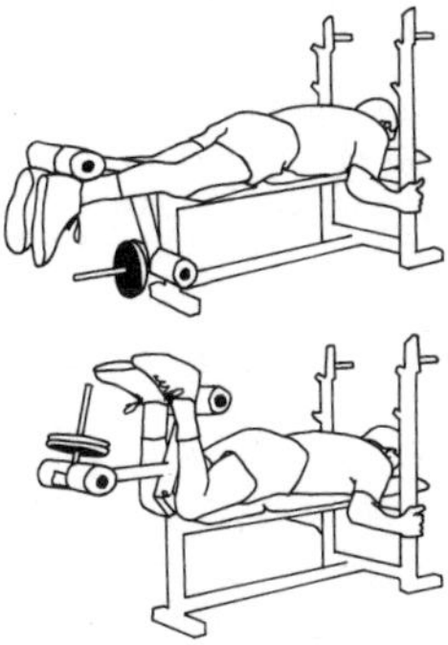

7
1 Satz
10 Wdhl.
S. 291

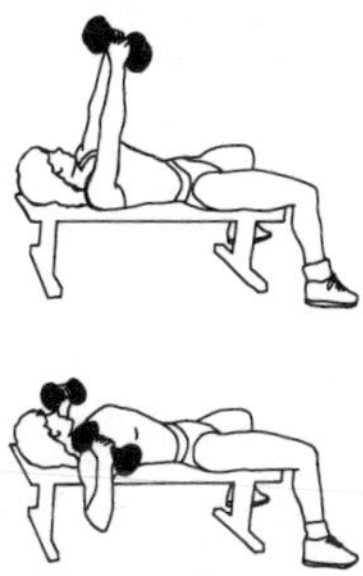

8
1 Satz
10 Wdhl.
S. 293

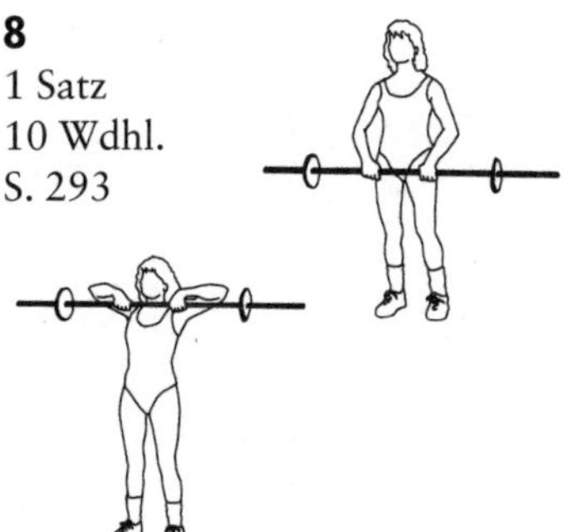

9
1 Satz
10 Wdhl.
S. 284

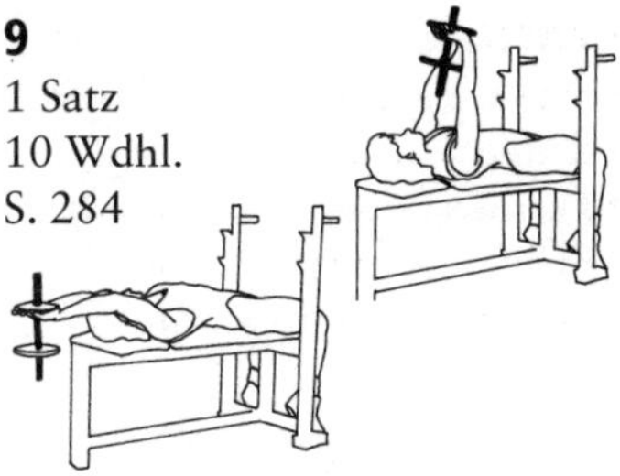

10
1 Satz
10 Wdhl.
S. 306

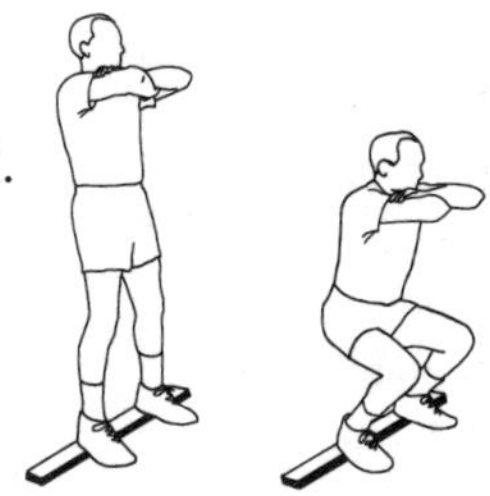

11
1 Satz
15–30
Wdhl.
S. 242

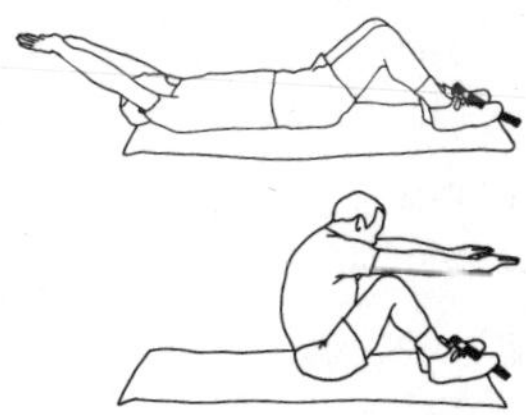

12
1 Satz
15–30
Wdhl.
S. 253

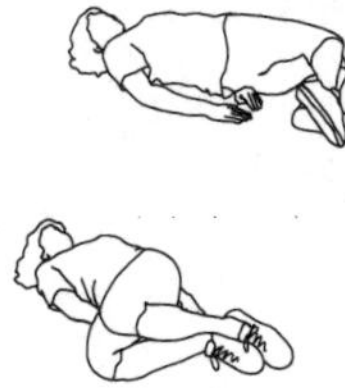

Seite fotokopieren und zum Training mitnehmen.

Muskelspezifisches Training: Waden

Stretching 4 Min.

- Vor jeder Übung vorsichtig dehnen
- Dehnung bewußt wahrnehmen
- Dehnung halten und entspannen
- Gleichmäßig atmen
- Nicht nachfedern, nicht bis zur Schmerzgrenze dehnen
- Siehe Stretching-Anleitungen S. 213–233

1
30 Sek.
7–8mal
in beide
Richtungen
kreisen
S. 219

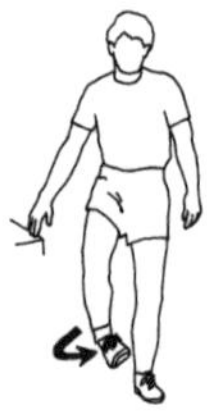

2
15 Sek.
jedes Bein
S. 219

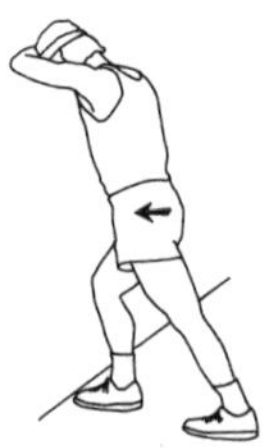

3
30 Sek.
S. 216

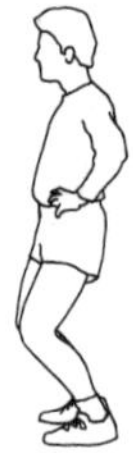

4
15 Sek.
S. 216

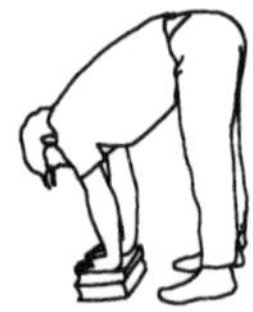

5
15 Sek.
jedes Bein
S. 220

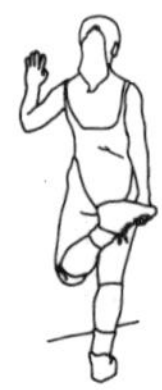

6
15 Sek.
S. 223

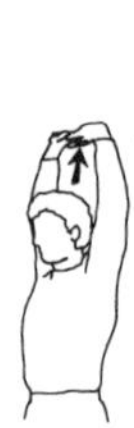

Seite fotokopieren und zum Training mitnehmen.

Stretch- und Kraftübungen für die Beweglichkeit und Kraft des ganzen Körpers mit Schwerpunkt auf der Wadenmuskulatur

7
10 Sek.
jeder Arm
S. 226

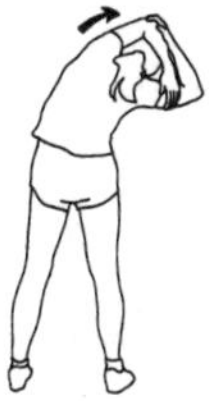

8
10 Sek.
S. 224

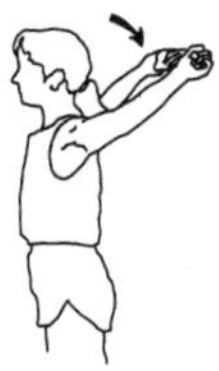

9
20 Sek.
S. 216/217

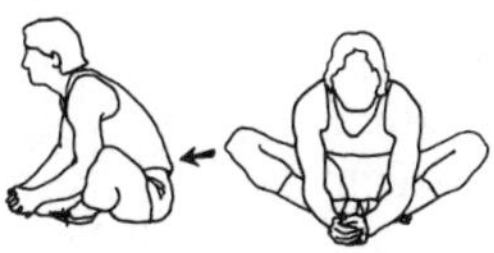

10
10 Sek.
jede Seite
S. 230

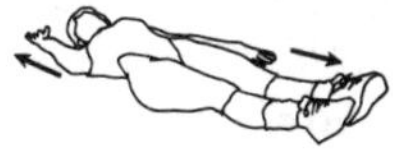

11
20 Sek.
jedes Bein
S. 230

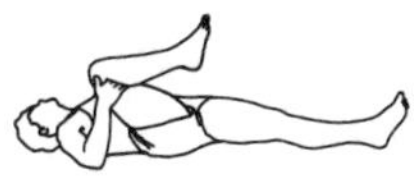

12
10 Sek.
jedes Bein
S. 222

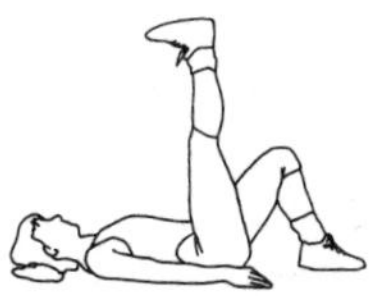

Seite fotokopieren und zum Training mitnehmen.

Muskelspezifisches Training: Waden

Kraft

25–45 Min.

- Satz = festgelegte Anzahl von Wiederholungen
- Wdhl. = Wiederholung
- So viele Gewichte verwenden, daß die letzte Wiederholung etwas mehr Anstrengung kostet
- Gewicht erst dann erhöhen, wenn die letzte Wiederholung mühelos bewältigt wurde
- Bei Schmerz, Schwindelgefühl oder sonstigen Beschwerden sofort aufhören
- Siehe Anleitungen zum Krafttraining S. 235–327

1
1 Satz
15–50
Wdhl.
jedes
Bein
S. 250

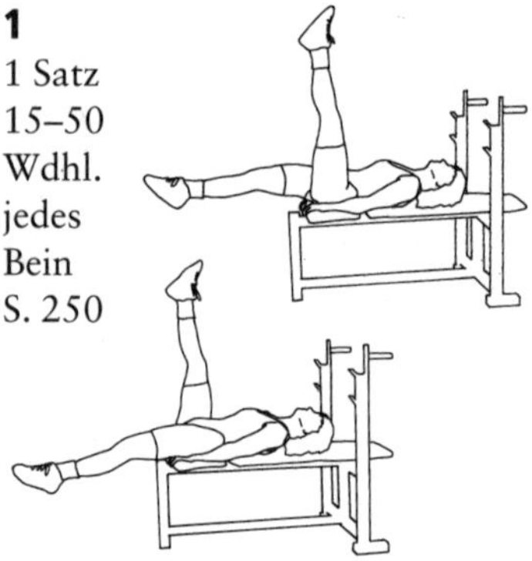

2
1 Satz
15–50 Wdhl.
S. 243

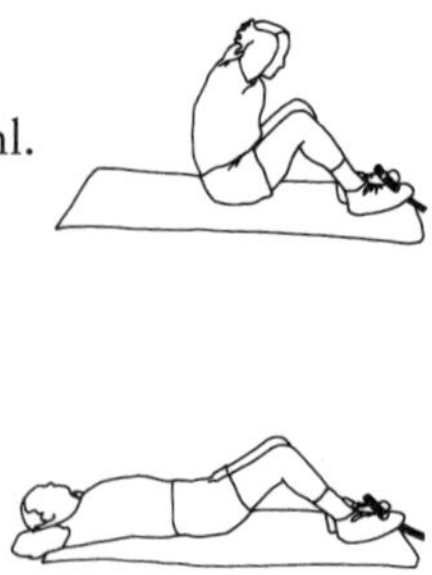

3
1 Satz
12 Wdhl.
S. 307

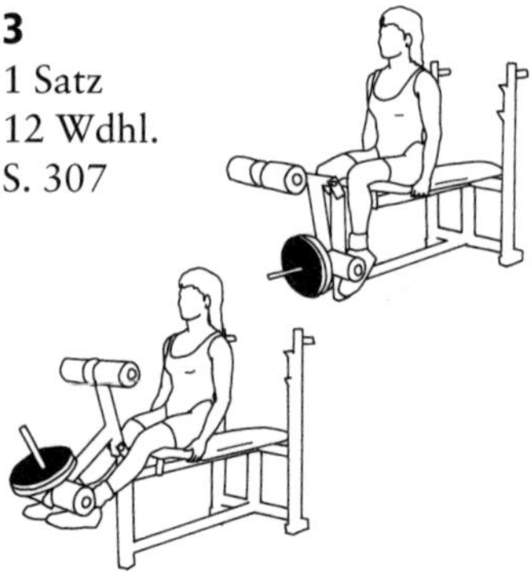

4
1 Satz
10 Wdhl.
S. 316

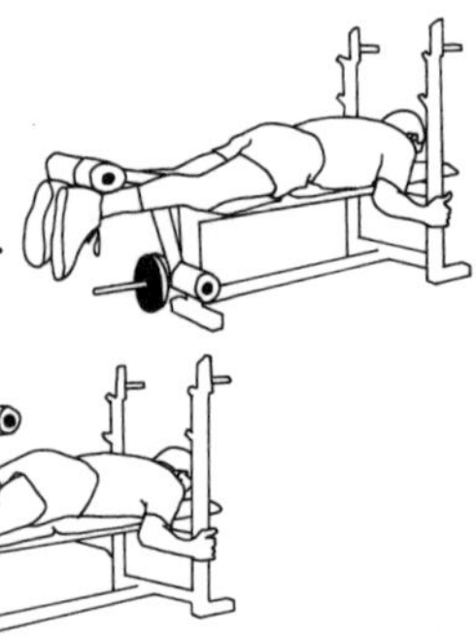

Seite fotokopieren und zum Training mitnehmen.

Stretch- und Kraftübungen für die Beweglichkeit und Kraft des ganzen Körpers mit Schwerpunkt auf der Wadenmuskulatur

5
1 Satz
10
Wdhl.
S. 281

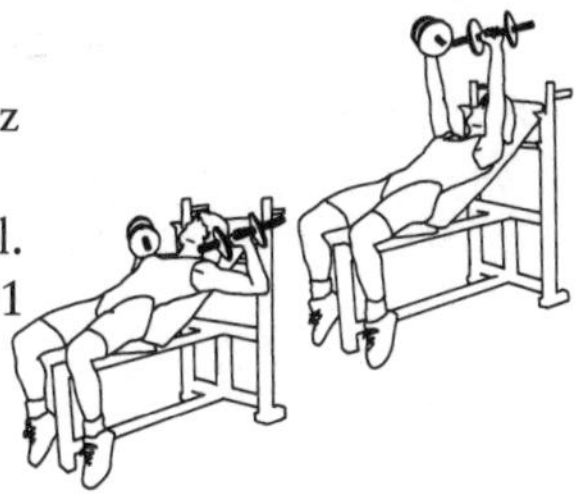

6
1 Satz
10
Wdhl.

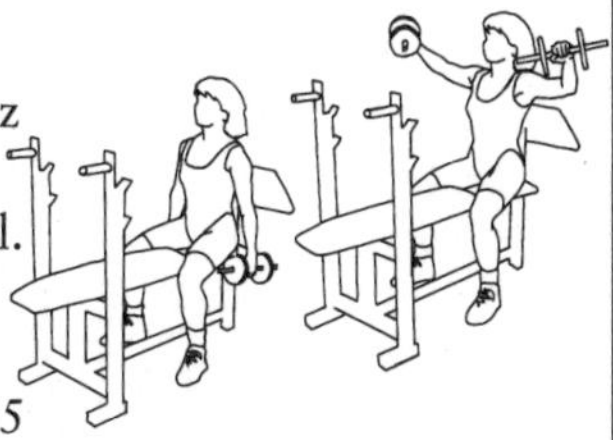

S. 295

7
1 Satz
10 Wdhl.
S. 267

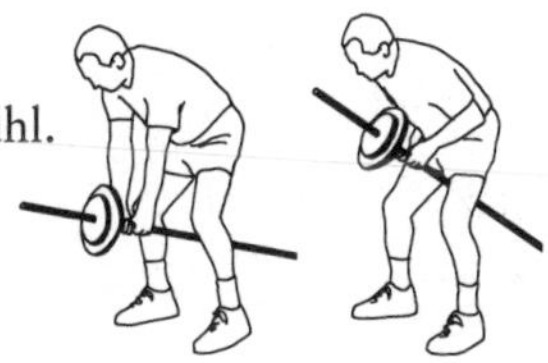

8
1 Satz
10 Wdhl.
S. 321

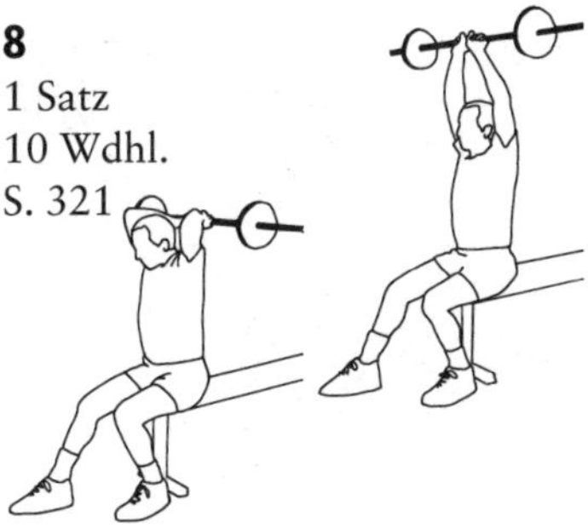

9
1 Satz
10 Wdhl.
jeder Arm
S. 319

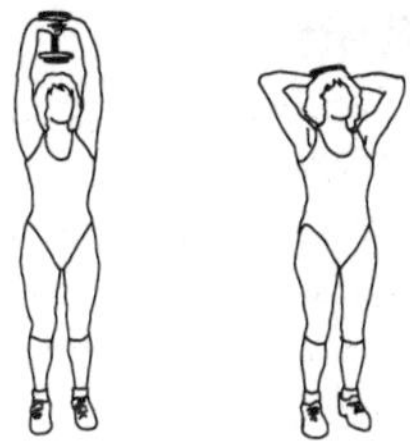

10
1–3 Sätze
10 Wdhl.
jeder Arm
S. 278

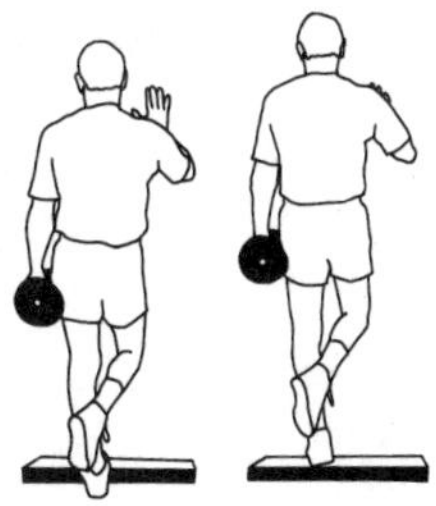

11
1 Satz
15–50
Wdhl.
S. 277

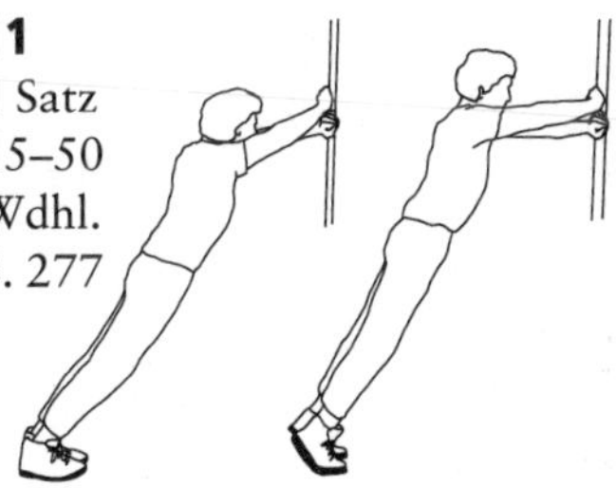

12
1–3 Sätze
20 Wdhl.
S. 279

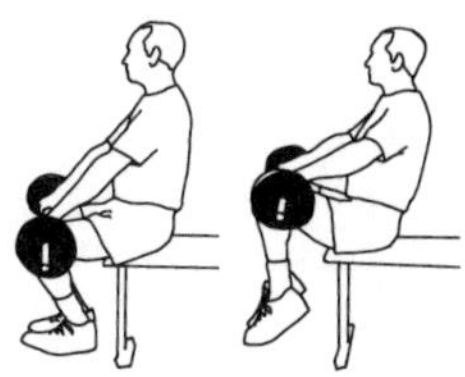

Seite fotokopieren und zum Training mitnehmen.

Muskelspezifisches Training: Brust

Stretching 3,5 Min.

- Vor jeder Übung vorsichtig dehnen
- Dehnung bewußt wahrnehmen
- Dehnung halten und entspannen
- Gleichmäßig atmen
- Nicht nachfedern, nicht bis zur Schmerzgrenze dehnen
- Siehe Stretching-Anleitungen S. 213–233

1
15 Sek.
S. 223

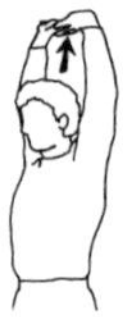

2
10 Sek.
jeder Arm
S. 225

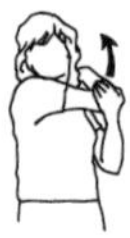

3
10 Sek.
jede Seite
S. 226

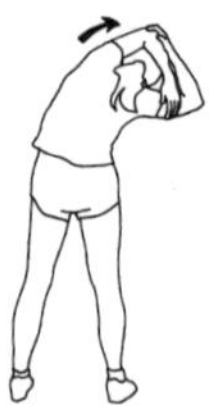

4
20 Sek.
S. 224

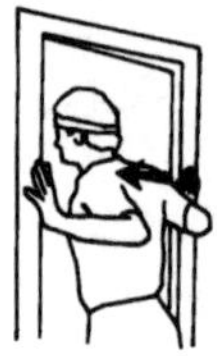

5
10 Sek.
jede Seite
S. 226

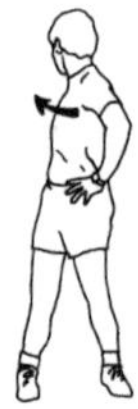

6
15 Sek.
S. 225

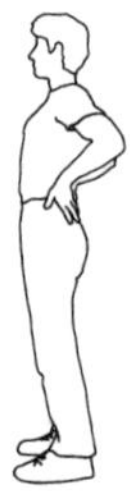

Seite fotokopieren und zum Training mitnehmen.

Stretch- und Kraftübungen für die Beweglichkeit und Kraft des ganzen Körpers mit Schwerpunkt auf der Brustmuskulatur

7
20 Sek.
S. 223

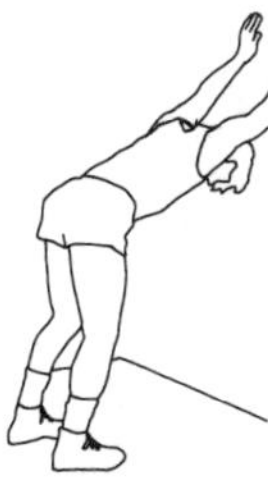

8
30 Sek.
S. 216

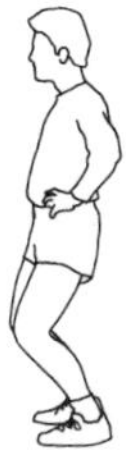

9
15 Sek.
S. 216

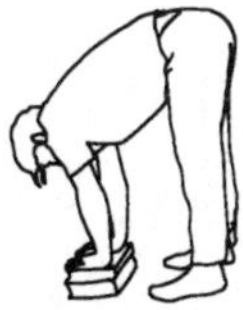

10
10 Sek.
S. 221

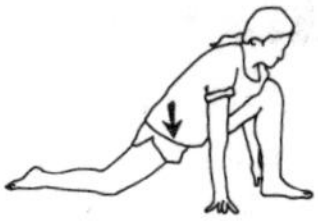

11
15 Sek.
jeder Arm
S. 227

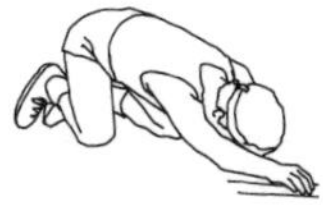

Seite fotokopieren und zum Training mitnehmen.

Muskelspezifisches Training: Brust

Kraft

25–45 Min.

- Satz = festgelegte Anzahl von Wiederholungen
- Wdhl. = Wiederholung
- So viele Gewichte verwenden, daß die letzte Wiederholung etwas mehr Anstrengung kostet
- Gewicht erst dann erhöhen, wenn die letzte Wiederholung mühelos bewältigt wurde
- Bei Schmerz, Schwindelgefühl oder sonstigen Beschwerden sofort aufhören
- Siehe Anleitungen zum Krafttraining S. 235–327

1
1 Satz
10–15 Wdhl.
S. 238

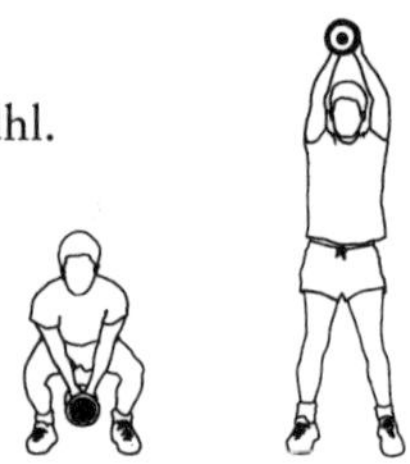

2
1 Satz
10–50 Wdhl.
S. 241

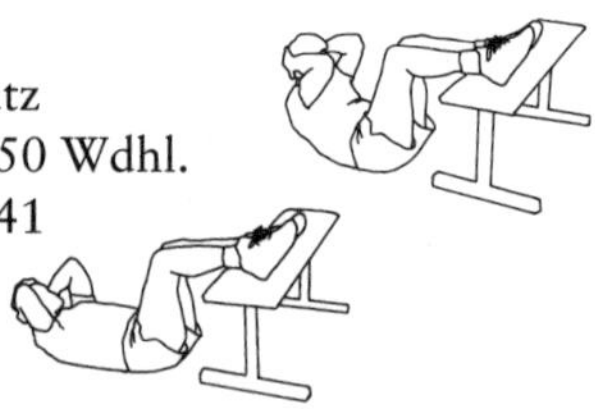

3
1–3 Sätze
8 Wdhl.
S. 291

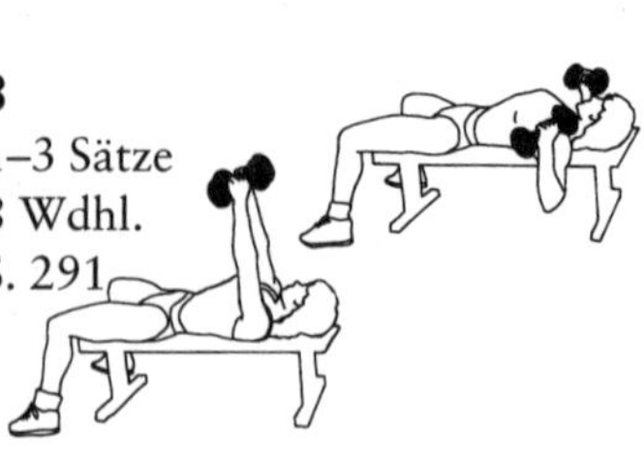

4
1–3 Sätze
8 Wdhl.
S. 290

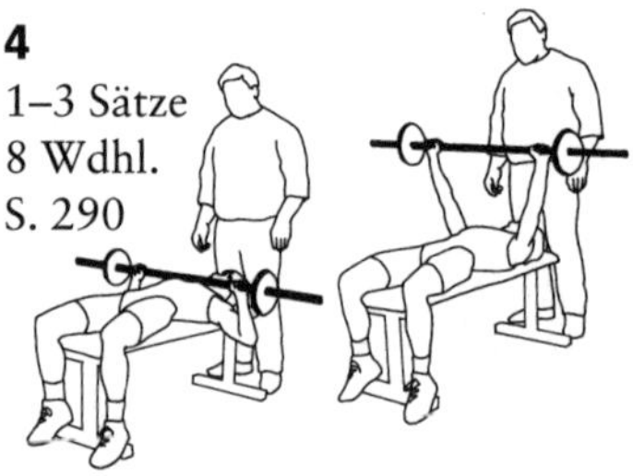

5
1–3 Sätze
8 Wdhl.
S. 281

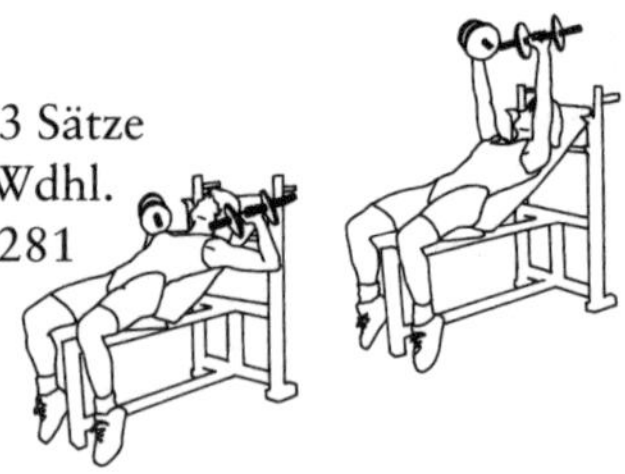

6
1–3 Sätze
5–20
Wdhl.
S. 283

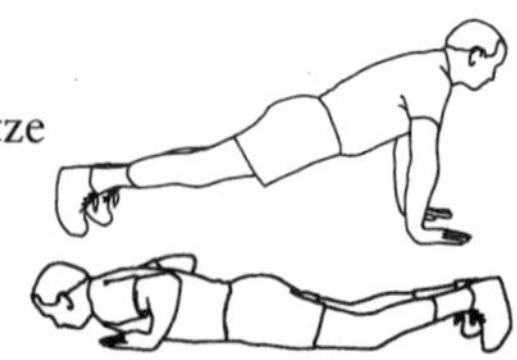

Seite fotokopieren und zum Training mitnehmen.

Stretch- und Kraftübungen für die Beweglichkeit und Kraft des ganzen Körpers mit Schwerpunkt auf der Brustmuskulatur

7
1 Satz
10 Wdhl.
S. 296

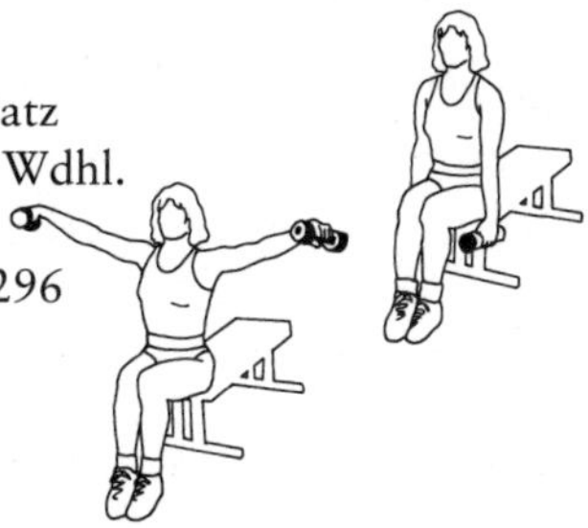

8
1 Satz
10 Wdhl.
S. 284

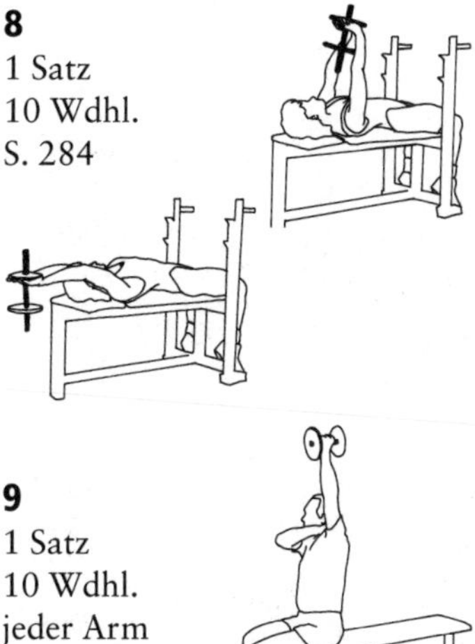

9
1 Satz
10 Wdhl.
jeder Arm
S. 322

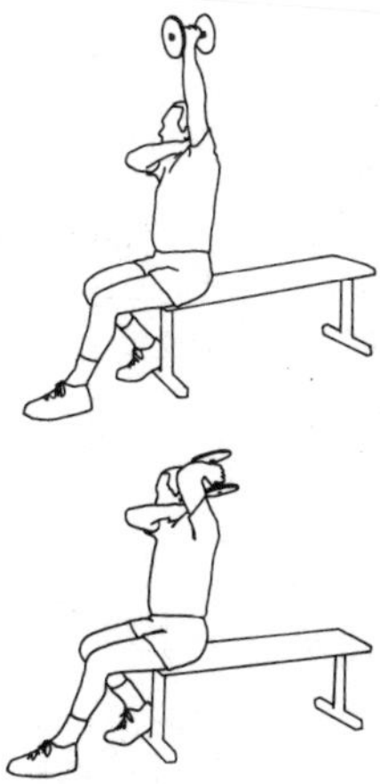

10
1 Satz
10 Wdhl.
jeder Arm
S. 269

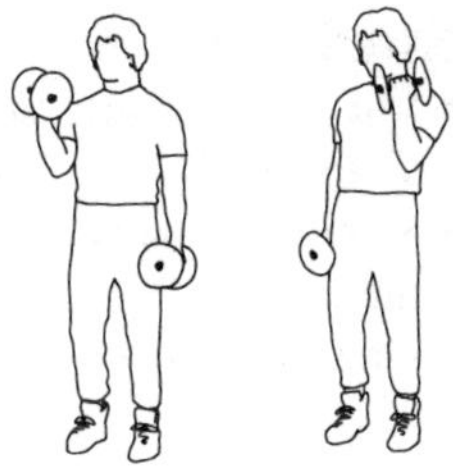

11
1 Satz
12 Wdhl.
S. 307

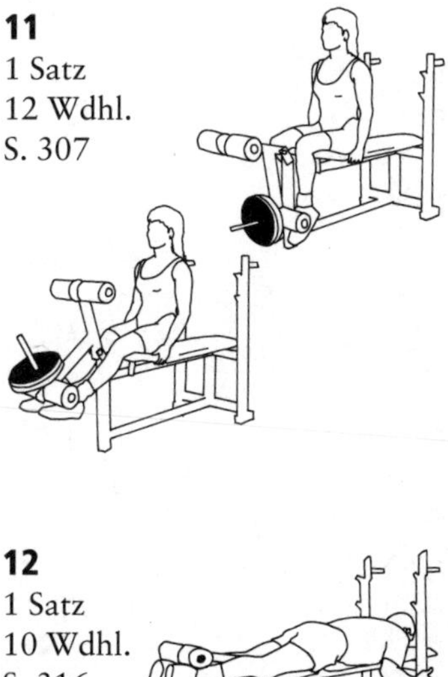

12
1 Satz
10 Wdhl.
S. 316

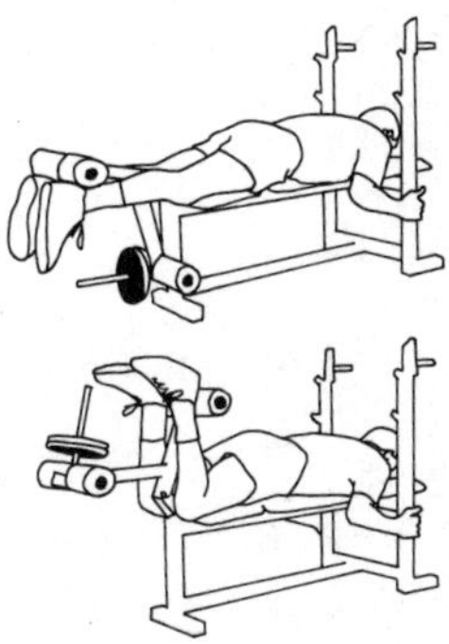

Seite fotokopieren und zum Training mitnehmen.

Muskelspezifisches Training: Beine

Stretching 5 Min.

- Vor jeder Übung vorsichtig dehnen
- Dehnung bewußt wahrnehmen
- Dehnung halten und entspannen
- Gleichmäßig atmen
- Nicht nachfedern, nicht bis zur Schmerzgrenze dehnen
- Siehe Stretching-Anleitungen S. 213–233

1
5 Sek.
2mal
S. 229

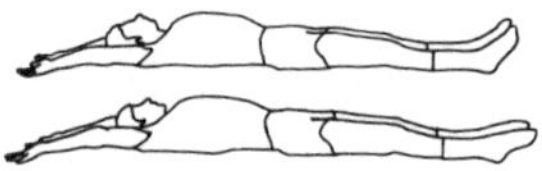

2
5 Sek.
2mal
S. 228

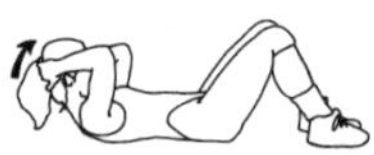

3
20 Sek.
jedes Bein
S. 230

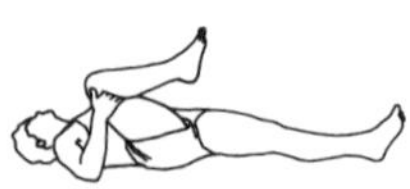

4
15 Sek.
jedes Bein
S. 222

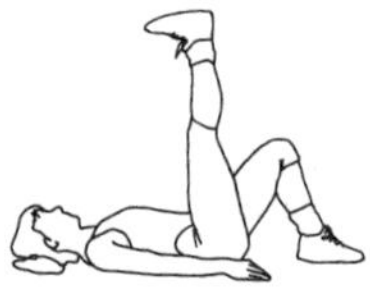

5
8 Sek.
jede Seite
S. 229

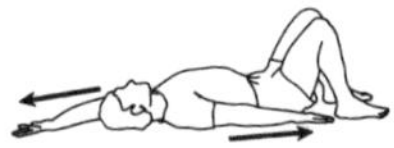

6
20 Sek.
S. 216/
217

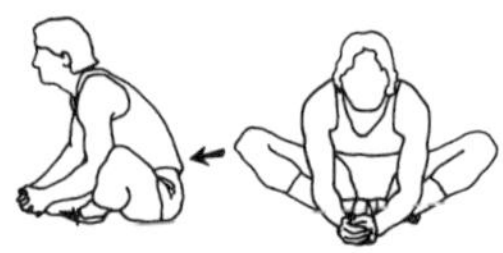

7
10 Sek.
jedes Bein
S. 217

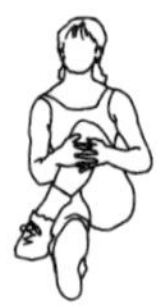

8
15 Sek.
jedes Bein
S. 221

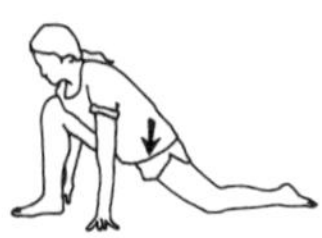

Seite fotokopieren und zum Training mitnehmen.

Stretch- und Kraftübungen für die Beweglichkeit und Kraft des ganzen Körpers mit Schwerpunkt auf der Beinmuskulatur

9
10 Sek.
jede Seite
S. 226

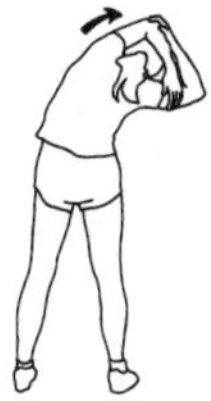

10
15 Sek.
S. 223

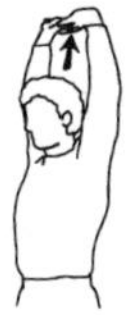

11
10 Sek.
jeder Arm
S. 225

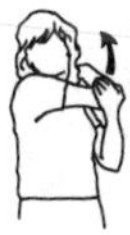

12
15 Sek.
jedes Bein
S. 219

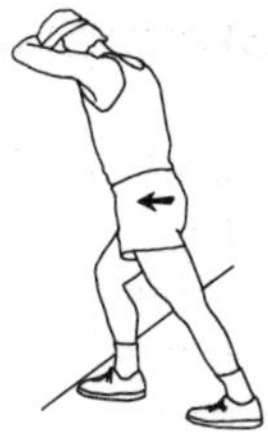

13
15 Sek.
S. 223

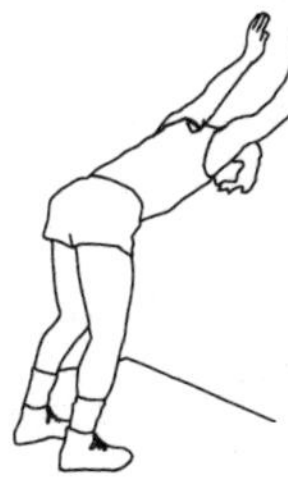

Seite fotokopieren und zum Training mitnehmen.

Muskelspezifisches Training: Beine

Kraft

25–45 Min.

- Satz = festgelegte Anzahl von Wiederholungen
- Wdhl. = Wiederholung
- So viele Gewichte verwenden, daß die letzte Wiederholung etwas mehr Anstrengung kostet
- Gewicht erst dann erhöhen, wenn die letzte Wiederholung mühelos bewältigt wurde
- Bei Schmerz, Schwindelgefühl oder sonstigen Beschwerden sofort aufhören
- Siehe Anleitungen zum Krafttraining S. 235–327

1

1 Satz
15–30 Wdhl.
S. 241

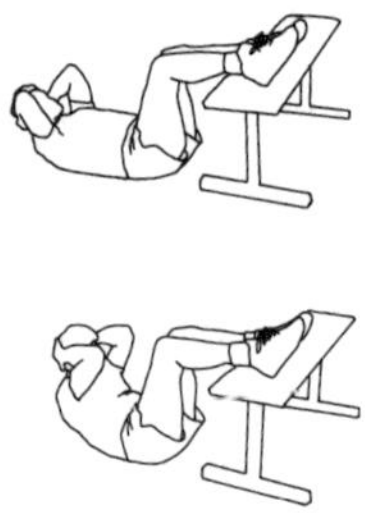

2

1 Satz
15–30 Wdhl.
S. 248

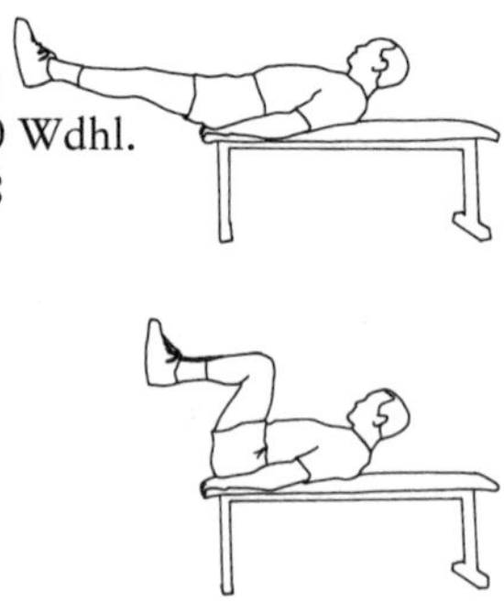

3

1–3 Sätze
12–15
Wdhl.
S. 307

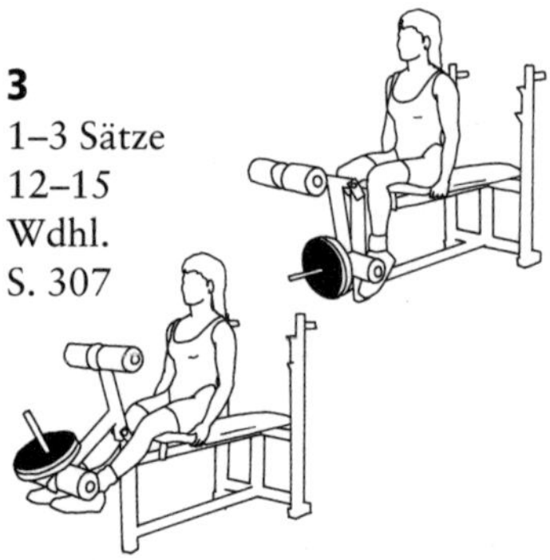

4

1–3 Sätze
10 Wdhl.
S. 316

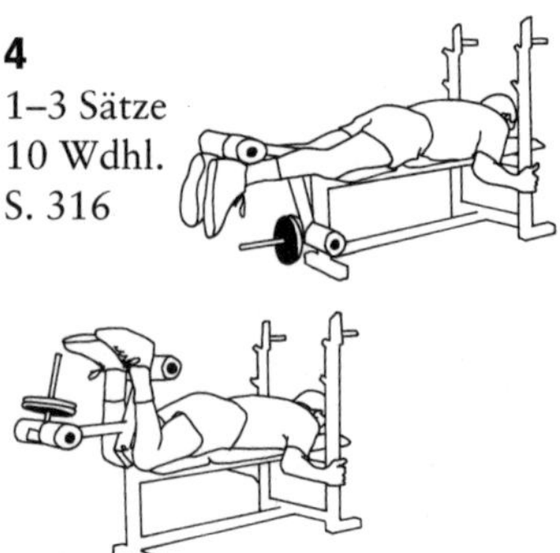

Stretch- und Kraftübungen für die Beweglichkeit und Kraft des ganzen Körpers mit Schwerpunkt auf der Beinmuskulatur

5
1–3 Sätze
10 Wdhl.
S. 310

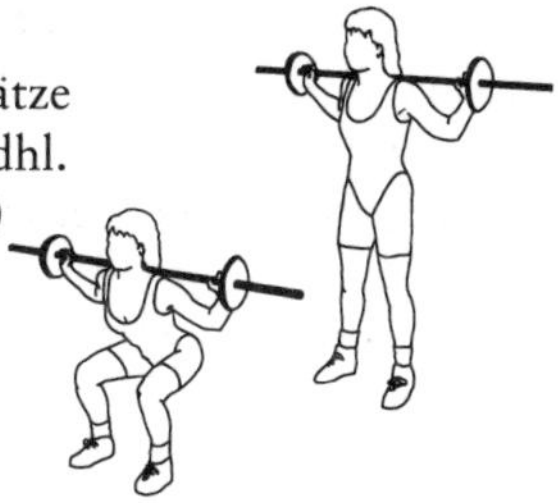

6
1–3 Sätze
10
Wdhl.

S. 314

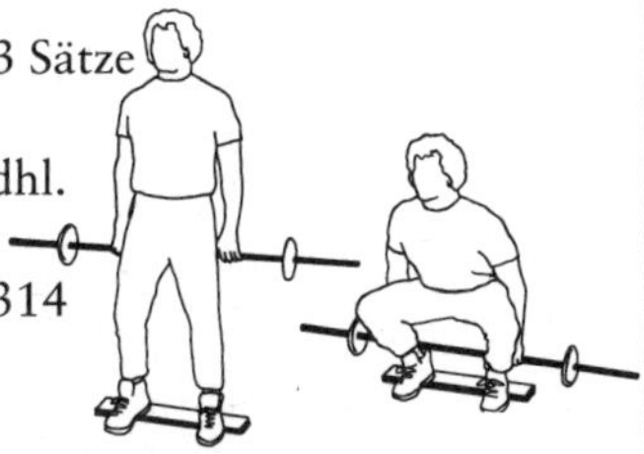

7
1–3 Sätze
20–30
Wdhl.
S. 280

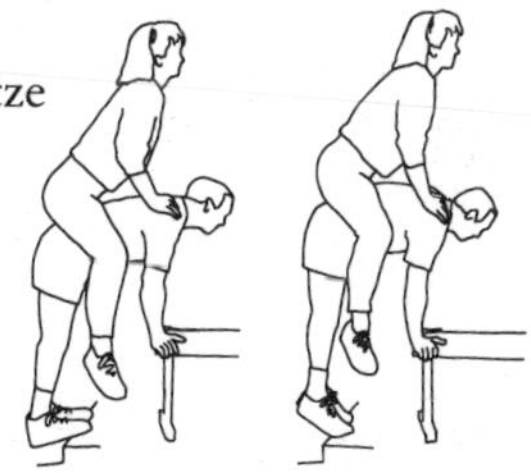

8
1 Satz
12 Wdhl.
S. 281

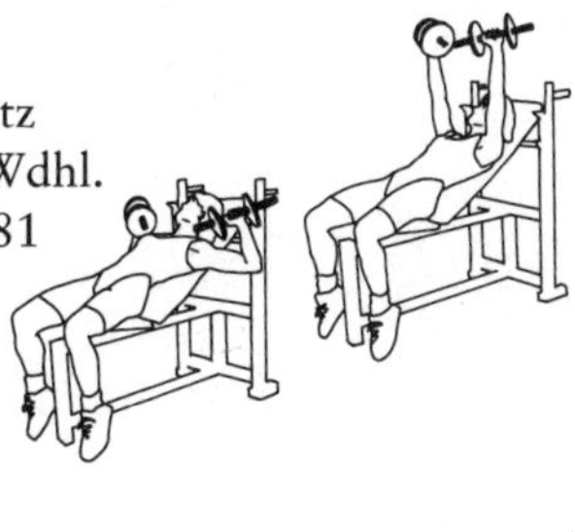

9
1 Satz
12 Wdhl.
S. 262

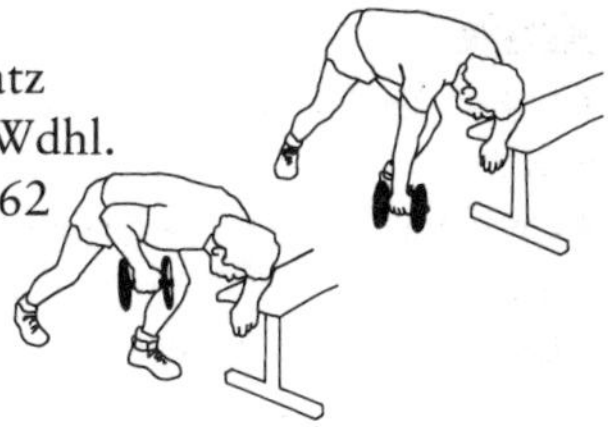

10
1 Satz
12 Wdhl.
jeder Arm
S. 301

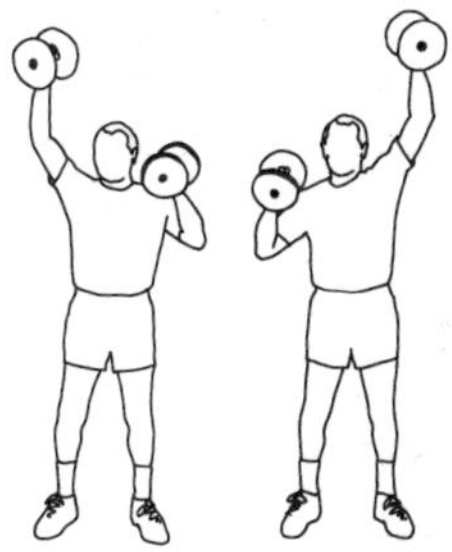

11
1 Satz
12
Wdhl.
S. 324

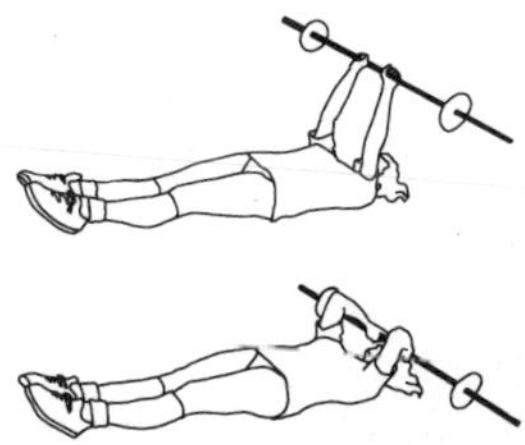

12
1 Satz
10 Wdhl.
S. 268

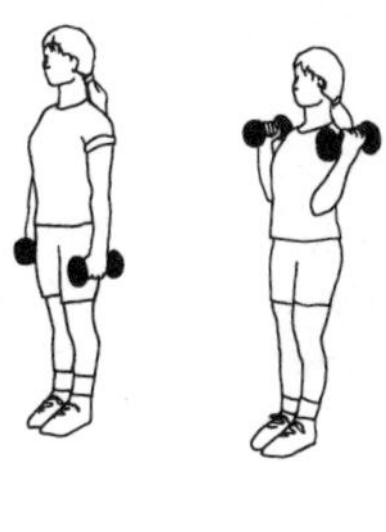

Seite fotokopieren und zum Training mitnehmen.

Muskelspezifisches Training: Schultern

Stretching 4 Min.

- Vor jeder Übung vorsichtig dehnen
- Dehnung bewußt wahrnehmen
- Dehnung halten und entspannen
- Gleichmäßig atmen
- Nicht nachfedern, nicht bis zur Schmerzgrenze dehnen
- Siehe Stretching-Anleitungen S. 213–233

1
10 Sek.
2mal
S. 225

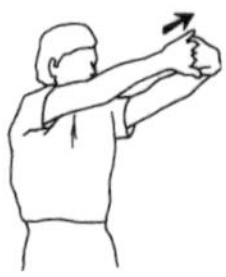

2
10 Sek.
jede Seite
S. 226

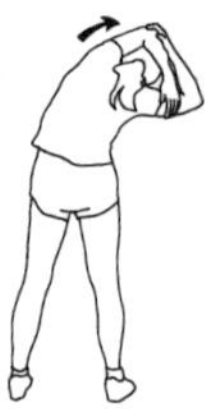

3
5 Sek.
3mal
S. 233

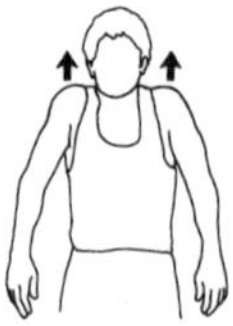

4
15 Sek.
jede Seite
S. 224

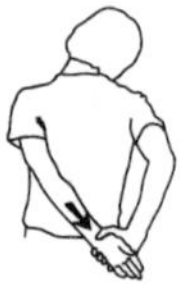

5
20 Sek.
S. 223

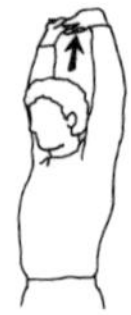

6
10 Sek.
S. 224

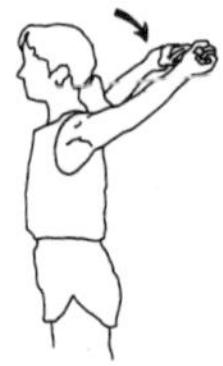

7
30 Sek.
S. 216

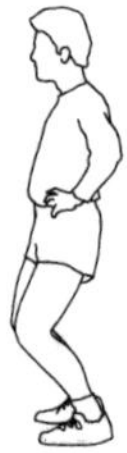

Seite fotokopieren und zum Training mitnehmen.

Stretch- und Kraftübungen für die Beweglichkeit und Kraft des ganzen Körpers mit Schwerpunkt auf der Schultermuskulatur

8
15 Sek.
S. 216

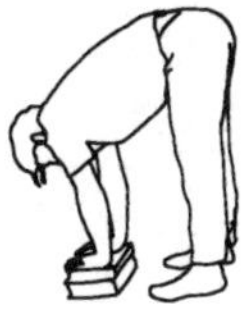

9
10 Sek.
jeder Fuß
S. 220

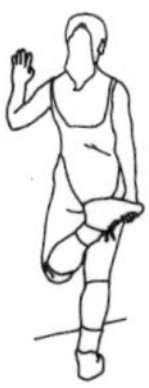

10
10 Sek.
jedes Bein
S. 221

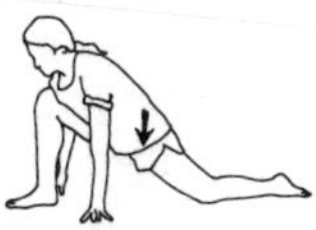

11
10 Sek.
jedes Bein
S. 219

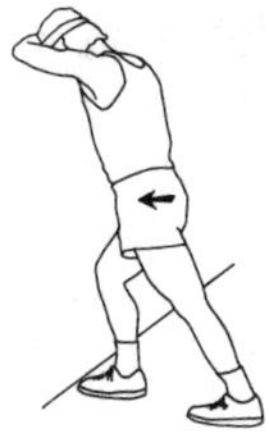

12
10 Sek.
S. 225

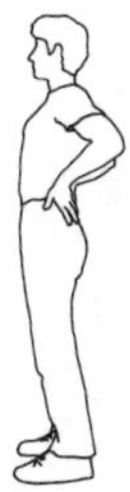

Seite fotokopieren und zum Training mitnehmen.

Muskelspezifisches Training: Schultern

Kraft

25–45 Min.

- Satz = festgelegte Anzahl von Wiederholungen
- Wdhl. = Wiederholung
- So viele Gewichte verwenden, daß die letzte Wiederholung etwas mehr Anstrengung kostet
- Gewicht erst dann erhöhen, wenn die letzte Wiederholung mühelos bewältigt wurde
- Bei Schmerz, Schwindelgefühl oder sonstigen Beschwerden sofort aufhören
- Siehe Anleitungen zum Krafttraining S. 235–327

1
1 Satz
10–50
Wdhl.
S. 243

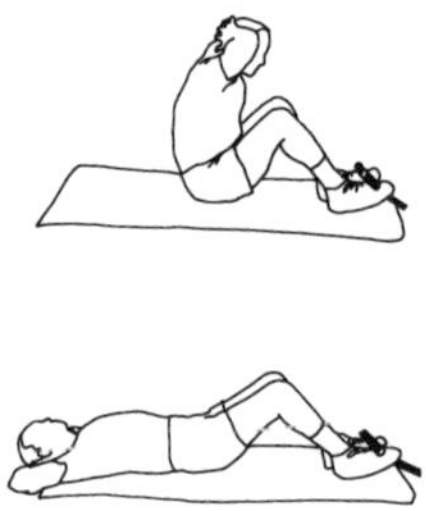

2
1 Satz
15–50
Wdhl.
S. 248

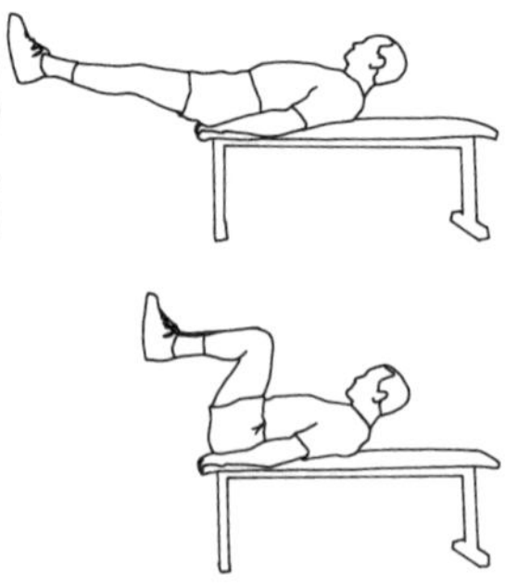

3
1 Satz
10 Wdhl.
S. 290

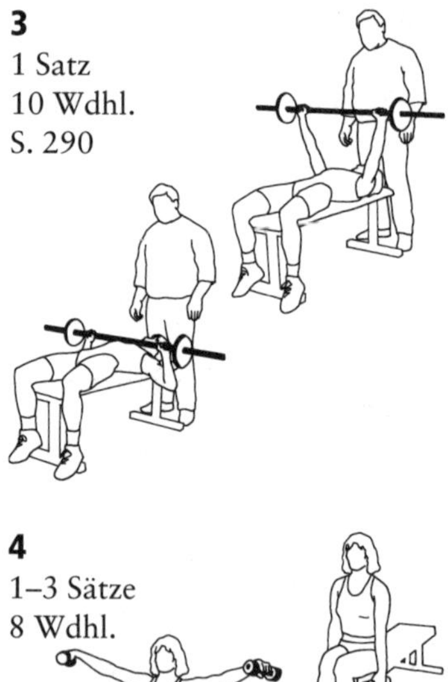

4
1–3 Sätze
8 Wdhl.

S. 296

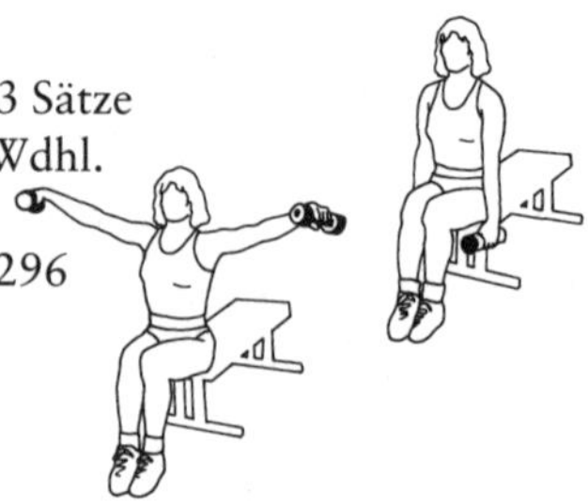

Seite fotokopieren und zum Training mitnehmen.

Stretch- und Kraftübungen für die Beweglichkeit und Kraft des ganzen Körpers mit Schwerpunkt auf der Schultermuskulatur

5
1–3 Sätze
8 Wdhl.
S. 298

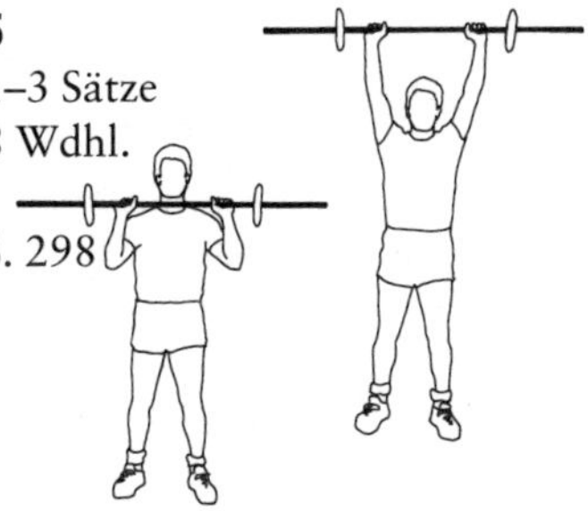

6
1–3 Sätze
8 Wdhl.
S. 297

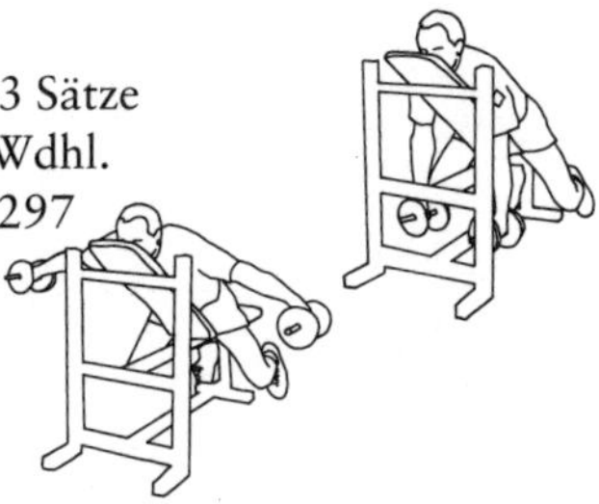

7
1–3 Sätze
8 Wdhl.
S. 293

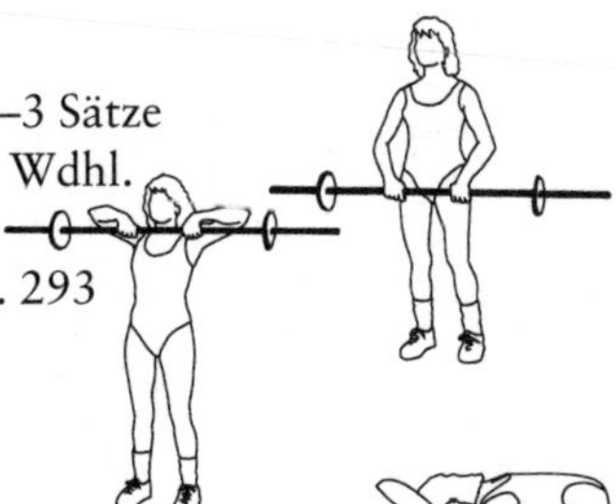

8
1 Satz
10 Wdhl.
S. 266

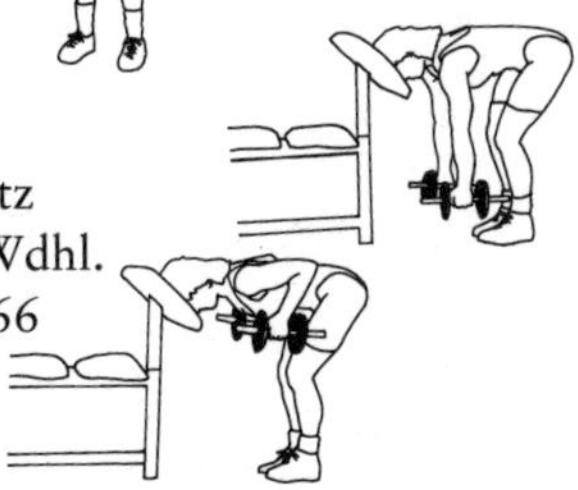

3
1 Satz
10 Wdhl.
S. 325

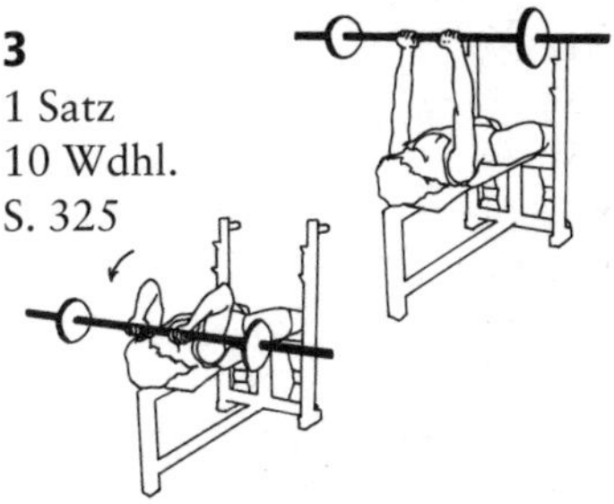

10
1 Satz
10 Wdhl.
S. 273

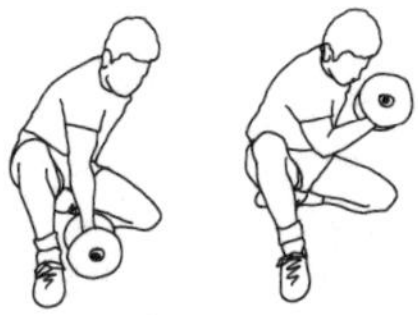

11
1 Satz
10 Wdhl.
S. 314

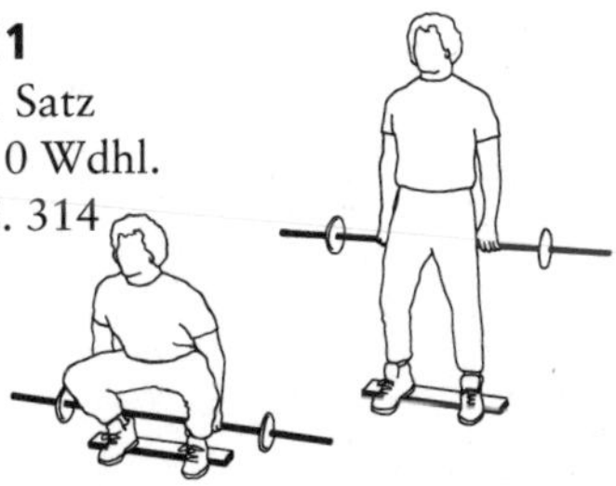

12
1 Satz
10 Wdhl.
S. 316

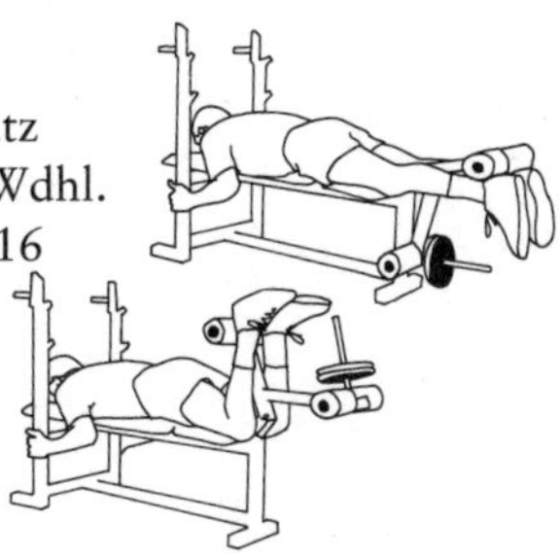

Seite fotokopieren und zum Training mitnehmen.

Anleitungen

Die drei Hauptpfeiler für Fitneß lauten:

- **Ausdauertraining**
- **Stretching**
- **Krafttraining**

Für alle drei Bewegungsarten finden Sie *allgemeine* Anleitungen.

Bei jeder einzelnen Stretch- und Kraftübung geben wir dagegen *spezifische* Anleitungen.

Querverweise

Bei allen Trainingsprogrammen ist unter der jeweiligen Stretch- bzw. Kraftübung eine Seitenzahl angegeben, die auf dieses Kapitel verweist. Bevor Sie eine Übung zum ersten Mal angehen, schlagen Sie also bitte die entsprechende Seite auf. Später wissen Sie auswendig, wie es geht, und müssen dann nur noch nachschlagen, wenn eine neue Dehn- oder Kraftübung an die Reihe kommt.

Sind Sie beim Ausdauertraining mit einer Bewegungsform nicht vertraut, lesen Sie bitte zuerst diese Anleitung durch. Selbst wenn Ihnen die Bewegung an sich bekannt ist (Gehen ist Ihnen z.B. mit Sicherheit nichts Fremdes), werden Sie bestimmt den einen oder anderen Tip erhalten, mit dem Sie Ihre Bewegungsausführung verbessern können.

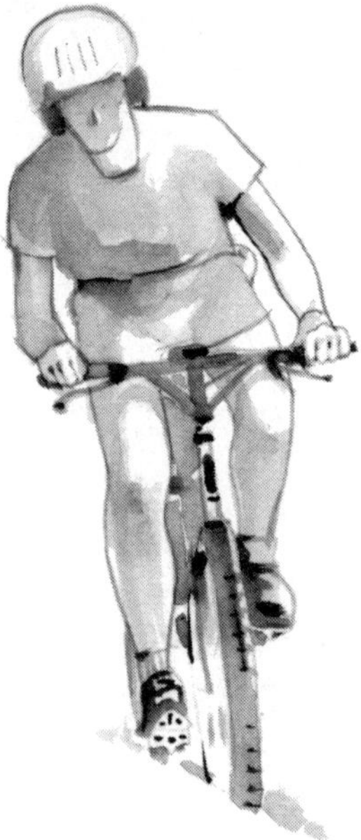

Richtiges Ausdauertraining

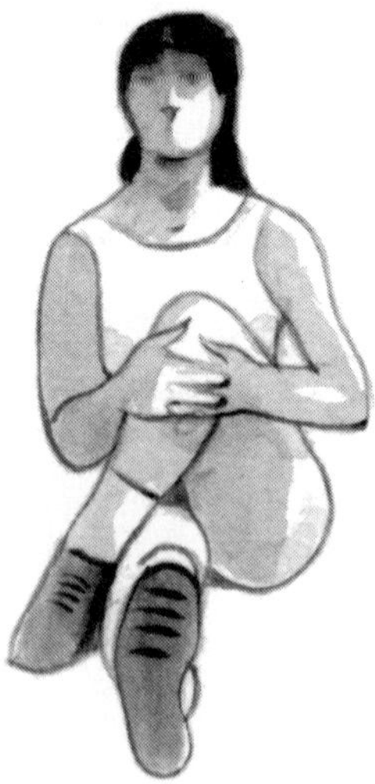

Richtiges Stretching

Richtiges Krafttraining

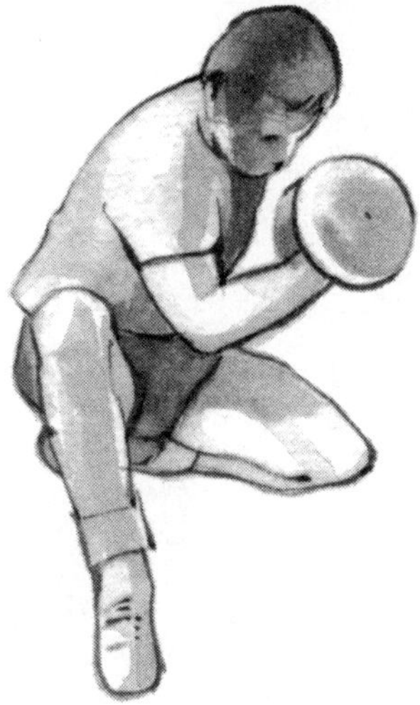

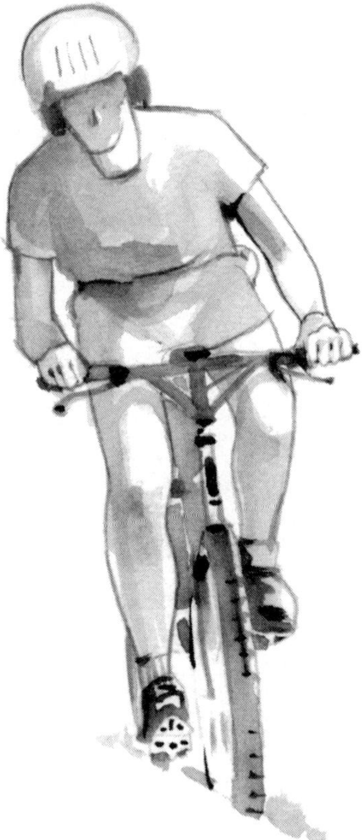

Richtiges Ausdauertraining

Hier möchten wir Ihnen einige Tips für konditionsförderndes Gehen, Radfahren, Schwimmen oder Laufen geben. Doch denken Sie daran: Sie sind nicht auf diese Bewegungsformen festgelegt: Um den Kreislauf in Schwung zu bringen, muß man nicht immer gleich den Jogginganzug überziehen und die Straße hinunterkeuchen. Es gibt Alternativen wie Tennis und Tischtennis, Golf, Basketball und Seilspringen. Wichtig ist einfach, daß Sie sich bewegen. Nutzen Sie also jede Gelegenheit, den Kreislauf auf Touren kommen zu lassen.

Ihr Pulsschlag verrät Ihnen, wie stark Sie Ihr Herz beanspruchen. Sie sollten ihn vor allem dann regelmäßig messen, wenn Sie sich eine Weile lang sportlich nicht betätigt haben, egal ob es sich bei dieser Aktivität um eine rein sportliche wie Gehen, Laufen, Radfahren oder Schwimmen oder aber um Gartenarbeit, Schneeschaufeln oder Tanzen handelt.

Pulsfrequenz

Auf S. 329–332 finden Sie spezifische Anleitungen zum Pulsmessen.

- *Einsteigerprogramm*: Bei diesen Vorübungen ist aufgrund der noch sehr geringen Belastungsintensität kein Pulsmessen erforderlich. Achten Sie einfach nur darauf, daß Sie nicht zu sehr außer Atem geraten.
- *Basisprogramme 1–5*: Hier werden Sie von sich aus Ihren Puls messen wollen, um auf diese Weise herauszufinden, wie Ihr Herz auf Bewegung anspricht. Trainieren Sie bei einer für Sie angenehmen Belastungsintensität, messen Sie den Puls und vergleichen Sie ihn mit Ihrem Maximalpuls. Wieviel Prozent des Maximalpulses Sie dabei erreichen, spielt hier noch keine Rolle.

- *Wenn Sie schon etwas Kondition erlangt haben,* sollten Sie bei mindestens 50 Prozent Ihres Maximalpulses trainieren.

Faustregel: Sie sollten sich während der Übung noch unterhalten können.

Subjektives Pulsmessen

Hier handelt es sich eher um eine intuitive denn wissenschaftliche Methode. Wenn Sie eine Zeitlang regelmäßig Ihren Puls gemessen haben, werden Sie anhand Ihrer eigenen Atmung feststellen können, wie stark Sie sich anstrengen. Sie werden ein Gespür dafür entwickeln, wann Sie sich intensiv genug bewegen, um einen Trainingseffekt zu erzielen. Wollen Sie beispielsweise bei 50 Prozent Ihres Maximalpulses trainieren, messen Sie Ihren Puls und konzentrieren Sie sich darauf, wie sich dieser Zustand *anfühlt.* Dabei spielen viele verschiedene Faktoren mit: Tageskondition, Tagesstimmung, Hitze, Gegenwind usw. Gradmesser ist, wie sehr Sie bei der Anstrengung außer Atem geraten. Wenn Sie dies eine Weile lang getan haben, wissen Sie rein intuitiv, ohne extra den Puls messen zu müssen, wann Sie in etwa 50 Prozent Ihrer Maximalbelastung erreicht haben.

Längeres Training bei niedrigerer Belastungsintensität

Viele Leute wollen lieber länger, dafür jedoch bei niedrigerer Belastung trainieren (bei »länger« beziehen wir uns auf die in den Trainingsprogrammen angegebenen Zeiten). Vielleicht fühlen auch Sie sich wohler, wenn Sie die Trainingszeiten verlängern, dafür jedoch die Belastung herunterschrauben. Das Ergebnis kann durchaus dasselbe sein. Experimentieren Sie einfach ein bißchen.

Einfluß von Medikamenten auf die Herzfrequenz

Bestimmte Medikamente beeinflussen die Herzfrequenz. So haben beispielsweise die sogenannten Betablocker, die häufig gegen erhöhten Blutdruck oder Brustschmerzen verschrieben werden, eine senkende Wirkung. Doch es gibt noch zahlreiche andere Medikamente, die sich ebenfalls auf die Pulsfrequenz auswirken (Beruhigungsmittel, Diät- und Schilddrüsenpräparate, Bronchodilatatoren usw.). Wenn Sie also irgendwelche Mittel einnehmen, sprechen Sie sich vorsichtshalber mit Ihrem Arzt ab.

Gehen (Walking)

In den letzten Jahren ist Walking zur beliebtesten Sportart in Amerika geworden. Bei über 55 Millionen Amerikanern hat es unter den Sportaktivitäten den ersten Rang eingenommen. Woher kommt diese plötzliche Popularität? Nun, zum einen ist Walking – oder Gehen – die einfachste Form des aeroben Trainings. Gehen beherrscht jedermann. Es kann zu jeder Tageszeit ausgeführt werden, man braucht außer einem Paar guter Laufschuhe keine spezielle Ausrüstung, es kostet nichts und es eignet sich für alle Altersgruppen. Zum anderen haben Millionen von Menschen an sich selber festgestellt, daß die Gefahr des Übertrainierens oder die Verletzungsgefahr, wie sie vielen Sportarten wie z.B. dem Jogging zu eigen ist, beim Gehen nicht besteht.

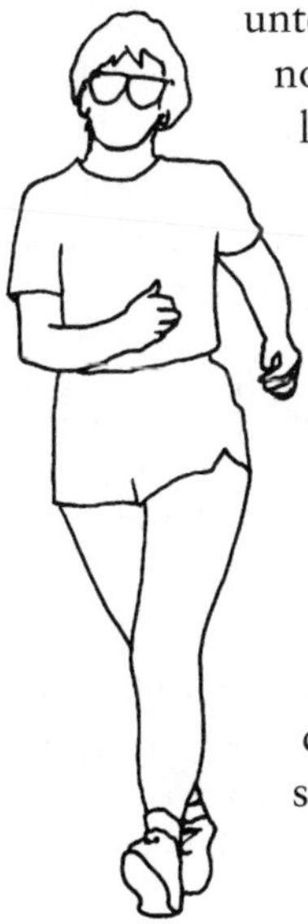

Wenn Sie nur wenig Zeit haben:

- Vertreten Sie sich in der Mittagspause die Beine. Gehen Sie *zu Fuß* zum Mittagessen. Oder erledigen Sie Besorgungen während der Mittagspause.
- Legen Sie eine Gehpause statt einer Kaffeepause ein.
- Stellen Sie das Auto in der hintersten Parkplatzecke ab und gehen Sie den Rest zu Fuß.
- Nehmen Sie eine Verabredung oder einen Termin nicht sitzend, sondern gehend wahr.
- Greifen Sie für einen kleinen Plausch mit dem Kollegen oder dem Mitarbeiter nicht aus lauter Bequemlichkeit zum Telefonhörer, sondern suchen Sie ihn an seinem Platz auf.
- Statt zu Hause auf die Kinder aufzupassen, gehen Sie mit ihnen lieber an die frische Luft.
- Ergreifen Sie jede Gelegenheit zu einem fünfminütigen kraftvollen Spaziergang.

Walking-Technik

Man wird keine zwei Menschen finden, die genau gleich gehen. Die persönliche Gangart ist so individuell wie ein Fingerabdruck.

- Vor und nach dem Gehen dehnen. Dadurch, daß beim Gehen die Bewegung von der Ferse zu den Zehenspitzen erfolgt, wird die Wadenmuskulatur gerne hart. Deshalb ist es wichtig, diese Muskeln zu dehnen.
- In einem *langsamen*, für Sie angenehmen Tempo beginnen.
- Auf die *richtige Körperhaltung* achten. Gehen Sie mit aufgerichtetem Oberkörper. Kopf blickt gerade nach vorne. Schultern zurücknehmen, ohne sie dabei hochzuziehen, so daß sich der Brustkorb weitet. Mit dieser Haltung vermeiden Sie Fuß-, Bein- und Rückenschmerzen.

- *Fuß mit der Ferse zuerst aufsetzen, dann über die ganze Fußsohle bis zu den Zehen abrollen.* Sich mit den Zehen kräftig vom Boden abdrücken. Das hört sich einfach an, ist aber, gerade was das Abrollen betrifft, bei steigendem Tempo gar nicht so leicht beizubehalten. Gehen Sie mit Ihrer normalen Schrittlänge.
- *Bestimmen Sie Ihr eigenes Tempo.* Orientieren Sie sich dabei an ihrer optimalen Trainingspulsfrequenz (S. 330). Gehen bei mittlerer Pulsfrequenz steigert die Kondition.
- Vergessen Sie nicht, *die Arme locker mitschwingen* zu lassen.

Anmerkung: Die Distanzangaben wurden aus der amerikanischen Meile (1,6 km) in Kilometer übertragen. 0,4 km entsprechen also einer Viertelmeile.

Gehen – ein Zehnwochenprogramm für Anfänger

1. Woche	5 Min. Dehnen	täglich ca. 0,4 km gehen	5 Min. Dehnen
2. Woche	5 Min. Dehnen	täglich ca. 0,8 km gehen	5 Min. Dehnen
3. Woche	5 Min. Dehnen	täglich 1,2 km gehen	5 Min. Dehnen
4. Woche	5 Min. Dehnen	täglich 1,6 km gehen	5 Min. Dehnen
5. Woche	5 Min. Dehnen	täglich 1,6 km gehen	5 Min. Dehnen
6. Woche	5 Min. Dehnen	täglich 1,6 km gehen	5 Min. Dehnen
7. Woche	5 Min. Dehnen	täglich 2 km gehen	5 Min. Dehnen
8. Woche	5 Min. Dehnen	täglich 2,4 km gehen	5 Min. Dehnen
9. Woche	5 Min. Dehnen	täglich 2,8 km gehen	5 Min. Dehnen
10. Woche	5 Min. Dehnen	täglich 3,2 km gehen	5 Min. Dehnen

Mall Walking

Ob Sie es glauben oder nicht: In den USA gibt es etwa drei Millionen flotte Schaufensterbummler. *Mall Walking*, übersetzt mit »Gehen in Einkaufszentren«, heißt die neue Sportart, die ihre Anhänger vor allem unter den älteren Leuten rekrutiert.

Einkaufszentren sind relativ sicher und auch fast immer »wetterfest«. Zudem gibt es dort weder Bord- noch Rinnsteine, über die man stolpern kann, und auch keine Hügel zum Hinaufschnaufen. Häufig trifft man sich zum Mall Walking in kleinen Gruppen und kann so Training mit Geselligkeit verbinden.

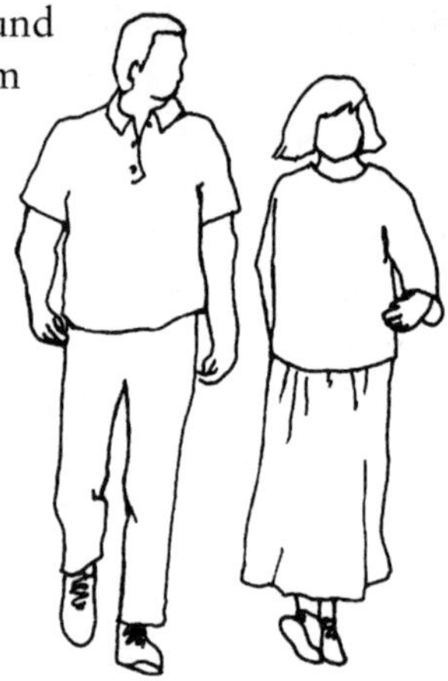

Fit durch Walking

Das Institute for Aerobics Research gibt folgende Empfehlungen:

Mindestpensum für mittlere Kondition

Frauen: in der Woche dreimal 3,2 km in maximal 30 Min. *oder* fünf- bis sechsmal 3,2 km in 30–40 Min. gehen.

Männer: in der Woche mindestens dreimal 3,2 km in maximal 27 Min. gehen *oder* sechs- bis siebenmal 3,2 km in 30–40 Min. gehen.

Mindestpensum für hohe Kondition

Frauen: fünf- bis sechsmal in der Woche 3,2 km in 30 Min. *oder* viermal wöchentlich 3,2 km in 20–24 Min. gehen.

Männer: sechs- bis siebenmal in der Woche 4 km in 38 Min. *oder* mindestens vier- bis fünfmal wöchentlich 3,2 km in maximal 20 Min. gehen.

Diese Schuhe sind für das Laufen gemacht

In den letzten zehn Jahren hat sich bei den Lauf- und Wanderschuhen hinsichtlich Material und Verarbeitung viel getan. Jedes gute Schuhgeschäft mit entsprechend geschultem Personal sollte

Sie fachmännisch beraten können. Oder informieren Sie sich in einer Sportzeitschrift.

Worauf ist beim Schuhkauf zu achten?

- auf eine äußerst flexible Sohle, wegen der höheren Biegebelastung bei »richtigem« Gehen (Abrollen über die ganze Fußsohle).
- auf gute Stoßdämpfung, insbesondere an der Ferse, aber auch auf ausreichende Stabilität, um guten Halt zu bieten.
- auf adäquate Stützung des Fußbettes.
- auf atmungsaktive Außenschicht, die die Feuchtigkeit nach außen abgibt.

Kalorienverbrauch bei einer Stunde Gehen

Tempo (Km/h)	Gewicht 54 kg	72 kg	91 kg
3,2	160	210	265
4,8	215	285	360
6,4	280	375	470

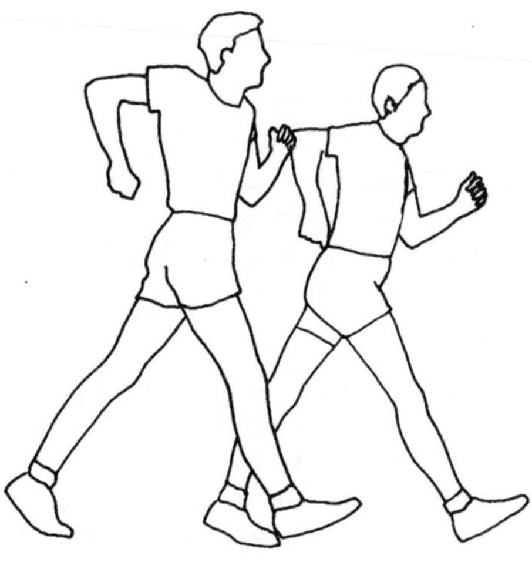

Jogging und Laufen

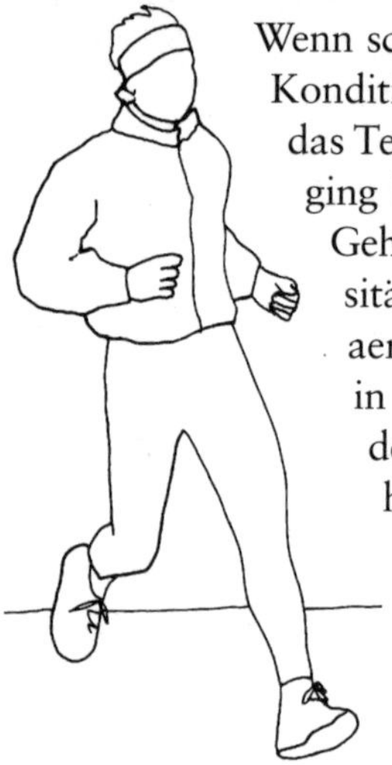

Wenn schon das Walking ein so ausgezeichnetes Konditionstraining ist, warum soll man dann das Tempo erhöhen und laufen? Nun, weil Jogging bzw. Laufen einfach eine Steigerung des Gehens bedeutet und die Belastungsintensität erhöht. Außerdem hat man denselben aeroben und kalorienverwertenden Nutzen in kürzerer Zeit. Ein wesentlicher Vorteil des Laufens wird oft übersehen: Durch die höhere Druckbelastung beim Laufen werden Knochen und Gelenke gekräftigt, was das Osteoporose-Risiko verringert. (Osteoporose: Knochenschwund bedingt durch Alterungsprozeß)

Jogging – und ebenso Walking – zählt zu den besten aeroben Bewegungsarten. Sie benötigen dazu weder eine spezielle Ausrüstung noch sind Sie von Einrichtungen oder Geräten abhängig. Zudem ist es leichter zu beherrschen als z.B. Radfahren, Schwimmen, Skilanglauf, Tennis oder andere Ballsportarten.

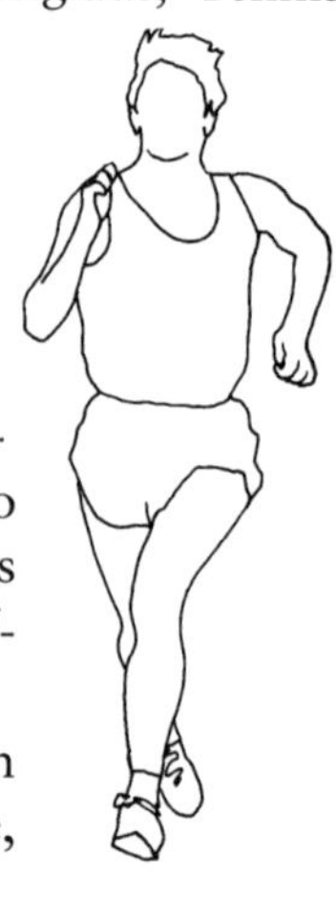

Worin liegt überhaupt der Unterschied zwischen Jogging und Laufen? Jogger laufen langsamer und legen selten Sprints ein; wer 1,6 km in maximal 9 oder 10 Minuten läuft, nennt sich dagegen lieber Läufer. Ob nun Jogger oder Läufer – wichtig ist, daß Sie ein Tempo laufen, bei dem Sie sich noch wohl fühlen, das aber ausreicht, um einen aeroben Trainingseffekt zu erreichen.

Bei steigender Belastung erhöht sich natürlich auch das Verletzungsrisiko. Laufen kann Hüfte,

Beine und Füße zusätzlich belasten. Doch wenn Sie sich vorher richtig aufwärmen und dehnen, die richtigen Schuhe tragen und nicht übertrainieren, lassen sich auch Verletzungen vermeiden. Wie beim Krafttraining empfiehlt es sich auch beim Ausdauertraining, einen Ruhetag einzulegen. Sollten Sie irgendwelche Verletzungsprobleme oder Beschwerden haben, laufen Sie nur jeden zweiten Tag. Hören Sie auf Ihren Körper. Reagieren Sie auf Warnsignale.

Das richtige Paar Schuhe

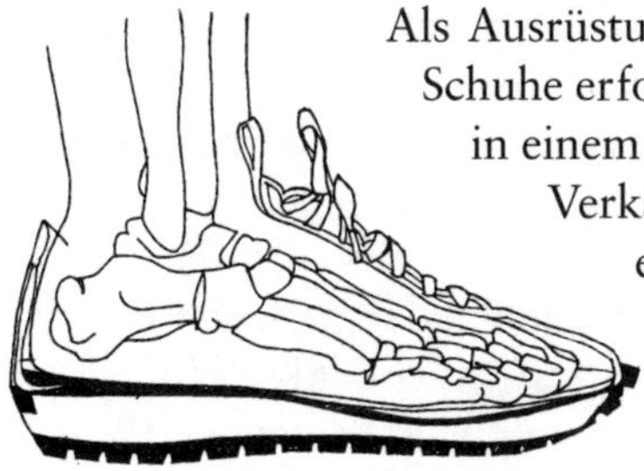

Als Ausrüstung sind einzig und allein gute Schuhe erforderlich. Am besten wird man in einem Schuhgeschäft beraten, dessen Verkäufer selbst joggen. Gehen Sie erst am späten Nachmittag hin, wenn die Füße bereits etwas angeschwollen sind. Nehmen Sie ein Paar Sportsocken zum Anprobieren mit. Achten Sie auf eine gute Polsterung und auf die Paßform (weitgeschnittener Zehenbereich, guter Fersensitz). Der Schuh sollte sich wie eine zweite Haut anfühlen. Machen Sie einen kurzen Probegang auf der Straße. Jedes seriöse Schuhgeschäft wird Ihnen dies gestatten.

Hinweise für Laufanfänger

- Erste Stufe: Mit normalem Gehen beginnen. So lange wiederholen, bis Ihnen 20 bis 30 Minuten Gehen leichtfallen.
- Zweite Stufe: Zügig gehen. So lange wiederholen, bis Sie 20 bis 30 Minuten locker durchhalten.
- Dritte Stufe: Zwischendurch traben (joggen) – aber nicht über die gesamte Strecke, sondern nur ungefähr 100 m, drei- oder viermal; die übrige Zeit zügig gehen.

- Vierte Stufe: Steigern Sie das Traben (Joggen), gehen Sie eventuell bereits ins Laufen über. Aber bitte nicht übertreiben.
- Vielleicht stellen Sie fest, daß Ihnen Jogging leichter fällt als Laufen mit Sprinteinlagen oder daß es Ihnen mehr liegt, zu laufen und zwischendurch etwas langsamer zu traben. Orientieren Sie sich an Ihrer Pulsfrequenz und hören Sie auf Ihren Körper.

Laufen im Wasser

Verletzte Läufer stellten vor einigen Jahren fest, daß sie durch Laufen im Wasser ihr Training beibehalten und gleichzeitig ihre Verletzungen ausheilen lassen konnten. Für diese Bewegungsart gibt es sogar eine spezielle Ausrüstung, aber, nebenbei gesagt, Schwimmwesten tun es auch. Das Training läuft wie folgt ab: Man begibt sich ins tiefe Wasser und führt mit den Beinen Laufbewegungen aus, als würde man auf festem Boden laufen. Das Wasser bietet den notwendigen Widerstand, dafür entfällt jedoch die auf festem Boden entstehende Druckbelastung, die Verletzungen verschlimmert. Bleiben Sie aufrecht und lehnen Sie sich nicht zu weit nach vorne. Ellbogen bleiben nah am Körper. Manchen hilft es, beim Armeschwingen die Handflächen zum Ausbalancieren offen zu halten.

Laufen mit Gewichten

Wir empfehlen Ihnen nicht, mit Gewichten in den Händen oder an den Füßen zu laufen. Beim Gehen ist nichts dagegen einzuwenden. Handgewichte können zwar durchaus den Oberkörper kräftigen, doch andererseits bremsen sie das Tempo und schmälern dadurch den aeroben Effekt. Doch der Hauptgrund, warum wir davon abraten, liegt im erhöhten Verletzungsrisiko: Je größer das Gewicht, um so höher der Druck auf die Füße.

Handgewichte sind berüchtigt für Knieverletzungen. Wenn Sie den Oberkörper kräftigen wollen, trainieren Sie lieber mit Hanteln im Fitneßstudio. Das ist genauso effektiv, birgt aber ein weitaus geringeres Verletzungsrisiko und ist weniger zeitaufwendig.

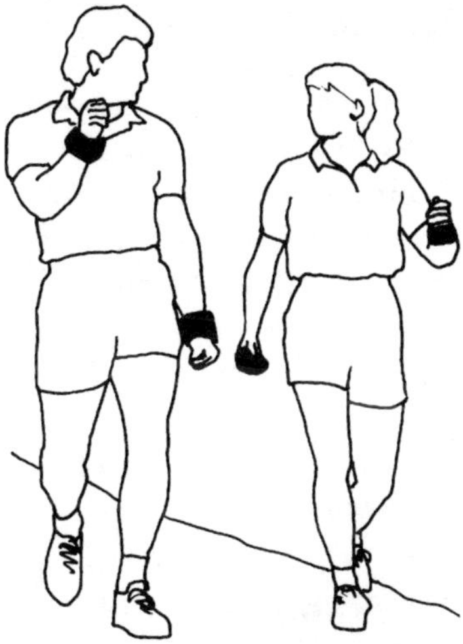

Laufen ist nicht arthritisfördernd

Verschiedene Studien mit sportlich aktiven Testpersonen, darunter auch Läufern, belegen, daß die Wahrscheinlichkeit, Arthritis zu entwickeln, bei Trainierten genau so groß (oder gering) ist wie bei Untrainierten. Bewegung ist gut für die Gelenke, und selbst die Abnutzung durch jahrelanges intensives Lauftraining bedeutet keine erhöhte Arthritis-Gefahr. Eine in Zusammenarbeit zwischen der University of California in San Francisco und der Stanford University unlängst durchgeführte Studie geht sogar noch einen Schritt weiter mit der These, Laufen erhöhe nicht einmal die Knieabnutzung bei Läufern, die an Arthritis leiden.

Radfahren

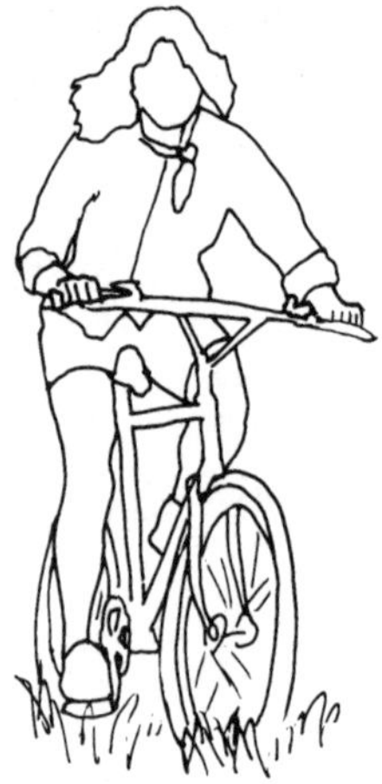

Auch Radfahren zählt zu den Sportarten, die in den letzten Jahren einen großen Aufschwung erlebten. Radfahren eignet sich für alle Altersstufen. Es ist ein ideales und zudem gelenkschonendes Herz-Kreislauf-Training. Nicht zu vergessen auch der »ästhetische« Genuß, wenn man durch eine zauberhafte Landschaft radelt und einem der Wind angenehm ins Gesicht bläst.

Das richtige Material

Vor dem Kauf eines Fahrrads sollte man sich ausreichend informieren. Denn es ist wichtig, ein Rad zu finden, das genau den *eigenen* Bedürfnissen entspricht. Normale Straßensporträder haben 10 bis 24 Gänge, einen Rennlenker (der auch durch eine gerade Lenkstange ersetzt werden kann), einen Leichtmetallrahmen sowie Leichtmetallfelgen.

Mountain-Bikes haben eine breitere Bereifung und eine gerade Lenkstange; sie sind in der Regel mit einer 18- bis 24-Gangschaltung ausgestattet. Diese Räder wurden ursprünglich für Geländetouren entwickelt, doch hat man schnell festgestellt, daß sie auf Straßen genauso gut laufen und sich vor allem für Städte gut eignen, in denen unebene Straßenbeläge und Bord-

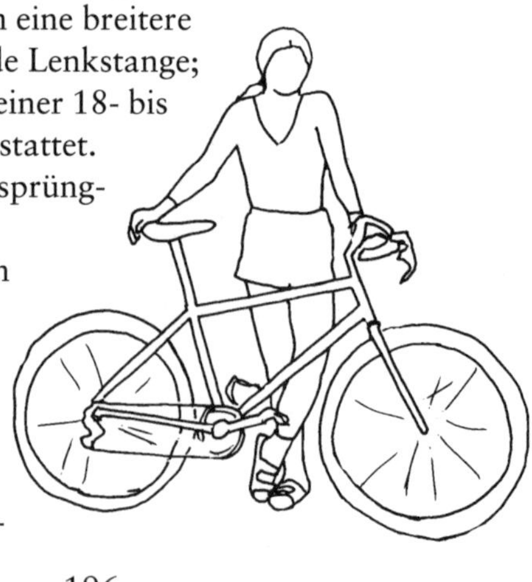

steine schmalen Reifen gerne zum Verhängnis werden. Wenn Sie hauptsächlich im Gelände fahren wollen, sind Sie mit einem Mountain-Bike am besten beraten.

Radgrundwissen

Nichts ist besser als ein erfahrener und ehrlicher Fahrradverkäufer; doch ein paar grundlegende Faustregeln sollte jeder selbst kennen:

- *Rahmengröße:* Wenn Sie direkt über dem Rad stehen, sollte das Oberrohr etwa 5 cm niedriger sein als Ihr Schritt.
- *Sitzhöhe:* Wenn Sie die Schuhferse auf das Pedal setzen, sollte das Bein dabei so weit durchgestreckt werden können, daß das Knie noch leicht angewinkelt ist.
- *Lenker:* Die Lenkerbreite sollte Ihrer Schulterbreite entsprechen. Der Steuerkopf (Verbindungsteil von Lenkstange und Rahmen) sollte so hoch angebracht sein, daß er 2,5 bis 3 cm unterhalb des Sattels liegt.

Radfahren im Straßenverkehr

Einsteiger stellen oft die Frage: »Wo kann man denn überhaupt gut und sicher radfahren?«

In Städten oder Großstädten Rad zu fahren ist nicht jedermanns Sache. Als erstes gilt es, die grundlegenden Radmanöver möglichst schnell und sicher zu beherrschen, damit Schalten, Bremsen, schnelles Abbiegen und Gegenverkehr kein Problem mehr darstellen. Übung macht den Meister, und leere Parkplätze oder ruhige Wohngegenden geben einen idealen Übungsplatz ab.

Pedalumdrehungen pro Minute

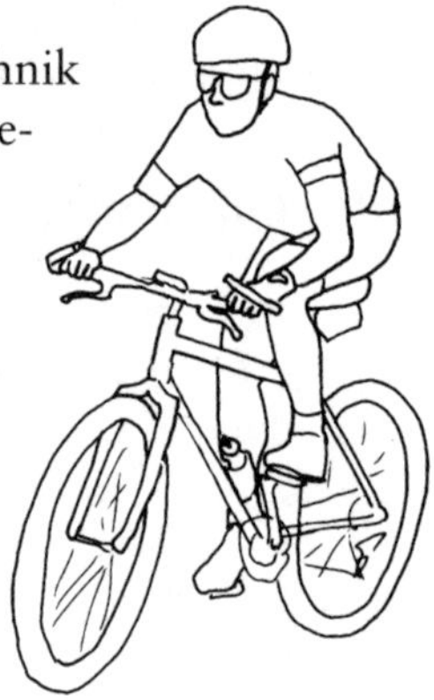

Arbeiten Sie auf eine richtige Pedaltechnik hin. Lernen Sie, das Tempo bis in den Bereich von 70 bis 90 Pedalumdrehungen pro Minute zu steigern: 70 bedeutet 70 volle Umdrehungen pro Minute. Die Wahl des richtigen Ganges hängt vom Gelände ab. Üben Sie das Schalten, lernen Sie, welcher Gang für welches Tempo richtig ist. Vermeiden Sie zu hohe Gänge, um nicht die Knie unnötig zu belasten.

Zuallererst an den Kopf denken

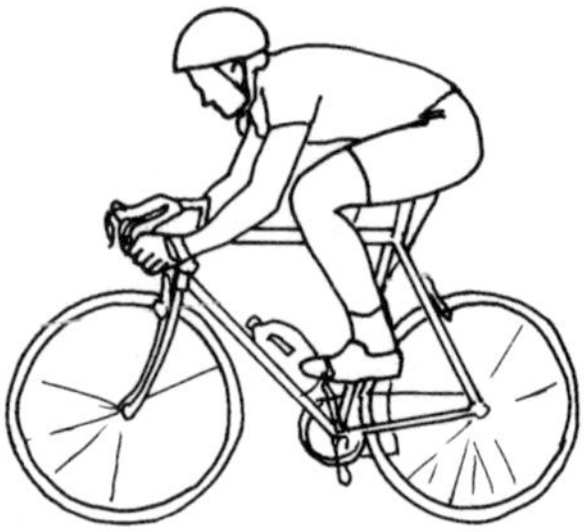

Nie ohne Helm fahren.
Fahren Sie außerdem nie mit Walkman. Er beeinträchtigt Ihr Hörvermögen, so daß Sie unter Umständen wichtige Geräusche wie z. B. ein zu nah heranfahrendes Auto überhören.

Ausgleichstraining für andere Sportarten

Radfahren trägt auch hervorragend zur Leistungssteigerung in anderen Sportarten bei. Für Läufer eignet es sich beispielsweise besonders gut, weil dadurch andere Beinmuskeln (v.a. der Quadrizeps) aufgebaut werden als beim Laufen. Für Schwimmer, die ja hauptsächlich nur die Arme bewegen, ist es ebenfalls eine wichtige Ergänzung. Radfahren kräftigt die Beinmuskulatur und stärkt Ihr Herz-Kreislauf-System. Nicht zuletzt bietet es einen ausgezeichneten Ausgleich zu anderen aeroben Trainingsarten.

Hometrainer

Mit Fitneßrädern (Hometrainer) lassen sich dieselben aeroben Ergebnisse erzielen wie mit dem »echten« Fahrrad. Sie bieten jedoch den zusätzlichen Vorteil, daß sie bei widrigen Wetterverhältnissen auch in Innenräumen zu jeder Tages- und Nachtzeit benutzt werden können. Diese Hometrainer sind ein zeitsparendes, praktisches Mittel für effektives Herz-Kreislauf-Training. Manche Leute verbinden eine halbe Stunde Hometrainer mit den Abendnachrichten; in den Fitneßstudios lesen unverdrossene Frühaufsteher dabei ihre Morgenzeitung und beginnen den Tag fit und informiert.

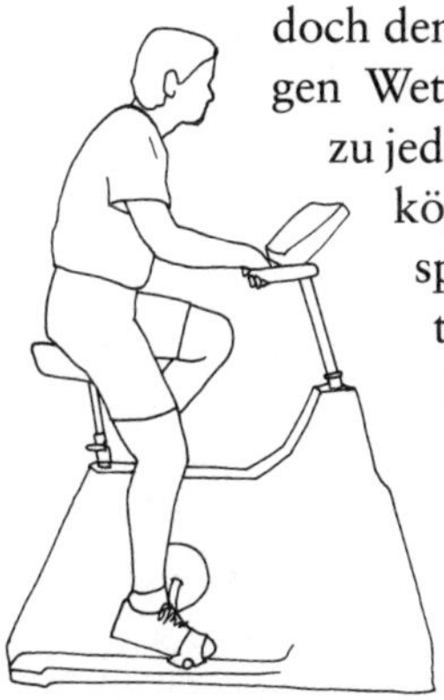

Ein weiteres, seit einigen Jahren sehr populäres Gerät ist die Trainingsrolle, ein Simulator, in den man das eigene Rad nach Entfernung des Vorderrads hineinstellt. Eine kleine Rolle dient in der Regel zum Antrieb des Hinterrads, und eine Wirbelstrombremse sorgt für Gegenwind.

Kalorienverbrauch beim Radfahren

Tempo	Kalorienverbrauch pro Minute
8,8	4,5
15	7,0
21	11,1

Schwimmen

Wenn Sie jemanden fragen, welcher Sport das beste Ganzkörpertraining darstelle, wird die Antwort wohl stets lauten: Schwimmen. Stimmt das, und wenn ja: Wie erlangt man gerade durch das Schwimmen einen kräftigen, gesunden Körper?

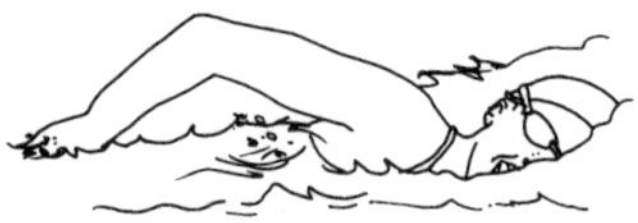

Vorteile des Schwimmens

- Beim Schwimmen werden fast alle großen Muskelgruppen beansprucht, insbesondere dann, wenn man zwischen verschiedenen Schwimmstilen abwechselt. Um Arme und Beine gegen den Wasserwiderstand zu bewegen, muß die Arm-, Schulter-, Hüft-, Bauch- und Beinmuskulatur betätigt werden. Die Beanspruchung aller wichtigen Gelenke in einem breiten Bewegungsumfang macht beweglich und gelenkig.
- Schwimmen ist ein hervorragender Sport für Übergewichtige oder Leute mit Gelenkproblemen, denen dadurch andere aerobe Sportarten verwehrt sind. Ebenso empfiehlt es sich besonders für Schwangere oder junge Mütter, die wieder fit werden wollen.
- Durch den Auftrieb im Wasser wird der Körper leichter, was einen hohen Trainings-Effekt ohne Überbeanspruchung der unteren Gliedmaßen ermöglicht und damit das Verletzungsrisiko verringert.
- Schwimmen ist ein ausgezeichneter Kalorienverwerter. Regelmäßiges Schwimmen verbessert Kondition und Technik, was sich wiederum in höherem Tempo und größerer Ausdauer niederschlägt. Je nach Schwimmstil werden pro Stunde ca. 600 bis 800 Kalorien verbrannt.

- Wer in einer heißen oder feuchten Gegend lebt, für den ist Schwimmen *die* Sommeraktivität schlechthin. Ist doch an einem heißen Sommertag nichts wohltuender als der Sprung ins kühle Naß.

Gibt es auch Nachteile?

Schwimmen ist eine ideale Trainingsart, die aber auch gewisse Nachteile mit sich bringt.

- In unseren Breitengraden muß man sich den Großteil des Jahres über mit Hallenbädern bescheiden.
- Der eine oder andere muß – als Anfänger oder zur Verbesserung der Schwimmtechnik – womöglich erst Schwimmunterricht nehmen, bevor er das Schwimmen als Trainingsmittel zur Verbesserung von Kondition und Gesundheit in Betracht ziehen kann.

Diese Hindernisse sind jedoch nicht unüberwindbar.

Wer an Osteoporose leidet (oder ihr vorbeugen will), ist mit Ausdauertraining kombiniert mit Gewichten besser beraten als mit Schwimmen. Beim Gehen bzw. Joggen werden die Knochen durch die Druckbelastung gekräftigt, während beim Schwimmen der Körper durch den hydrostatischen Auftrieb entlastet wird.

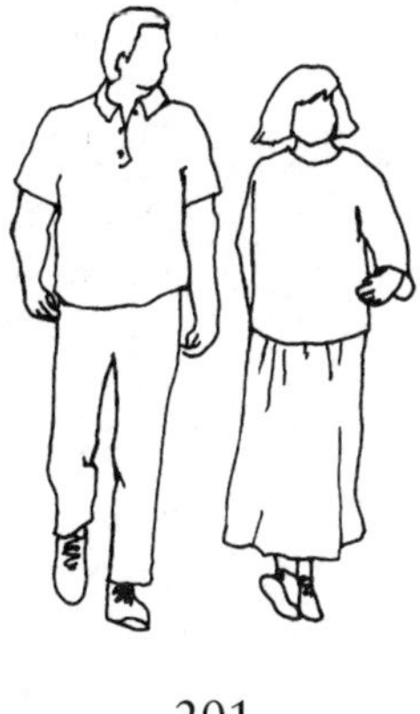

Schwimmstil

Freistil bzw. Kraulen eignet sich am besten für die Herz-Kreislauf-Stärkung, da zum einen der Energieaufwand gering ist und zum anderen die gleichmäßigen, rhythmischen Bewegungen einen maximalen Trainingseffekt für Herz und Lungen gewährleisten und zudem Kalorien verbrauchen. Doch gönnen Sie sich zur Abwechslung und zum Vergnügen ruhig auch Brust-, Rücken- und Seitenschwimmen.

Aquatraining

Aquatraining ist der moderne Begriff für Wassergymnastik. Aquatraining greift viele gängige Gymnastik- und Beweglichkeitsübungen auf. Vor allem bei älteren Menschen bzw. Menschen mit schwachen Muskeln oder Gelenkproblemen ist das Interesse an dieser Sportart inzwischen sehr hoch, da sie die Gelenke und Muskeln weitaus weniger beansprucht als andere Sportarten. Der Trainingseffekt für das Herz-Kreislauf-System mag zwar nicht so hoch sein wie bei anderen aeroben Aktivitäten, aber zum Einstieg in ein sportlicheres Leben ist Aquatraining genau das Richtige. Auch eignet es sich hervorragend als

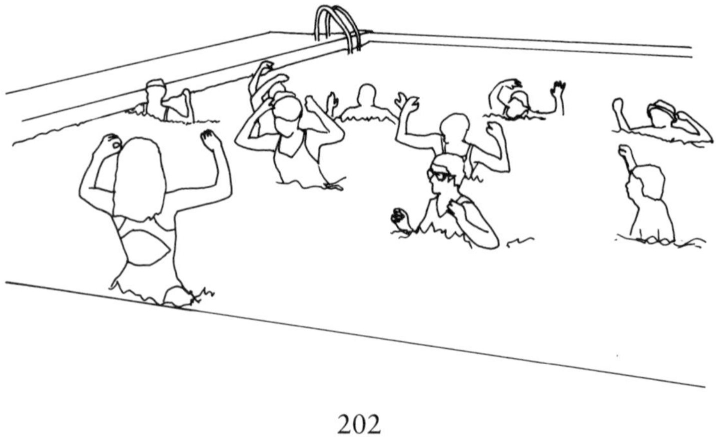

Aufwärmübung vor dem Schwimmen. Aquatraining wird in manchen Hallenbädern angeboten. Erkundigen Sie sich danach – es lohnt sich. Die Stunden sind immer sehr gesellig und anregend.

Gehen im Wasser

Gehen im Wasser ist ein ausgezeichnetes Mittel, um Kalorien zu verbrennen und abzunehmen. Man stakst einfach durch das Wasser, das mindestens bis zu den Oberschenkeln reichen soll. Je tiefer das Wasser, um so stärker der Kalorienverbrauch. Im tiefen Wasser kann man auch den Oberkörper mittrainieren, indem man mit den Armen gegen den Wasserwiderstand schwingt. Trainingsort: im Urlaub am Meer, ansonsten im Hallenbad oder Swimmingpool. Damit es nicht eintönig wird, wechseln Sie ab zwischen seitlichem Gehen, Vor- und Rückwärtsgehen. Versuchen Sie auch, einige Aerobic-Übungen miteinzubauen. Bleiben Sie immer in Bewegung (siehe auch Laufen im Wasser S. 194).

Aerobe Sportarten

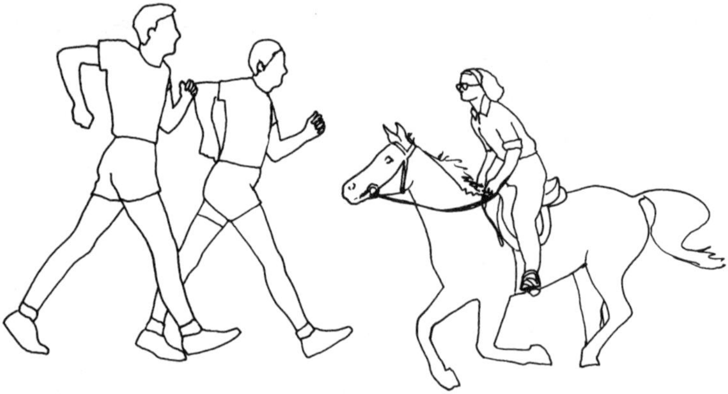

Aerob bedeutet »Sauerstoff aus der Luft zum Leben benötigend«. Aerob ist jede Bewegung, die Herzschlag und Kreislauf erhöht. Typische aerobe Aktivitäten sind Langstreckenlauf, Radfahren, Schwimmen, Skilanglauf – also Bewegungen, bei denen die großen Muskelgruppen beansprucht werden. Auch Gehen kann unter aerobes Training fallen.

Aerobe Vielfalt

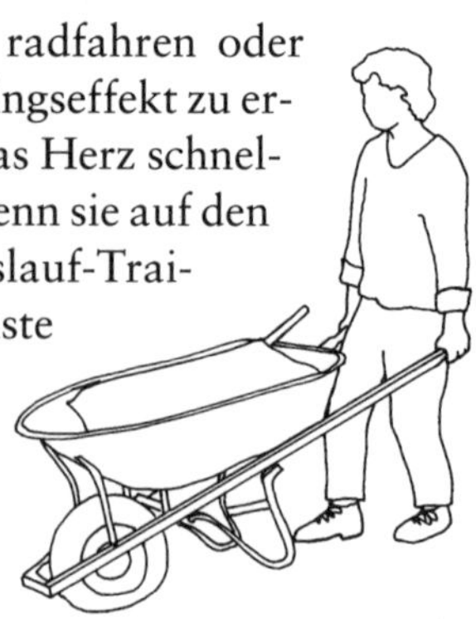

Sie müssen nicht unbedingt laufen, radfahren oder schwimmen, um einen aeroben Trainingseffekt zu erzielen. Jede sonstige Bewegung, die das Herz schneller pumpen läßt, ist wertvoll, selbst wenn sie auf den ersten Blick gar nicht an Herz-Kreislauf-Training denken läßt. Gehen Sie das nächste Rasenmähen, Staubsaugen oder Autowaschen einfach mit ein bißchen mehr Schwung an. Jede körperliche Tätigkeit kann aerob(er) gemacht werden.

Aerobic-Stunden

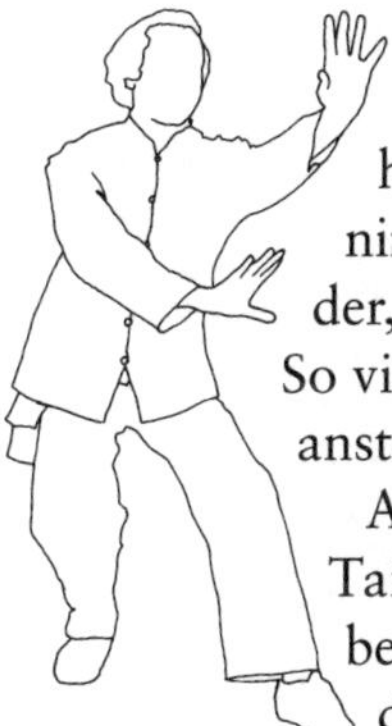

Besondere Motivation erhält man in den Aerobic-Stunden. Man braucht einfach nur hinzugehen und weiß, ein ordentliches Training ist einem gewiß. Zudem ist es viel anregender, mit anderen Gleichgesinnten zu trainieren. So viel geballte Energie in einem Raum ist einfach ansteckend!

Andere »alte« Trainingsformen wie z.B. Yoga, Tai Chi und Qi Gong lehren richtiges Dehnen, bewußtes Atmen und/oder Stärkung des »Chi«, d.h. der Lebenskraft.

Trainingsgeräte

Für Ausdauertraining gibt es eine große Gerätevielfalt. In den meisten Fitneßstudios empfängt Sie eine ganze Armee davon. Etliche Geräte eignen sich auch für den Hausgebrauch. Zu den gängigen Trainern zählen Laufband, Stepper, Hometrainer, Langlauf- und Rudermaschine. Im Gegensatz zu den Universal-, Nautilus- oder Soloflexsystemen, die mit Kraftwiderstand in Form von Gewichten arbeiten, werden auf diesen Geräten nicht nur die Muskeln trainiert und gekräftigt, sondern wird durch aerobe Belastung auch das Herz-Kreislauf-System gestärkt.

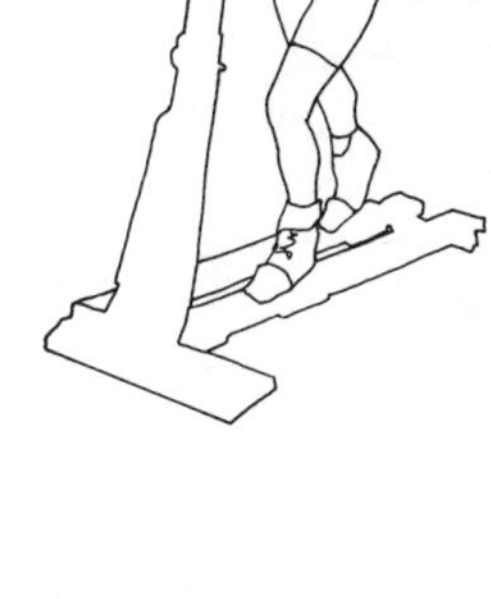

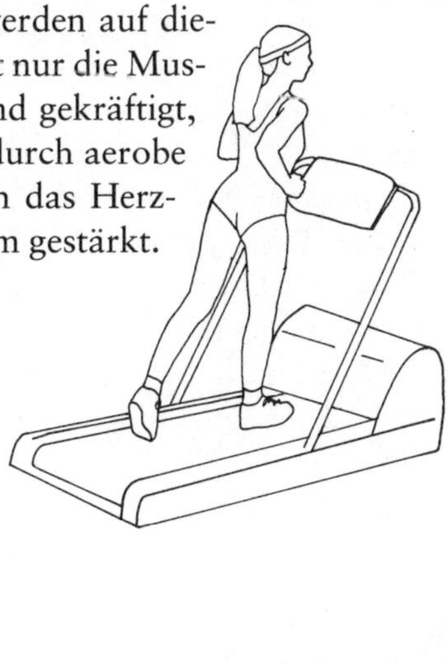

Sonstige Sportarten

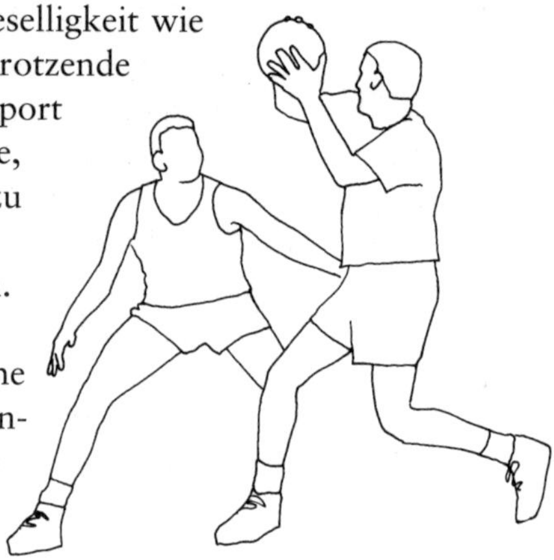

Sport macht Spaß, fördert Geselligkeit wie auch Disziplin und sorgt für strotzende Gesundheit. Im Mannschaftssport lernen Kinder und Erwachsene, miteinander umzugehen und zu kooperieren sowie mit Würde zu gewinnen bzw. zu verlieren. Ihre Kämpfernatur verhilft Ihnen vielleicht dazu, sportliche Leistung sowie athletisches Können zu verbessern und, gleichsam als Nebeneffekt, eine bessere Gesundheit zu erlangen. Beim Einzelsport können Sie gegen Ihre eigene persönliche Bestleistung antreten. Die Ziele sind erreichbar, da Sie sie festlegen und Sie in Ihrem individuellen Tempo Fortschritte erzielen.

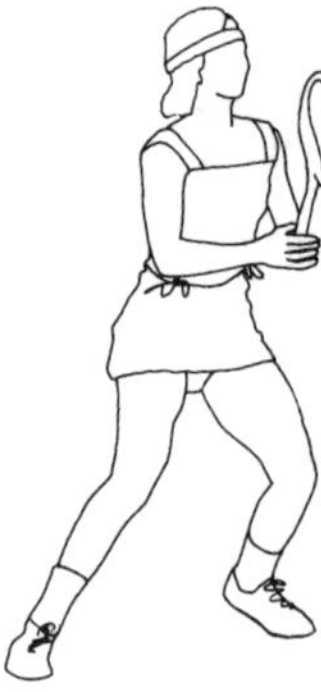

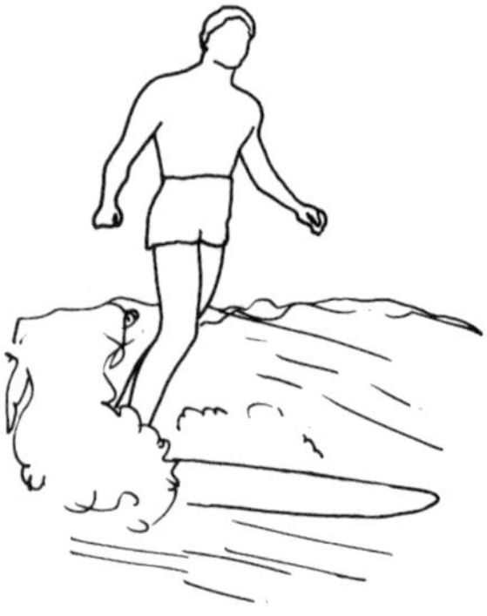

Skilanglauf

Immer mehr Leute entdecken, daß Skilanglauf sich ausgezeichnet dazu eignet, körperliche Anstrengung mit dem Genuß der winterlichen Landschaft zu verbinden. Darüber hinaus ergänzt Skilanglauf in hervorragender Weise andere Ausdauersportarten wie Gehen, Laufen oder Radfahren. Er übertrifft nicht nur jedes Herz-Kreislauf-Training, sondern schont auch noch die Gelenke, da Erschütterungen und Stöße, wie sie beim Laufen vorkommen, entfallen, und er trägt zur Stärkung des Oberkörpers bei. Diese Sportart kann entweder im Freien auf präparierten Loipen oder aber im Raum auf einem speziellen Langlaufgerät betrieben werden.

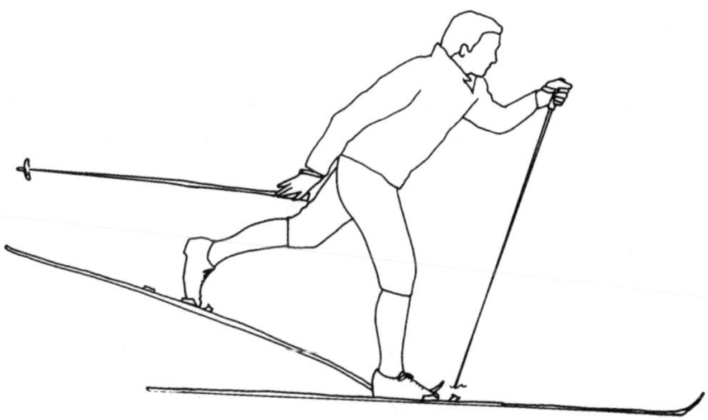

Tennis

Von Bill Wright, Tennis-Coach an der University of Arizona, stammt das Konzept des *Aeroben Tennis*, bei dem Kraftmaximierung durch folgende Prinzipien erreicht wird:

- Mit maximaler Geschwindigkeit möglichst weit und viel laufen.
- Sich immer so bewegen, daß man auf den Ball zulaufen kann.
- Bei hoher Pulsfrequenz spielen, um den Herzkreislauf zu stärken.
- An jeder Bewegung *den ganzen Körper* beteiligen.
- Richtig ins Schwitzen kommen, um den erwünschten Trainingseffekt zu erzielen.

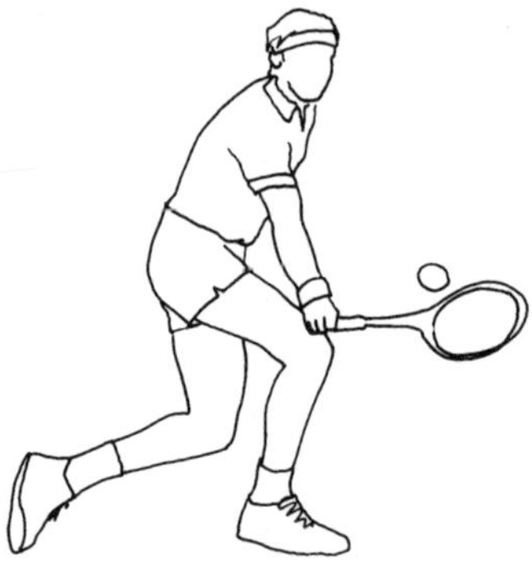

<u>**Arbeit und Freizeit**</u>

Übungen fürs Büro

Selbst wenn Sie Ihre Arbeit hauptsächlich sitzend erledigen, können Sie in irgendeiner Form körperliche Aktivität einbauen. Geeignete Dehn- und Kraftübungen finden Sie in den Kapiteln *Dehnübungen am Schreibtisch*, *Bei der Arbeit* und *Bei vollem Terminkalender* (S. 84–96).

Gartenarbeit

Wenn Sie aerobes Training planen, vergessen Sie nicht, daß auch körperliche Arbeit das Herz-Kreislauf-System stärkt.

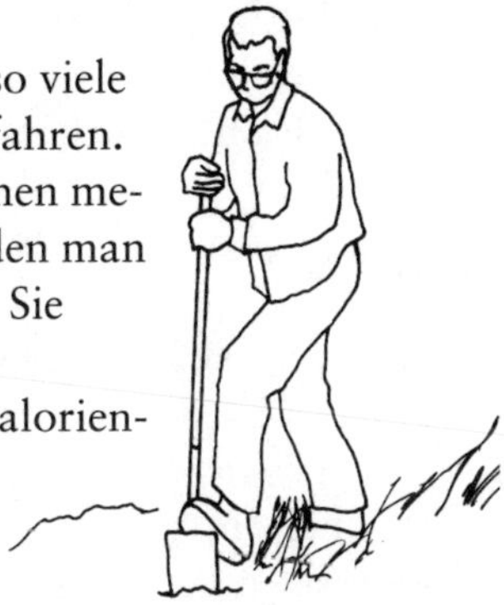

- Beim Rasenmähen werden genauso viele Kalorien verwertet wie beim Radfahren. Kehren Sie wieder zum altmodischen mechanischen Rasenmäher zurück, den man richtig schieben muß. Verbrennen Sie Kalorien statt Benzin!
- Gartenarbeit ist hinsichtlich des Kalorienverbrauchs fast gleichzusetzen mit gemächlichem Schwimmen.

Auf diese Weise schlagen Sie zwei Fliegen mit einer Klappe: Sie haben Ihr Training, und die Gartenarbeit ist ebenfalls erledigt. Wenn Sie Holz gehackt und gestapelt haben, können Sie zufrieden auf die sauber aufgeschichteten Holzscheite blicken und dabei stolz Ihren Bizeps befühlen. Legen Sie sich beim Schneeschaufeln richtig ins Zeug. Machen Sie die Arbeit zum Sport!

Fabrikarbeit und sonstige körperliche Schwerarbeit

Jede körperliche Schwerarbeit führt zu einem höheren Kalorienverbrauch. Wenn Sie darauf achten, richtig zu heben und zu tragen, beugen Sie Verletzungen bei der Arbeit vor und können sicher sein, daß Sie fit bleiben und gleichzeitig gute Arbeit leisten.

- Gehen Sie beim Aufheben schwerer Gegenstände stets in die Knie. Halten Sie das Gewicht nicht mit dem Rücken, sondern mit der Kniebeugemuskulatur, die aus langen, starken Muskeln besteht.
- Dehnen Sie sich vor und nach Ihrem Arbeitstag, damit die Muskeln beweglich und locker bleiben. Legen Sie zwischendurch kleine Stretching-Pausen ein.
- Überlegen Sie, wie Sie die Arbeit für indirektes Krafttraining und vielleicht sogar Herz-Kreislauf-Training nutzen können.

Hausarbeit

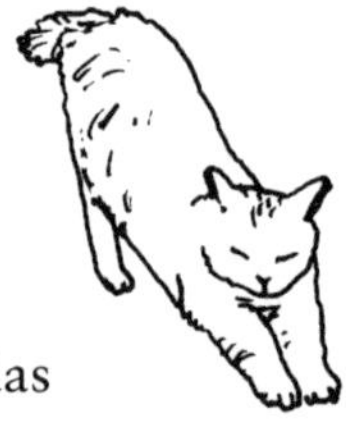

- Lehnen Sie sich beim Bettenmachen, wenn Sie das Laken straff ziehen, zum Dehnen einfach etwas mehr vor.
- Tauschen Sie, sooft es geht, den Staubsauger gegen einen Besen ein.
- Erledigen Sie die Hausarbeiten zügig, damit das Herz etwas mehr pumpen muß.
- Hängen Sie die Kleidung draußen auf und atmen Sie dabei tief ein; achten Sie den ganzen Tag über auf richtiges Atmen.

Freizeit

Mit dem Hund eine Runde drehen, das Baby auf dem Rücken spazierentragen, Frisbee spielen oder tanzen – all das fällt unter aerobe Bewegung und macht zudem noch Spaß. Schon allein dadurch fühlt man sich wohler. Auch Yoga kann Ausdauer trainieren. Qi Gong (»Entwicklung der inneren Energie«) ist ein alter chinesischer Brauch, bei dem durch Meditation und Körperbewußtsein die inneren Organe sowie die allgemeine Gesundheit gestärkt werden sollen. Qi-Gong- Unterricht wird inzwischen in Amerika und Europa vermehrt angeboten.

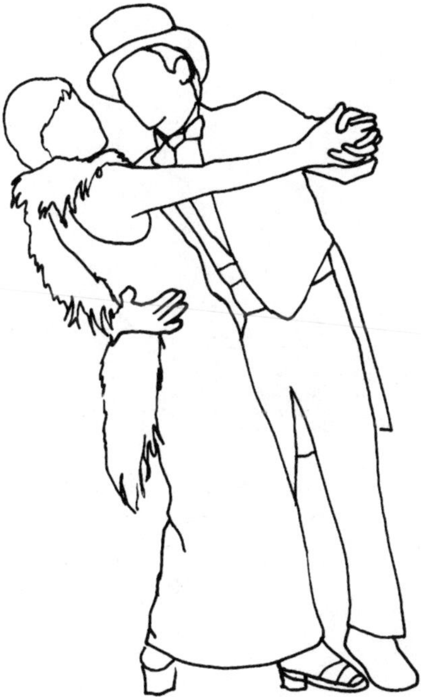

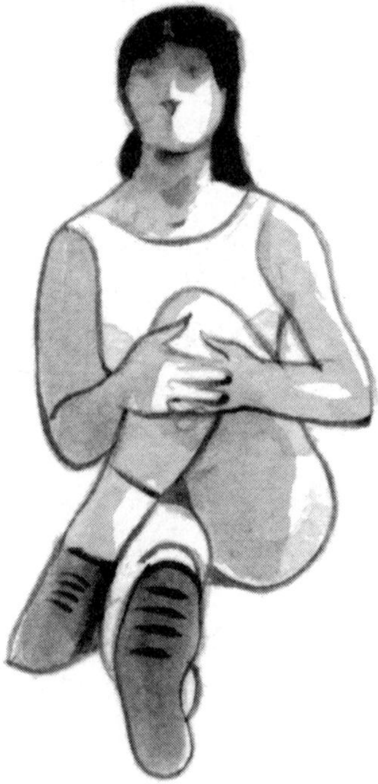

Richtiges Stretching

Stretching ist einfach. Dennoch kann man es richtig und falsch machen. Richtig stretchen heißt, langsam die Muskeln dehnen, sich dabei entspannen und sich auf die zu dehnende Muskelpartie konzentrieren. Viele machen es falsch, indem sie beim Dehnen nachfedern oder so stark dehnen, daß es schmerzt. Damit kann man mehr Schaden als Gutes anrichten.

Einfaches Dehnen

Dehnen Sie so weit, bis Sie eine *leichte Spannung* im Muskel verspüren; Dehnung 5 bis 15 Sekunden halten und sich dabei entspannen. **Auf keinen Fall nachfedern!** Die Spannung sollte nach kurzer Zeit nachlassen. Wenn nicht, etwas nachgeben, bis sich der Zug im Muskel wieder angenehm anfühlt. Mit dieser Übung lockern Sie die Muskeln und bereiten sie auf die nächste Stretch-Stufe vor.

Aufbauendes Dehnen

Wiederholen Sie die Übung, doch dehnen Sie jetzt ein Stück weiter, bis Sie wieder eine leichte Spannung verspüren, halten Sie diese fünf bis 15 Sekunden. Kein Nachfedern. Auch hier sollte die Spannung wieder nachlassen. Wenn nicht, Dehnung etwas zurücknehmen.

Ein-Phasen-Stretch

Bereits die einfache Dehnübung genügt, um verspannte Muskeln zu lockern und sich insgesamt wohler zu fühlen. Bei regelmäßiger Ausführung bleiben Sie allein durch diese Übung beweglich.

Atmen

Atmen Sie bei jeder Übung langsam und gleichmäßig. Auf keinen Fall beim Dehnen den Atem anhalten.

Entspannen

Halten Sie beim Dehnen Hände, Füße, Schultern und Unterkiefer entspannt. Verkrampfung beeinträchtigt das Dehnen.

Spindelreflex

Bei Überbelastung der Muskelfasern (durch Nachfedern oder Überdehnen) erhält der Muskel über einen Reflex der Nerven das Signal sich zusammenzuziehen. Dieser sogenannte *Spindel-* oder *Stretchreflex* ist ein automatischer Schutzmechanismus des Körpers und verhindert eine Muskelverletzung. Wenn Sie mit Dehnen übertreiben, zieht sich der Muskel zusammen, anstatt sich, wie bezweckt, zu dehnen.

Hinweis: Überdehnen oder Nachfedern kann den Muskel überbelasten und den Spindelreflex auslösen. Bei zu starkem Dehnen besteht die Gefahr kleinster Faserrisse (Mikrotraumen), die wiederum zur Bildung von Narbengewebe führen und die Elastizität des Muskels schrittweise reduzieren.

Ohne Fleiß – sprich Schmerz – kein Preis?

Schmerz ist ein Zeichen dafür, daß Sie beim Stretching etwas *falsch* machen. Ignorieren Sie ihn nicht einfach, sondern nehmen Sie die Dehnung zurück! Die meisten durch Stretching verursachten Verletzungen entstehen dadurch, daß man zu stark oder zu schnell dehnt.

Wann fühlt sich eine Dehnung richtig an?

Die Spannung im Muskel sollte nur leicht sein. Sie sollten das Gefühl haben, in dieser Haltung unendlich lang ausharren zu können. Jeder von uns ist unterschiedlich beweglich. Vergleichen Sie sich nicht mit anderen. Stretching ist kein Wettkampf. Jeder bringt andere Voraussetzungen mit.

Unterer Rücken, Hüfte, Leisten, Oberschenkel

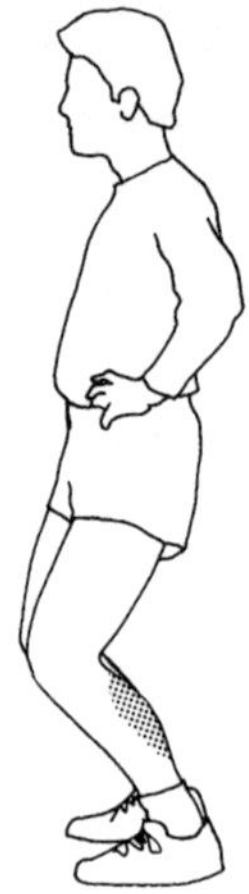

1

- Beine schulterbreit auseinander
- Fersen flach am Boden, Zehenspitzen zeigen nach vorne
- Knie leicht beugen
- 30 Sek. halten

Entspannt hinteren Oberschenkel, dehnt Wade

2

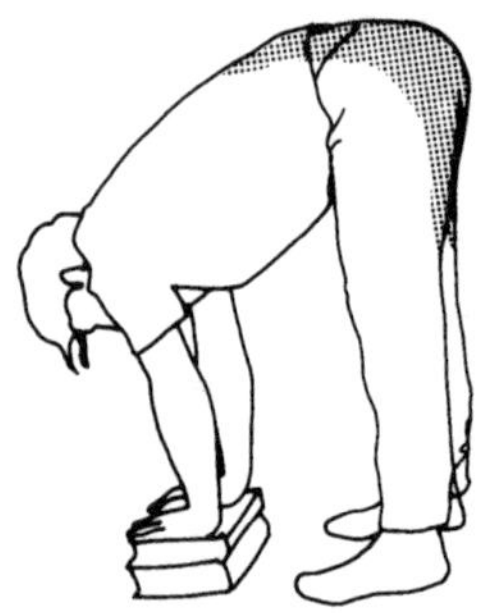

- Beine schulterbreit auseinander
- Fersen flach am Boden, Zehenspitzen zeigen nach vorne
- Knie leicht beugen, Oberkörper nach unten beugen, Hüfte bleibt gerade
- Arme und Nacken sind entspannt
- 10 bis 20 Sek. halten
- Knie nicht durchstrecken; nicht nachfedern
- Beim Aufrichten leichte Kniebeuge beibehalten

Dehnt unteren Rücken, Kniekehle und hinteren Oberschenkel

3

- Setzen Sie sich mit angewinkelten Knien auf den Boden, Fußsohlen aneinander; Zehen mit den Händen umschließen
- Oberkörper langsam nach vorne neigen (Hüfte bleibt gerade)
- 10 bis 30 Sek. halten

- Nicht nachfedern
- Langsam und tief atmen

Dehnt unteren Rücken und Leistengegend

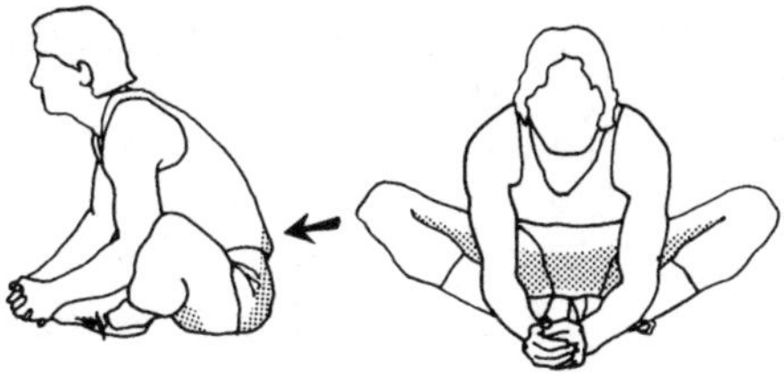

4

- Im Sitzen rechtes Bein ausstrecken
- Linkes Bein anwinkeln, über rechtes Bein kreuzen und den linken Fuß neben das rechte Knie stellen
- Linkes Knie an den Körper zur gegenüberliegenden Schulter ziehen
- 10 bis 20 Sek. halten
- Mit dem anderen Bein gegengleich verfahren
- Gleichmäßig atmen

Dehnt Hüftaußenseite und hinteren Oberschenkel

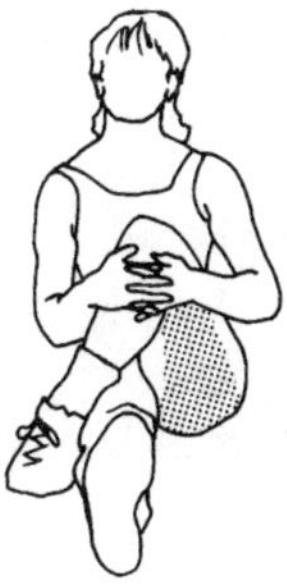

5

- Im Sitzen linkes Bein ausstrecken
- Rechtes Bein anwinkeln, rechten Fuß über linkes Bein kreuzen und neben das linke Knie stellen
- Mit linkem Ellbogen von außen gegen das rechte Knie drücken
- Rechte Hand hinter der Hüfte am Boden abstützen
- Kopf über die rechte Schulter drehen, Oberkörper dreht mit
- 10 bis 15 Sek. halten
- Auf der anderen Seite gegengleich verfahren
- Langsam atmen

Dehnt unteren Rücken, Hüftaußenseite und Nacken

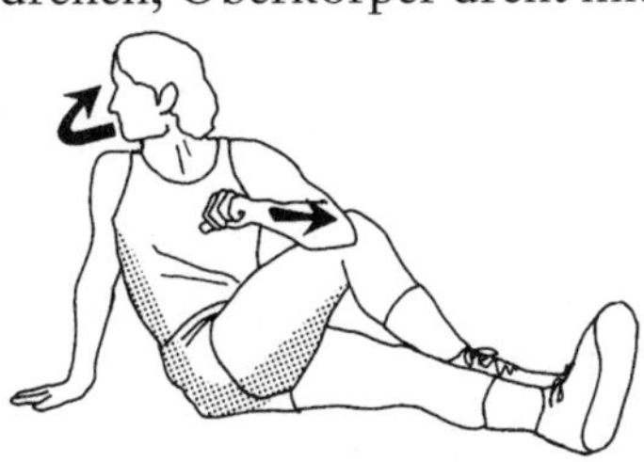

6

- Im Sitzen linkes Bein ausstrecken
- Mit der linken Hand rechtes Fußgelenk von außen umfassen, rechte Hand einschließlich Unterarm um das gebeugte Knie legen
- Das Bein langsam und gleichmäßig in Richtung Brust ziehen, bis ein leichter Zug in der Oberschenkelrückseite zu spüren ist; keinen Druck auf das Knie ausüben
- Rücken kann an irgendeine Stütze angelehnt werden
- 10 bis 20 Sek. halten
- Auf der anderen Seite gegengleich verfahren

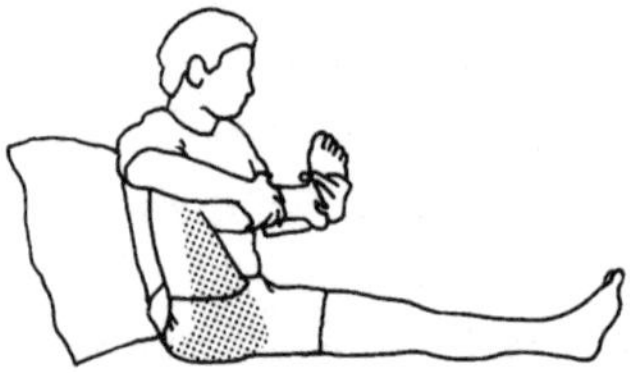

Dehnt hinteren Oberschenkel und Hüftaußenseite

Beine

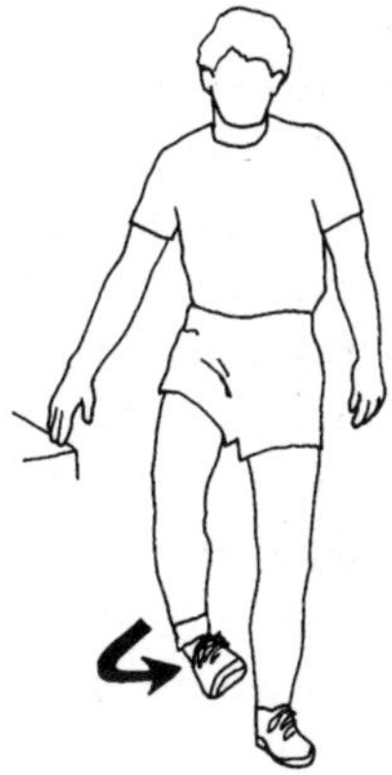

1

- Halten Sie sich zur Balance an irgendeiner Kante fest
- Rechten Fuß anheben und jeweils acht- bis zehnmal im und gegen den Uhrzeigersinn kreisen
- Gleiche Übung mit dem linken Fuß

(Anmerkung: Übung kann auch im Sitzen ausgeführt werden)

Dehnt Bänder das Fußgelenks

2

- Lehnen Sie sich mit den Unterarmen in Kopfhöhe an eine Wand, Hände stützen den Kopf
- Rechten Fuß vorstellen, Bein ist dabei gebeugt; linkes Bein nach hinten ausstrecken
- Hüfte langsam nach vorne kippen, bis ein leichter Zug in der linken Wade zu spüren ist
- Linke Ferse flach am Boden, Zehenspitzen zeigen geradeaus
- Leichte Spannung 10 bis 20 Sekunden halten
- Nicht nachfedern
- Gleiche Übung mit dem anderen Bein
- Atem nicht anhalten

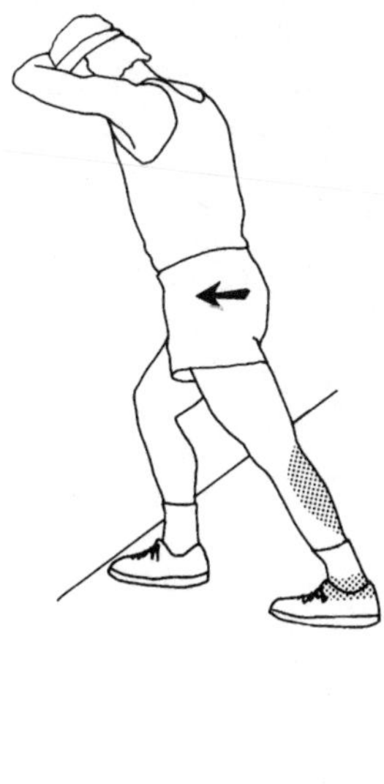

Dehnt die Wadenmuskulatur

3

- Stützen Sie sich mit der linken Hand an der Wand ab
- Oberkörper gerade, mit der rechten Hand den linken Fuß an den Zehenspitzen fassen
- Ferse gegen Gesäß ziehen
- 10 bis 20 Sek. halten
- Gleiche Übung auf der anderen Seite

Dehnt vorderen Oberschenkel

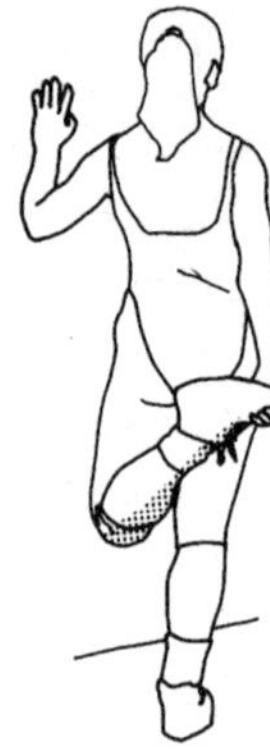

4

- Beine etwas mehr als schulterbreit auseinander, Fußspitzen zeigen nach vorne
- Rechtes Knie leicht beugen, linke Hüfte nach unten zum rechten Knie drücken
- 10 bis 15 Sek. halten
- Gleiche Übung auf der anderen Seite
- Halten Sie sich gegebenenfalls zur Balance an irgendeiner Stütze (Stuhl o.ä.) fest

Dehnt Oberschenkelinnenseite und Leistengegend

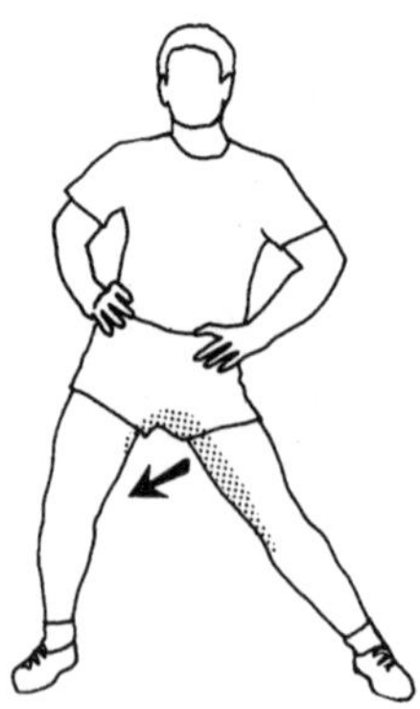

5

- Stützen Sie sich mit den Armen am Boden ab und setzen Sie ein Bein so weit nach vorne, daß sich das Knie direkt über dem Fußgelenk befindet
- Knie des andern Beines auf dem Boden abstützen
- Vorderseite der Hüfte senken, bis ein leichter Zug zu verspüren ist
- 10 bis 20 Sek. halten
- Gleiche Übung auf der anderen Seite

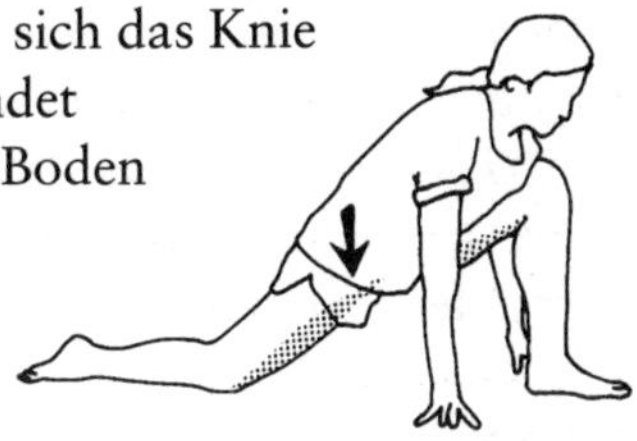

Dehnt untere Rückenpartie und Oberschenkel; hervorragende Übung gegen Beschwerden im unteren Rücken

6

- Mit gegrätschten Beinen auf dem Boden sitzen
- linkes Bein so anwinkeln, daß der Fuß an der Innenseite des rechten Knies anliegt
- Oberkörper langsam in Richtung Fuß des ausgestreckten Beines neigen, bis ein leichter Zug zu verspüren ist
- Hüfte und Kopf bleiben dabei gerade
- Progressive Dehnung 10 bis 20 Sek. halten
- Gleiche Übung zur anderen Seite
- Fußspitze des ausgestreckten Beines anheben, Fußgelenk und Zehenspitzen bleiben entspannt

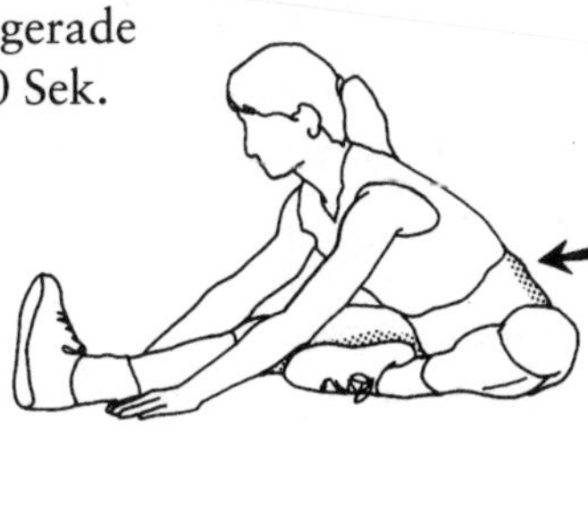

- Wer Schwierigkeiten hat, bis zum Fuß zu gelangen, kann ein Handtuch benutzen

Dehnt hinteren Oberschenkel, Kniekehle sowie unteren Rücken

7

- Legen Sie sich auf den Boden. Rechtes Bein anstellen, Fuß flach am Boden
- Unterer Rücken bleibt flach am Boden
- Linkes Bein gerade nach oben strecken, Hüfte bleibt gerade
- Bein langsam nach unten führen
- 10 bis 20 Sek. halten
- Gleiche Übung zur anderen Seite

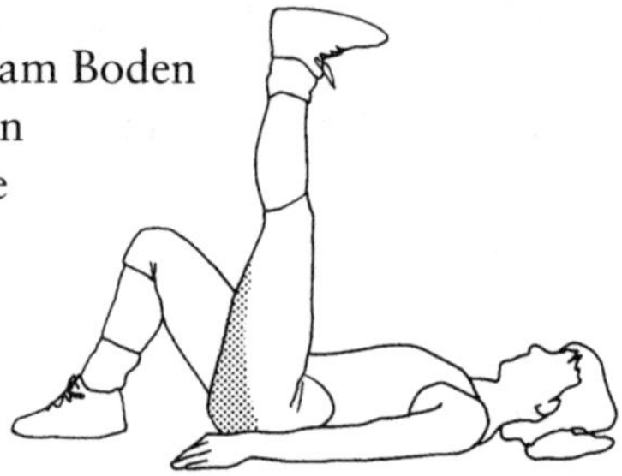

Dehnt hinteren Oberschenkel, Kniekehle und Waden

8

- Legen Sie sich auf die linke Seite; linker Arm stützt den Kopf
- Rechten Fuß mit der rechten Hand in Fußmitte umfassen
- Vorderseite der rechten Hüfte nach vorne schieben, den rechten Fuß gegen die rechte Hand drücken, dabei die rechten Gesäßmuskeln anspannen
- Körper muß eine gerade Linie bilden
- 10 bis 15 Sek. leichte Dehnung halten
- Gleiche Übung zur anderen Seite

Dehnt vorderen Oberschenkel, Hüfte und Bänder des Fußgelenks

Atem nicht anhalten.
Beim Dehnen ist jeder sein eigener Maßstab.

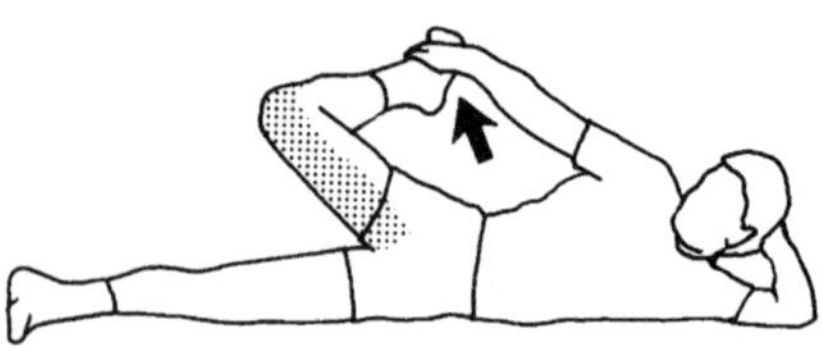

Brust, Rücken, Schultern und Arme

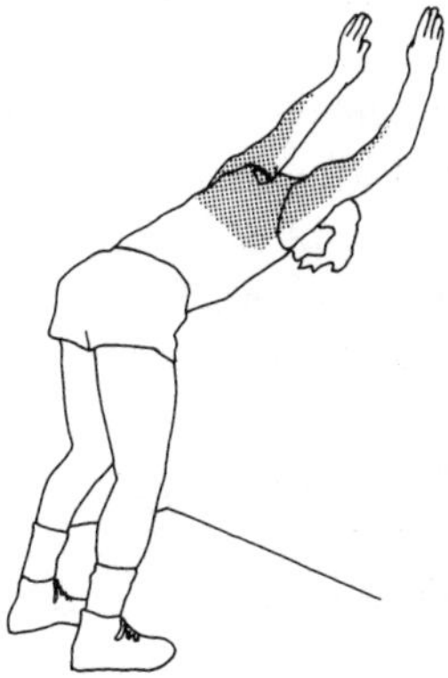

1

- Hände schulterbreit auseinander an die Wand
- Knie leicht beugen; Hüfte oberhalb der Füße
- Kopf durch Arme hindurch nach unten neigen
- Dehnung 10 bis 15 Sek. halten

Dehnt Nacken, Schultern, Arme und obere Rückenpartie

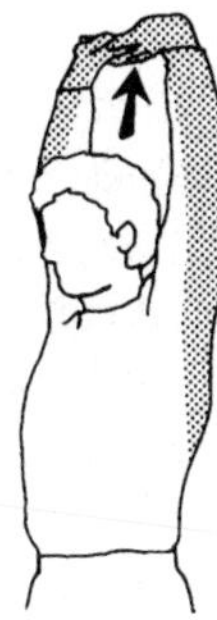

2

- Finger über Kopf verschränken, Handinnenflächen zeigen nach oben
- Arme nach hinten Richtung Decke ziehen
- Normal weiteratmen
- Dehnung 10 bis 20 Sek. halten

Besonders gut geeignet gegen vorfallende Schultern; dehnt Arme, Schultern und Rücken

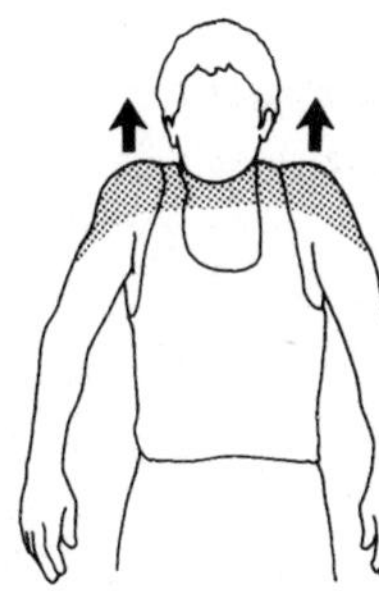

3

- Sitzen oder stehen, Arme hängen locker herab
- Schultern hochziehen
- 5 Sek. halten
- Atmen
- Schultern wieder entspannen und fallenlassen

Dehnt Schultern und Nacken

4

- Kopf seitlich zur rechten Schulter neigen
- Mit der rechten Hand den linken Arm hinter dem Rücken vorsichtig schräg nach unten ziehen
- 10 Sek. halten
- Gleiche Übung mit dem anderen Arm
- Entspannen

Dehnt obere Schulterpartie und Nacken

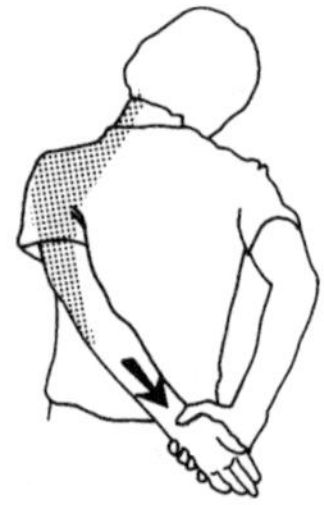

5

- Hände in Schulterhöhe beidseitig gegen den Türrahmen stemmen
- Mit dem Oberkörper so weit nach vorne gehen, daß eine noch angenehme Dehnung zu spüren ist
- Brust und Kopf bleiben gerade, Knie in leichter Beugestellung
- 15 Sek. halten
- Gleichmäßig atmen

Dehnt Brust

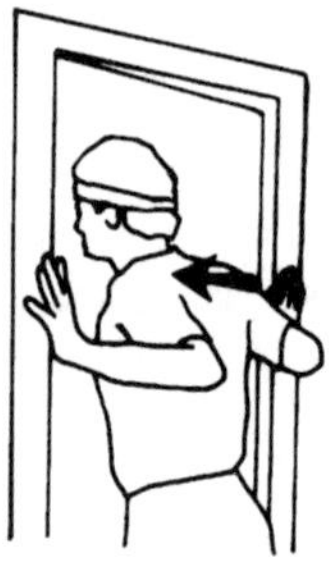

6

- Im Stand mit gestreckten Armen Handtuch hinter dem Rücken halten, Hände dabei weit auseinander für möglichst viel Bewegungsspielraum
- Arme nach oben über den Kopf führen, dann wieder nach hinten absenken
- Dehnung während der gesamten Bewegungsausführung beibehalten
- 10 bis 15 Sek. halten
- Dehnung nicht forcieren

Dehnt Brust, Schultern und vorderen Oberarm

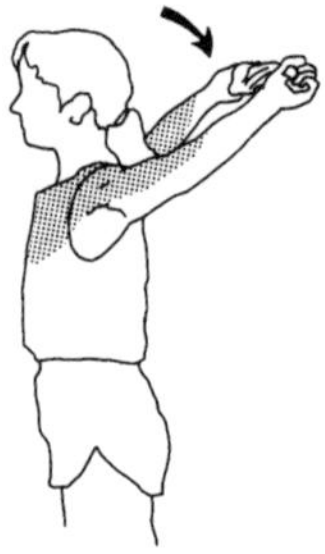

7

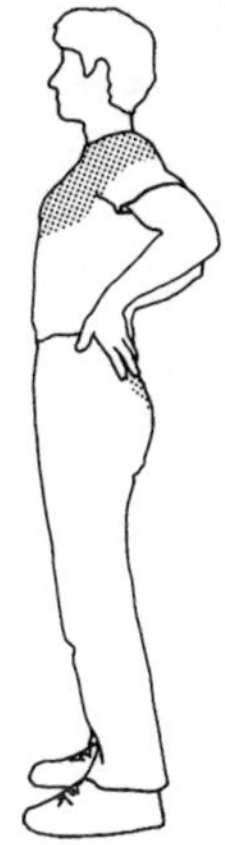

- Im Stand Hände hinten an die Hüfte stemmen, Ellbogen zeigen nach hinten
- Hüfte sanft nach vorne drücken
- 10 bis 15 Sek. halten
- Gleichmäßig atmen
- Knie bleiben leicht gebeugt
- Brustkorb beim Halten der Dehnung leicht anheben

Dehnt Brust

8

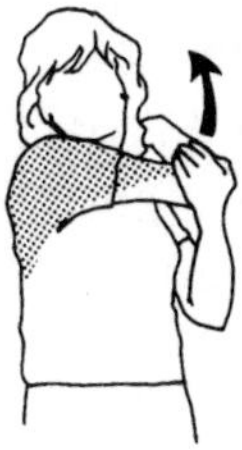

- Im Stehen oder Sitzen mit der rechten Hand an die linke Schulter fassen
- Mit der linken Hand rechten Ellbogen über die Brust zur linken Schulter schieben und 10 bis 15 Sek. halten
- Zur anderen Seite gegengleich verfahren

Dehnt Schultern und äußeren Oberarm

9

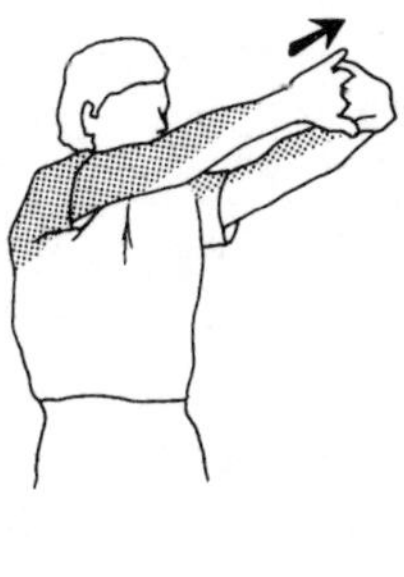

- Finger ineinander verschränken, Handinnenflächen zeigen nach außen
- Arme in Schulterhöhe nach vorne strecken
- 10 bis 20 Sek. halten, entspannen und Übung wiederholen

Dehnt Schultern, mittlere Rückenpartie, Unterarme bis in die Hände

10

- Knie leicht beugen
- Im Stehen oder Sitzen Arme über den Kopf nehmen
- rechten Ellbogen mit der linken Hand fassen
- Ellbogen hinter dem Kopf sanft nach unten ziehen; Oberkörper dabei langsam zur Seite neigen, bis eine leichte Spannung zu verspüren ist
- 10 bis 15 Sek. halten
- gleiche Übung mit dem linken Ellbogen

Dehnt Trizeps, obere Schulterpartie und Seite

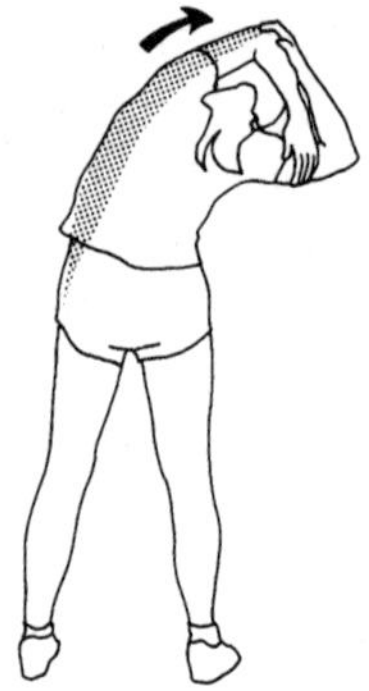

11

- Hände im Stand an der Hüfte abstützen
- Rumpf drehen, bis ein leichter Zug zu verspüren ist (Hüfte nicht mitdrehen)
- Dehnung 10 bis 15 Sek. halten
- Zur anderen Seite genauso verfahren
- Knie bleiben leicht gebeugt

Dehnt mittlere Rückenpartie

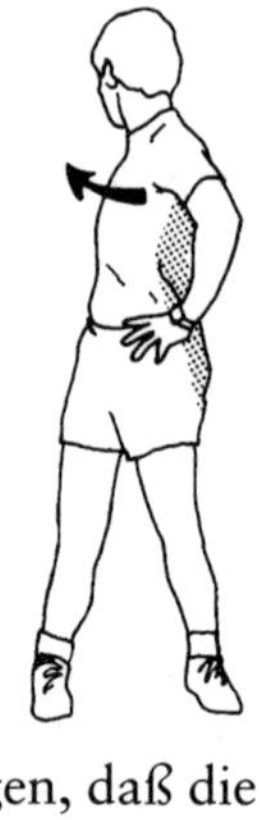

12

- In den Vierfüßlerstand gehen, Hände so auflegen, daß die Daumen nach außen und die Finger Richtung Knie zeigen
- Lehnen Sie sich nun langsam nach hinten, Handflächen bleiben dabei flach am Boden
- 10 bis 15 Sek. halten, entspannen, Übung wiederholen

Dehnt Unterarme und Handgelenke, die häufig besonders verspannt sind

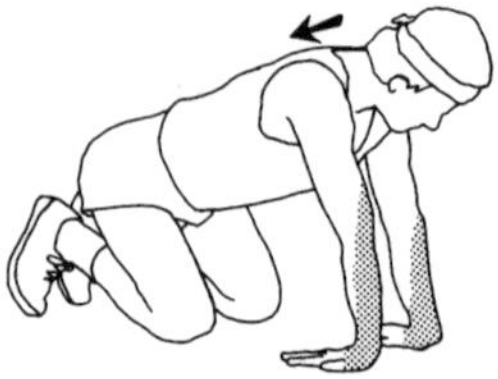

13

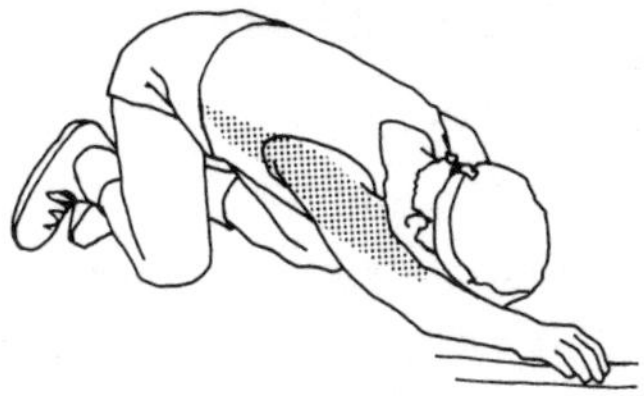

- Im Kniestand Stirn auf den linken Arm legen, rechten Arm ausstrecken
- Gesäß zu den Fersen bewegen, Handflächen in den Boden drücken
- 10 bis 20 Sek. halten
- Zur anderen Seite genauso verfahren

Dehnt Seiten des Oberkörpers, Schultern und Arme

14

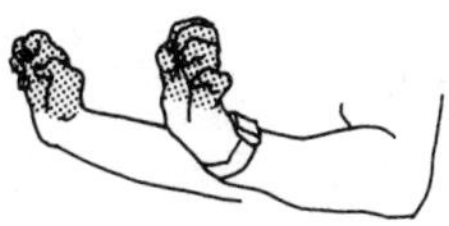

- Finger »krallen« und 10 Sek. zusammendrücken
- Entspannen, dann wiederholen

Dehnt Hände und Finger

15

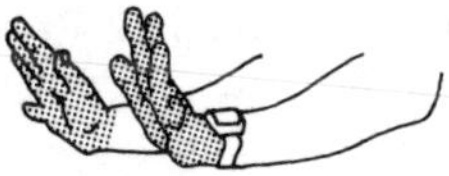

- Hände vor dem Körper ausstrecken
- Finger spreizen, bis eine Spannung zu verspüren ist
- 10 Sek. halten, entspannen, dann wiederholen

Dehnt Finger und Handgelenke

Hören Sie auf Ihren Körper.
Genießen Sie das Stretching. Es soll einfach gut tun!

Rücken und Nacken

1

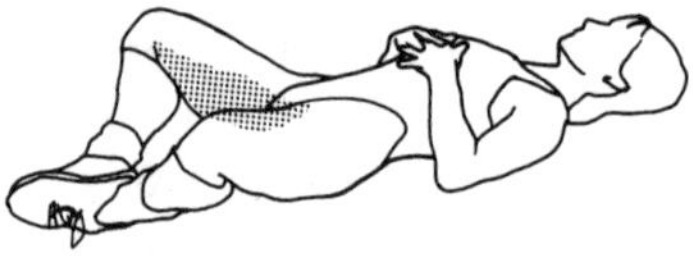

- Entspannt am Boden liegen
- Knie anwinkeln, Fußsohlen aneinander
- Knie Richtung Boden drücken
- Zur Dehnung einfach die Schwerkraft wirken lassen
- 10 bis 30 Sek. halten

Dehnt Leistengegend und Hüfte

2

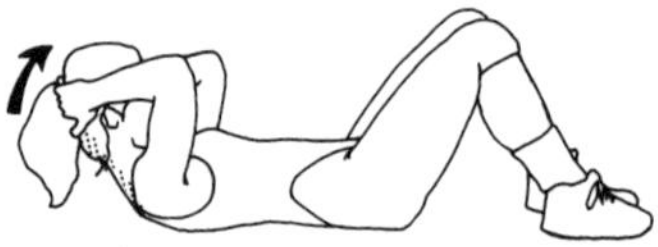

- Mit angewinkelten Knien am Boden liegen, Füße flach am Boden
- Finger hinter dem Kopf in Ohrhöhe verschränken
- Mit den Armen den Kopf vorsichtig nach vorne ziehen, bis ein leichter Zug zu verspüren ist
- 4 bis 5 Sek. halten, entspannen
- Dreimal wiederholen

Dehnt Nacken und obere Rückenpartie

3

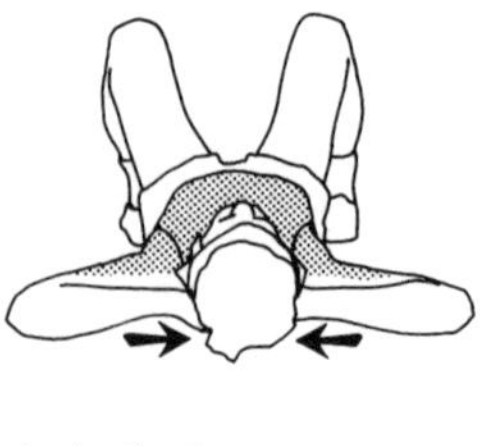

- Mit angewinkelten Knien am Boden liegen, Füße flach am Boden
- Finger hinter dem Kopf in Ohrhöhe verschränken
- Schulterblätter zusammenziehen, bis eine Spannung spürbar ist
- 4 bis 5 Sek. halten, entspannen, dann wiederholen

Dehnt Brust und entspannt die obere Rückenpartie

4

- Am Boden mit über den Kopf ausgestreckten Armen liegen, Beine gerade
- Arme noch weiter nach hinten ziehen, Fußspitzen gleichzeitig strecken
- Dehnung 5 Sek. halten, entspannen

Dehnt Schultern, Arme, Hände, und Füße

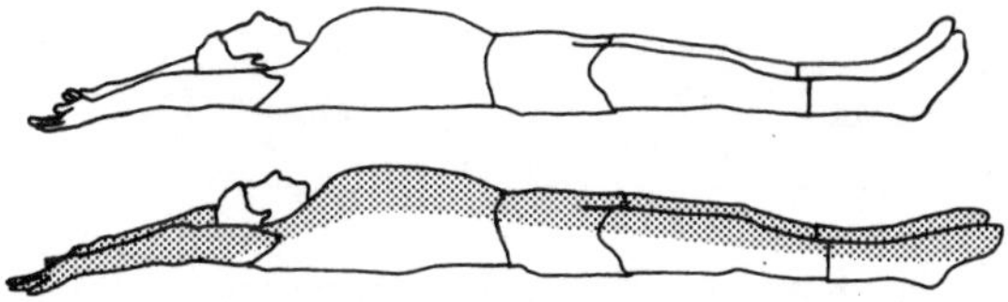

5

- Am Boden mit angewinkelten Knien liegen
- Einen Arm über dem Kopf ausstrecken (Handfläche zeigt nach oben), anderer Arm liegt seitlich am Körper (Handfläche nach unten)
- Arme gegengleich strecken
- 5 Sek. halten; Übung auf beiden Seiten zweimal
- unterer Rücken bleibt entspannt und flach am Boden

Dehnt Arme und Schultern

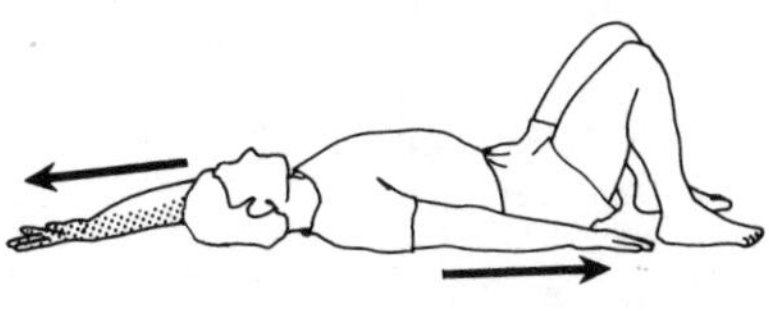

6

- Am Boden mit ausgestreckten Beinen liegen
- Rechten Arm über dem Kopf ausstrecken (Handfläche nach oben), linker Arm liegt seitlich am Körper (Handfläche nach unten)
- Arme gegengleich strecken und gleichzeitig Fußspitzen des linken Beines strecken

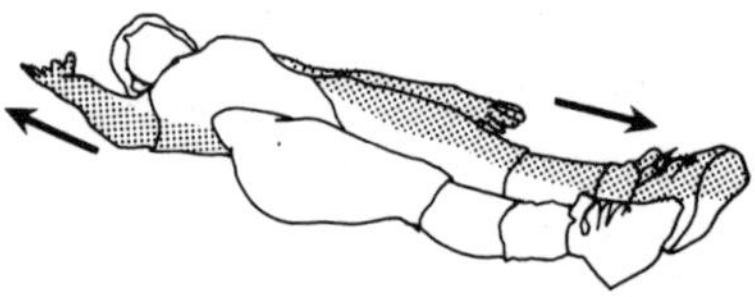

- Nur so weit dehnen, daß der Zug noch angenehm ist
- 5 Sek. halten, entspannen
- Nun den linken Arm ausstrecken und Zehenspitzen des rechten Beines strecken

Dehnt Arme, Beine und Rücken

Hände, Unterkiefer, Füße und Schultern entspannt halten

7

- Am Boden mit ausgestreckten Beinen liegen oder, als Variante, linkes Bein anstellen
- Rechtes Knie sanft zur Brust ziehen

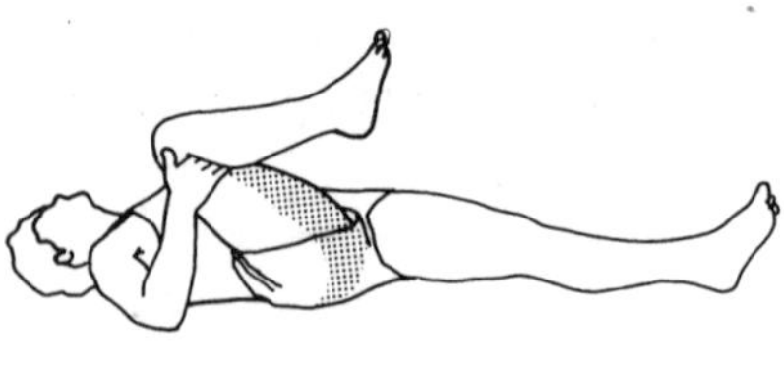

- 10 bis 30 Sek. halten, entspannen
- Gleiche Übung mit dem anderen Bein

Dehnt untere Rückenpartie, Hüfte und hinteren Oberschenkel

8

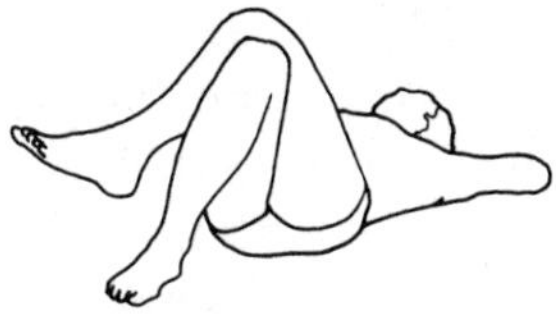

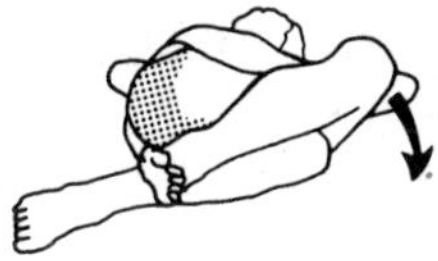

- Mit angewinkelten Knien am Boden liegen, linkes Bein über rechtes Knie kreuzen
- Finger hinter dem Kopf verschränken
- Mit dem linken Bein das rechte Bein zum Boden drücken, bis seitlich entlang der Hüfte und im unteren Rücken ein leichter Zug zu verspüren ist
- Oberer Rücken, Schultern und Ellbogen bleiben flach am Boden
- Knie zum Boden hin dehnen
- 10 bis 20 Sek. halten
- Zur anderen Seite genauso verfahren

Dehnt Hüfte und Beine

9

- Mit ausgestreckten Beinen am Boden liegen
- Linkes Knie anwinkeln, linken Arm zur Seite wegstrecken
- Mit der rechten Hand Knie über den Körper ziehen
- Kopf zum linken Arm hin drehen
- Schultern bleiben flach am Boden, Füße und Gelenke entspannt
- 10 bis 20 Sek. halten
- Beide Seiten dehnen

Dehnt untere Rückenpartie und hinteren Oberschenkel

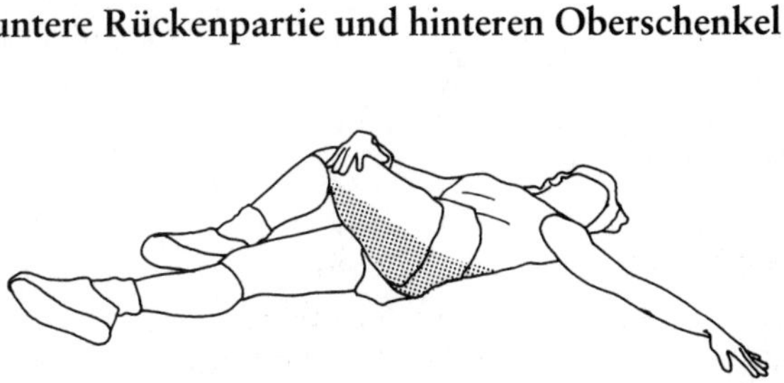

10

- Im Sitzen die Finger hinter dem Kopf verschränken, Ellbogen zeigen nach außen, Oberkörper ist aufrecht
- Schulterblätter zusammenziehen, bis eine Spannung in der oberen Rückenpartie und in den Schulterblättern zu verspüren ist
- 5 Sek. halten, entspannen
- Übung ein- bis dreimal wiederholen

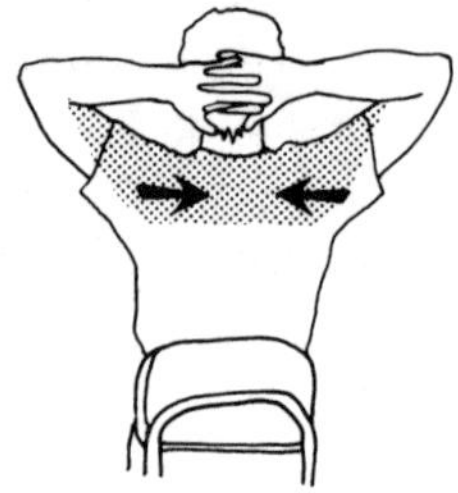

Dehnt Teile von Schultern und Rücken

11

- Sitzen oder stehen, Arme hängen locker herunter
- Kopf zuerst zur einen, dann zur anderen Seite drehen
- Auf jeder Seite 5 Sek. halten
- Übung ein- bis dreimal wiederholen

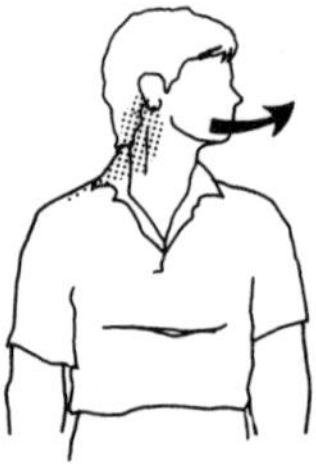

Dehnt seitlichen Nacken

12

- Sitzen oder stehen, Arme hängen locker herunter
- Kopf zuerst zur einen, dann zur anderen Seite neigen
- Auf jeder Seite 5 Sek. halten
- Übung ein- bis dreimal wiederholen

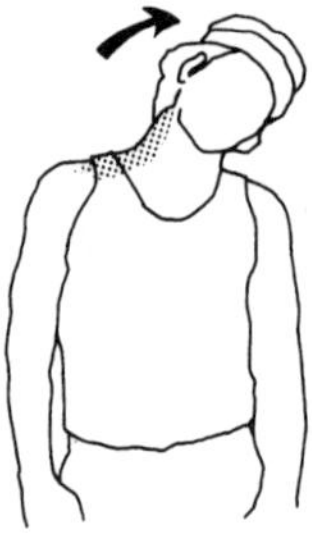

Dehnt seitlichen Nacken

13

- Sitzen oder stehen, Arme hängen locker herunter
- Kopf sanft nach vorne neigen, um die hintere Nackenmuskulatur zu dehnen
- 5 Sek. halten
- Übung ein- bis dreimal wiederholen

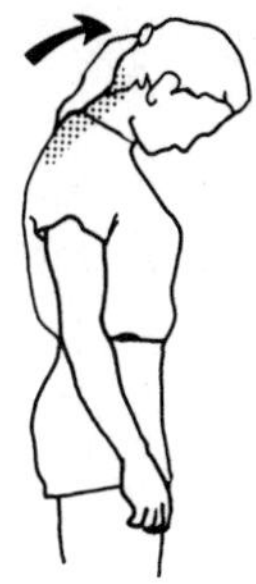

Dehnt hinteren Nacken

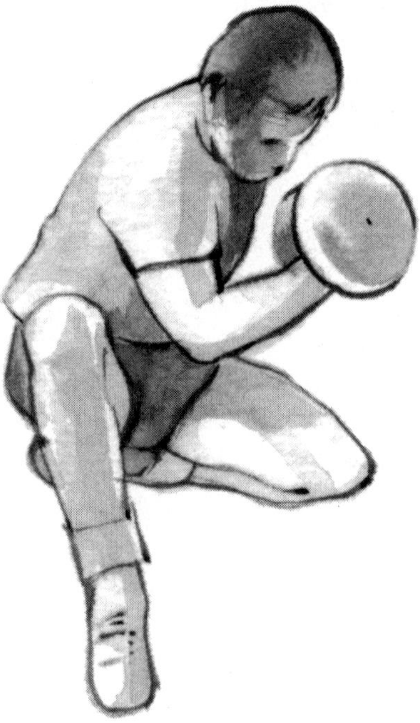

Richtiges Krafttraining

Die richtige Technik beschert Ihnen den größtmöglichen Erfolg und hilft, Verletzungen vorzubeugen.

Wiederholungen, Sätze

In den Programmen ist bei jeder Übung die Anzahl der *Wiederholungen* und *Sätze* angegeben.

- Unter *Wiederholung* (Wdhl.) ist ein vollständiger Bewegungsablauf (Hoch und Tief bzw. Vor und Zurück) einer Übung zu verstehen, d.h. jede neue Wiederholung beginnt bei der Ausgangsposition.
- Ein *Satz* besteht aus einer festgelegten Zahl von Wiederholungen.

Wie viele Gewichte?

Immer nur so viele Gewichte auflegen, daß die vorgeschriebenen Sätze und Wiederholungen relativ mühelos ausgeführt werden können, *die letzte Wiederholung sollte allerdings anstrengend sein.* Damit geben Sie Ihren Muskeln den zum Kraftaufbau nötigen Widerstand (Gewicht) und beugen gleichzeitig Verletzungen durch Überbelastung vor. Wenn Sie merken, daß die Übung immer leichter geht und die letzte Wiederholung keinen zusätzlichen Kraftaufwand mehr erfordert, erhöhen Sie die Gewichte – und gehen wieder nach demselben Prinzip vor.

Richtige Haltung

Stellen Sie die Beine im Stand etwas mehr als schulterbreit auseinander und belasten Sie die ganze Fußsohle. Kopf und Nacken bleiben gerade. *Um Verletzungen zu vermeiden, sind nur die Trainingsbewegungen auszuführen. Andere Bewegungen (z.B.*

Drehen des Kopfes) sind zu unterlassen. Führen Sie jede Übung immer im ganzen Bewegungsumfang aus (korrekte Haltung auf der Hantelbank siehe S. 18).

Atmen

Beim Heben von Gewichten in der Anstrengungsphase ausatmen, beim Zurückführen einatmen. Genaueres S. 18.

Sicherheit

- Verwenden Sie bei den Langhanteln immer den Stellring zum Sichern der Scheiben. Die Versuchung ist zwar groß, ihn aus Zeitersparnis wegzulassen, doch dann besteht die Gefahr, daß die Gewichte herausrutschen und Verletzungen verursachen.
- Achten Sie auf eine korrekte Körperhaltung. Orientieren Sie sich dabei an den Skizzen.
- Vermeiden Sie beim Hochdrücken ruckartige oder rotierende Bewegungen, die den Muskel stärker belasten, was wiederum zu Verletzungen führen kann.

Ruhetag

Dieser einfache Grundsatz gehört zum *Training mit progressivem Widerstand.* Trainieren Sie nicht an zwei Tagen hintereinander. Die beanspruchten Muskeln benötigen 24 Stunden Ruhe, um sich an die höhere Belastung anzupassen. Beim Gewichtheben beanspruchen, sprich »überbelasten« Sie den Muskel über sein ursprüngliches Leistungsniveau hinaus. Erst in der anschließenden Erholungsphase können sich die Muskeln richtig aufbauen.

Achten Sie auf Ihr Körpergefühl

Achten Sie in der Erholungsphase einmal auf die positiven Auswirkungen Ihres Trainings, auf die neue und angenehme Körpererfahrung. Sicher merken Sie fast sofort, daß Sie sich kräftiger fühlen und sich Ihr Muskeltonus verbessert hat. Sie sind energiegeladener und spüren, wie gut es tut, sich zu bewegen und aktiver zu sein.

Sollte sich dieses Gefühl nicht einstellen, dann heißt es, härter zu trainieren. Erhöhen Sie die Gewichte, fügen Sie den Sätzen ein paar Wiederholungen hinzu oder gehen Sie zur nächsten Schwierigkeitsstufe in Ihrem Programm über. Reagieren Ihre Muskeln jedoch zu »sauer«, so daß Sie sich vor Muskelkater kaum mehr rühren können, dann schrauben Sie die Belastung lieber wieder etwas zurück. Ein bißchen Muskelkater darf schon sein, schließlich müssen sich Muskeln und Gelenke erst einmal an die neue Belastung anpassen; doch Schmerzen sollten Sie keine verspüren.

Bauch

1 Kurzhantelhochschwünge

Fast alle großen Muskelgruppen

- Aufrecht stehen, Beine leicht grätschen, hüftbreit
- Kurzhantel mit beiden Händen über dem Kopf halten
- Knie beugen, bis Oberschenkel parallel zum Boden sind, Arme zwischen die Knie senken
- Beim Aufrichten Hantel mit ausgestreckten Armen halbkreisförmig nach oben schwingen, bis Arme wieder über dem Kopf sind
- Abwärts aus-, aufwärts einatmen
- Für bessere Dehnung Hantel durch Beine hindurchschwingen

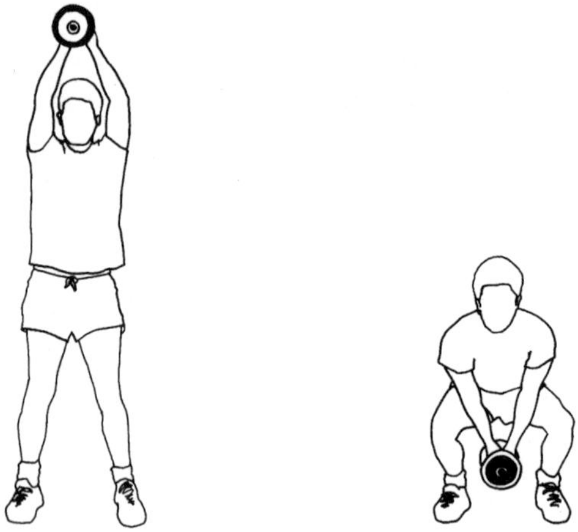

2 Rumpfdrehen sitzend mit Langhantel

Äußere schräge Bauchmuskeln

- Setzen Sie sich ans vordere Ende der Hantelbank, Füße flach am Boden
- Leichte Langhantel auf Schultern heben
- Rumpfdrehen aus der Taille heraus abwechslungsweise nach rechts und nach links
- Den Kopf nicht mitdrehen
- Rücken gerade, Kopf aufrecht
- Immer auf gleicher Seite ein- bzw. ausatmen

(Übung ist ebenso im Stehen möglich; statt einer Langhantel kann auch eine nah vor der Brust gehaltene Kurzhantel verwendet werden)

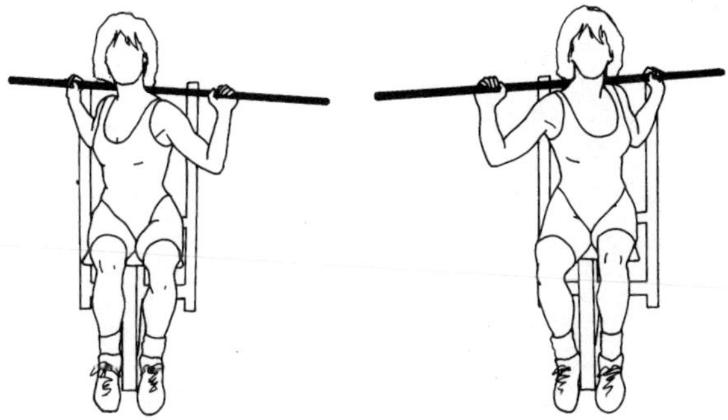

3 Rumpfdrehbeugen mit Kurzhantel

Äußere schräge Bauchmuskeln und untere Rückenmuskeln

- Aufrecht stehen, Füße hüftbreit auseinander
- Kurzhantel mit der linken Hand greifen, Handinnenfläche zeigt zum Körper
- Rumpf beugen, bis Hantel knapp den rechten Fuß berührt
- Wieder zur Ausgangsposition zurückkehren
- Hantel in die andere Hand wechseln und Übung wiederholen
- Beim Beugen ausatmen, beim Strecken einatmen

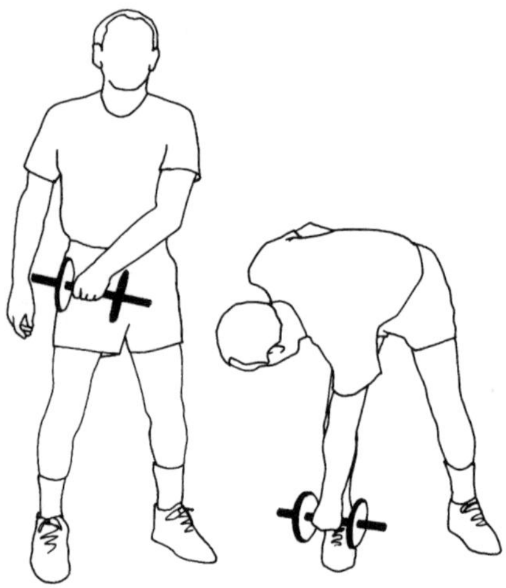

4 Rumpfbeugen liegend, Unterschenkel hochgelagert

Obere Bauchmuskeln

- Am Boden liegend, Beine auf Bank ablegen (oder gegen eine Wand stützen)
- Ober- und Unterkörper sollen einen 90°-Winkel bilden
- Mit hinter dem Kopf verschränkten Händen Oberkörper einrollen
- Zur Ausgangsposition zurückkehren
- Oberkörper nicht einfach hoch- und tiefschwingen, sondern durch Kontraktion der Bauchmuskeln anheben
- Beim Anheben ausatmen, beim Ablegen einatmen
- Zur Steigerung leichtes Gewicht an die Brust halten

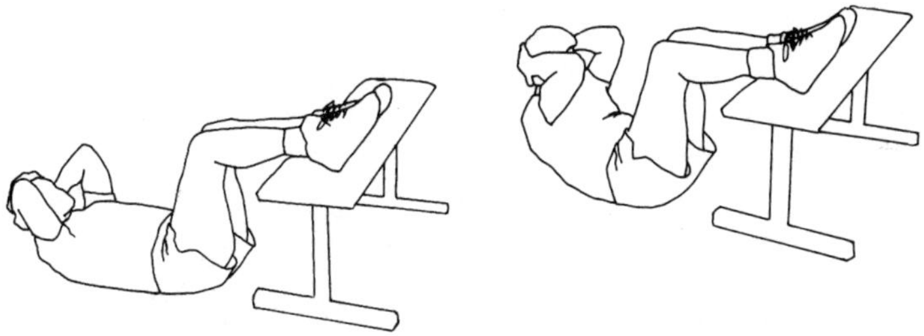

5 Rumpfbeugen liegend, Arme gestreckt

Obere Bauchmuskeln

- Füße fixieren
- Oberschenkel und Unterschenkel bilden einen 90°-Winkel
- Arme gestreckt, Ellbogen zeigen nach außen
- Oberkörper zurücklegen, bis der untere Rücken den Boden berührt, beim Aufrichten so weit nach vorne kommen, daß sich die Hände über den Füßen befinden
- Beim Aufrichten ausatmen

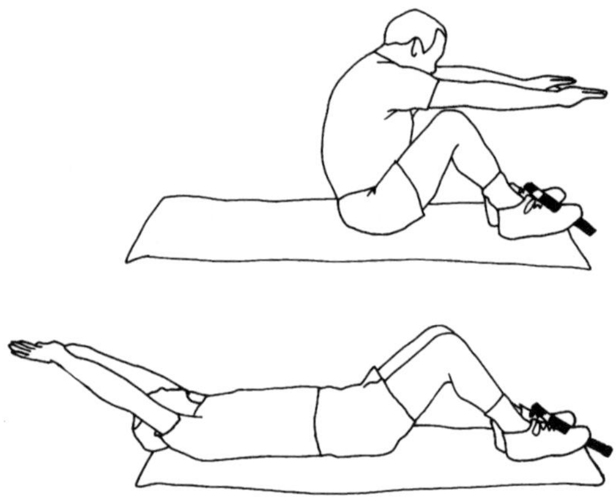

6 Rumpfbeugen in Rückenlage, Arme in Nackenhalte

Obere Bauchmuskeln

- Füße fixieren
- Oberschenkel und Unterschenkel bilden einen 90°-Winkel
- Hände hinter dem Kopf verschränken, Kinn auf die Brust
- Sich so weit zurücklegen, daß der untere Rücken den Boden berührt
- Zur Ausgangsposition zurückkehren
- Beim Zurücklegen einatmen, beim Aufrichten ausatmen

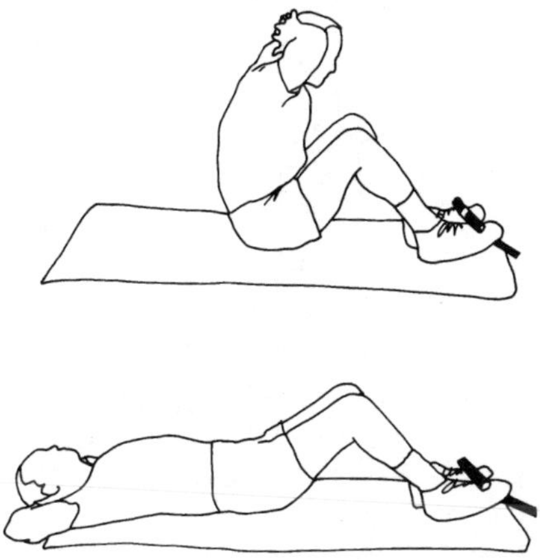

7 Auf der Bank Oberkörper heben

Obere Bauchmuskeln

- Setzen Sie sich auf eine Bank
- Füße an der Rolle fixieren
- Knie leicht gebeugt
- Oberkörper bis fast parallel zum Boden nach hinten senken
- Zur Ausgangsposition zurückkehren
- Beim Tiefgehen einatmen, beim Hochgehen ausatmen

(Zur Steigerung leichtes Gewicht an die Brust halten)

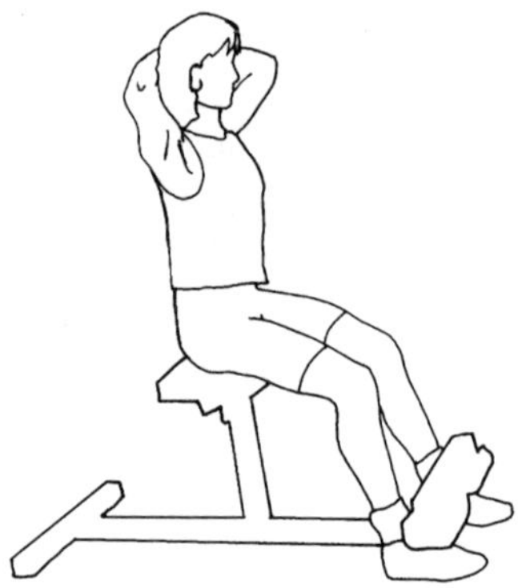

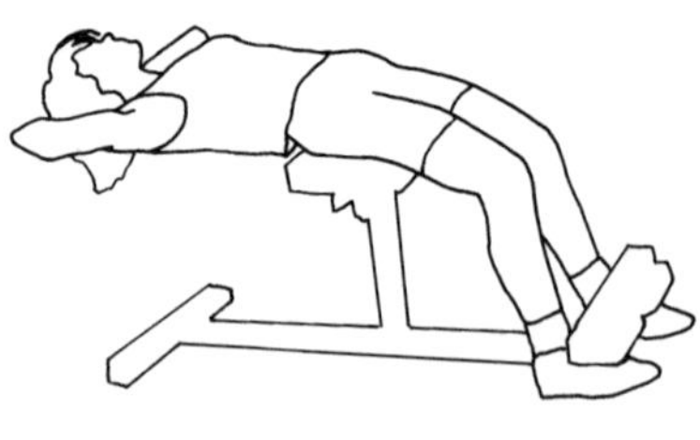

8 Wechselweises Beineheben in Rückenlage (Grundübung)

Gesamte Bauchmuskulatur

- Mit ausgestreckten Beinen am Boden liegen
- Rechtes Bein beugen und heben
- Zur Ausgangsposition zurückkehren
- Übung mit dem anderen Bein wiederholen
- Beim Heben ausatmen, beim Senken einatmen

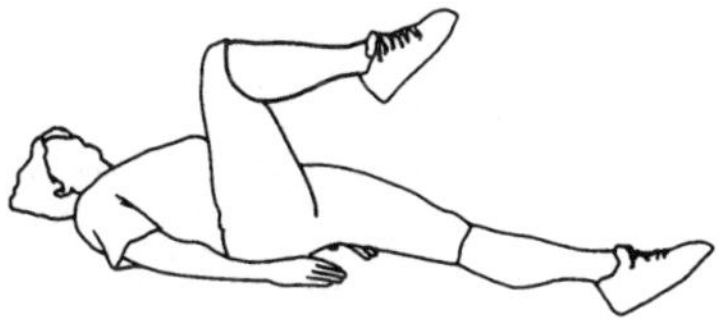

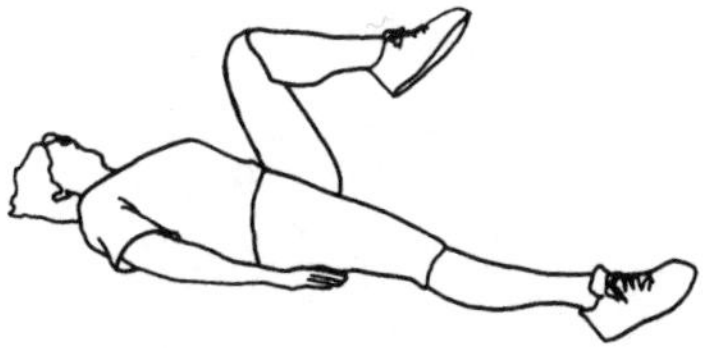

Achtung: Übungen 5–7 sind nur für Leute ohne Rückenprobleme gedacht!

9 Beineheben in Rückenlage

Untere Bauchmuskulatur

- Mit ausgestreckten Beinen am Boden liegen, Hände mit Handflächen zum Boden unter das Gesäß nehmen
- Beide Beine synchron heben und anbeugen
- Zur Ausgangsposition zurückkehren
- Sich auf die unteren Bauchmuskeln konzentrieren
- Beim Heben ausatmen, beim Strecken einatmen

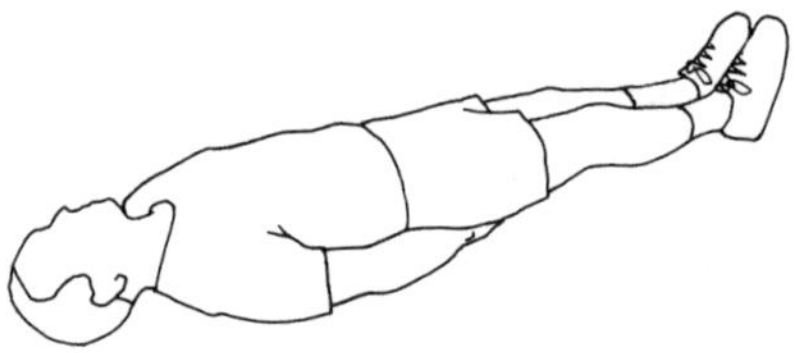

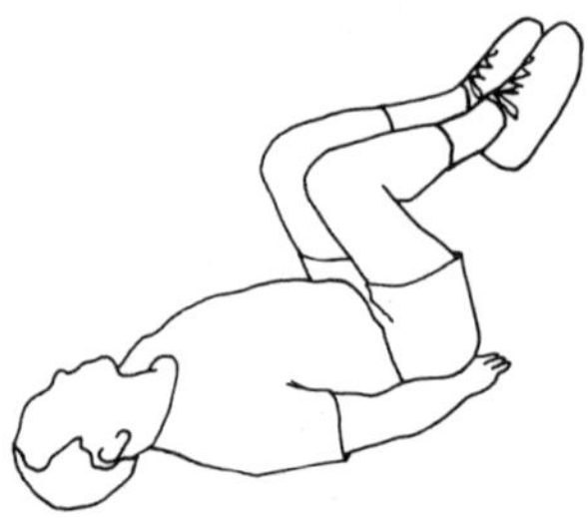

(Zur Steigerung leichtes Gewicht zwischen den Füßen halten)

10 Beineheben in Rückenlage auf der Bank

Obere und untere Bauchmuskulatur

- Legen Sie sich so auf eine Flachbank, daß die Unterschenkel locker herabbaumeln
- Beide Beine nun synchron heben und anbeugen
- Zur Ausgangsposition zurückkehren
- Beim Heben ausatmen, beim Senken einatmen

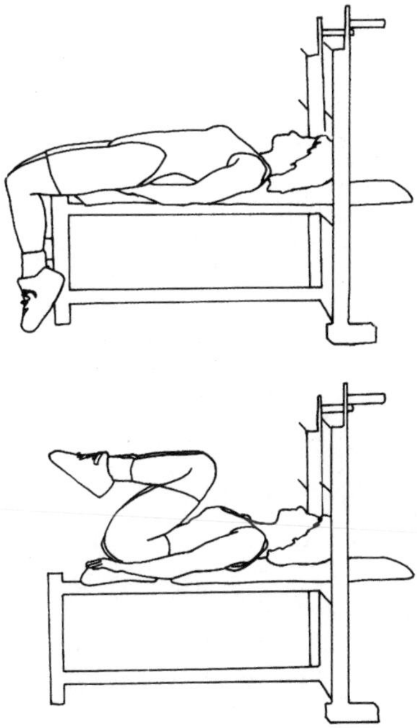

11 Beineheben in Rückenlage auf der Bank (Variante)

Untere Bauchmuskulatur

- Legen Sie sich so auf eine Flachbank, daß das Gesäß mit der Kante abschließt
- Hände mit Handflächen zur Bank unter das Gesäß nehmen, Beine ausstrecken
- Beide Beine nun synchron heben und anbeugen
- Zur Ausgangsposition zurückkehren
- Sich auf die unteren Bauchmuskeln konzentrieren
- Beim Beugen ausatmen, beim Strecken einatmen

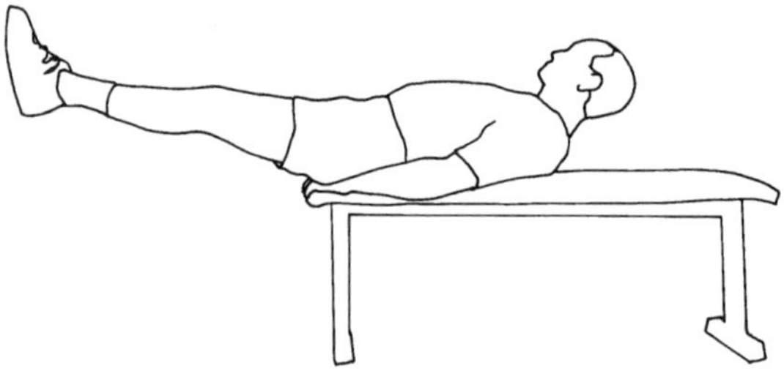

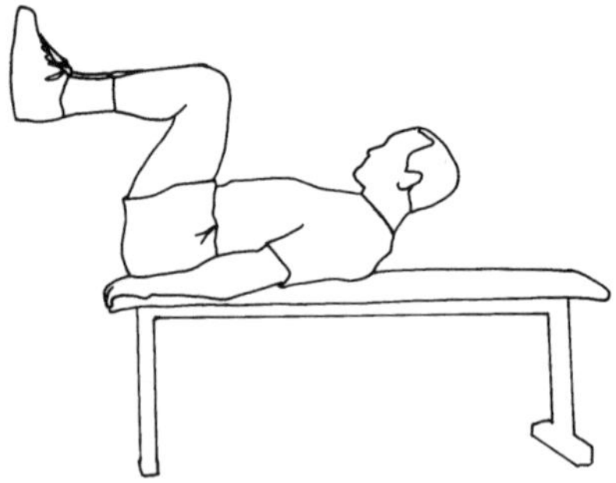

(Zur Steigerung leichtes Gewicht zwischen den Füßen halten)

12 Wechselweises Beinheben in Rückenlage

Gesamte Bauchmuskulatur

- Am Boden liegen
- Ein Bein mit durchgestrecktem Knie anheben
- Wieder am Boden ablegen
- Übung mit dem anderen Bein wiederholen
- Beim Heben ausatmen, beim Senken einatmen

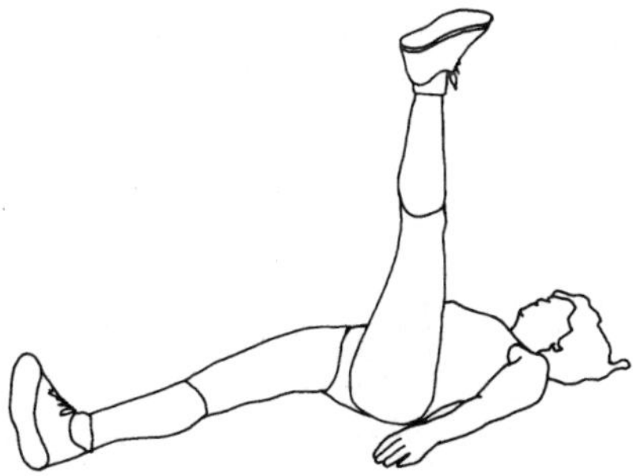

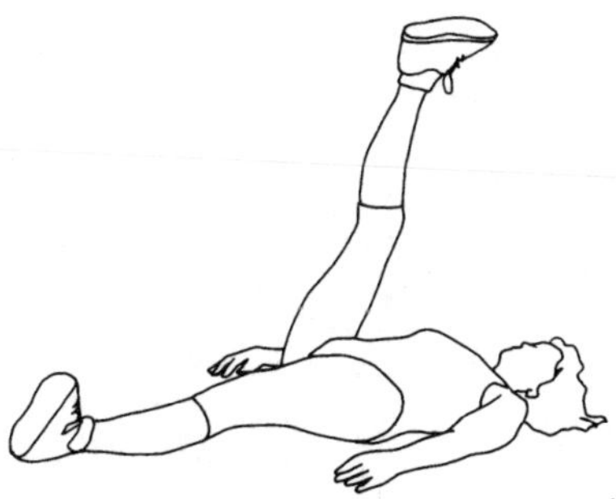

13 Wechselweises Beinheben auf der Flachbank

Bauchmuskulatur

- Legen Sie sich mit ausgestreckten Beinen auf eine Flachbank
- Ein Bein mit durchgestrecktem Knie anheben
- Zur Ausgangsposition zurückkehren
- Übung mit dem anderen Bein wiederholen
- Beim Heben ausatmen, beim Senken einatmen

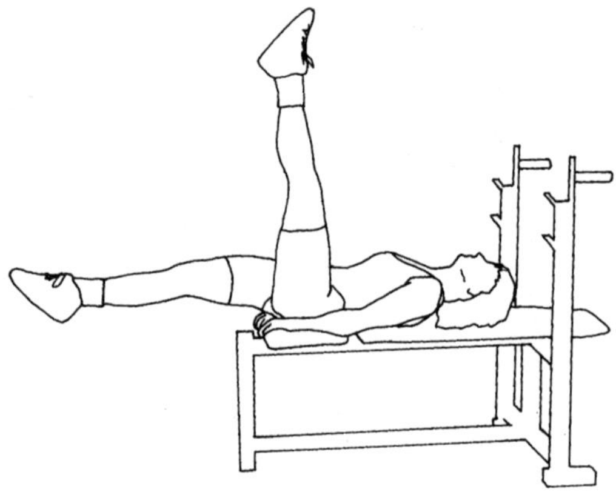

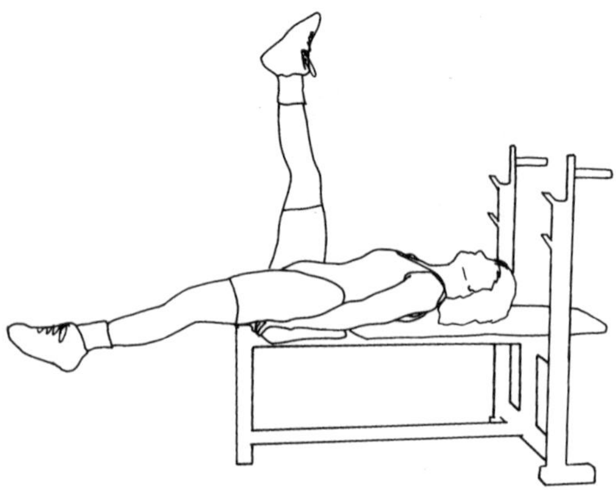

14 Gleichzeitiges Beineheben auf der Flachbank

Bauchmuskulatur

- Legen Sie sich mit ausgestreckten Beinen auf eine Flachbank
- Gestreckte Beine synchron heben
- Zur Ausgangsposition absenken
- Beim Heben ausatmen, beim Senken einatmen

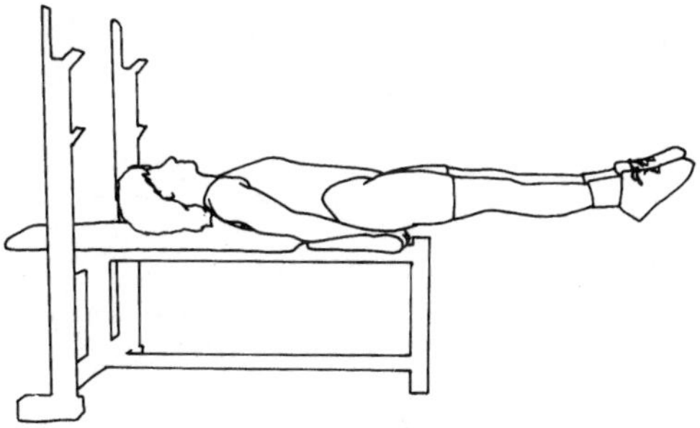

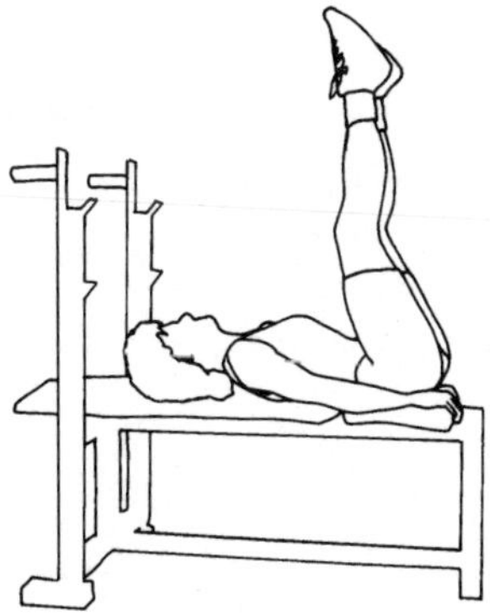

15 Beinspreizen aus der Seitenlage

Hüfte

- Legen Sie sich auf die linke Seite
- Körper dabei leicht nach vorne kippen
- Rechtes Bein möglichst weit abspreizen
- Bein durchgestreckt lassen, nicht in der Taille abknicken
- Bein wieder ablegen
- Übung zur anderen Seite wiederholen
- Beim Spreizen ausatmen, beim Ablegen einatmen

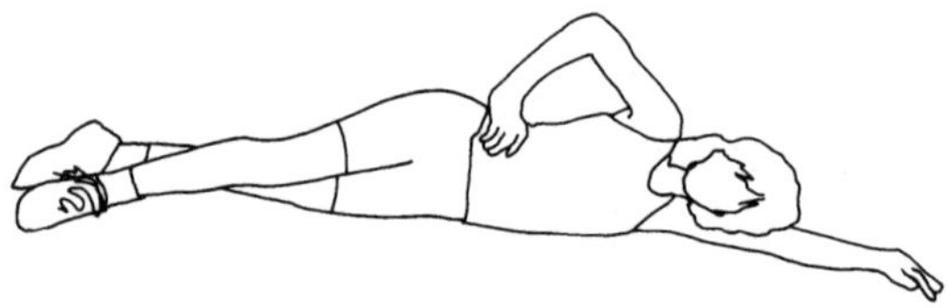

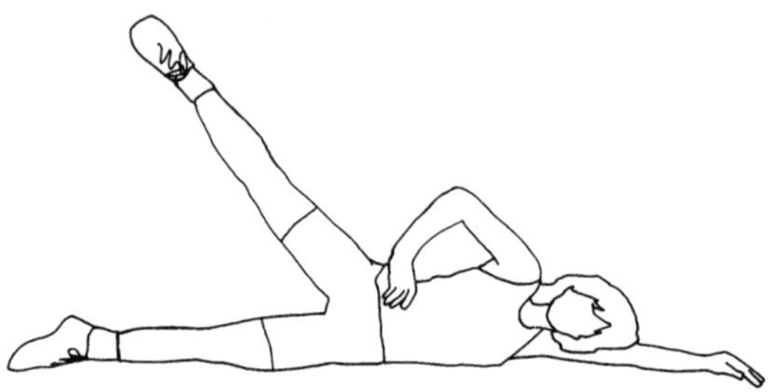

16 Scheibenwischer mit gebeugten Beinen

Äußere schräge Bauchmuskeln

- Rückenlage
- Einen Gegenstand als Stütze hinter dem Kopf halten oder Hände mit Handflächen nach unten unter das Gesäß nehmen
- Beine beugen, Füße in den Boden stemmen
- Beine zur rechten Seite hin ablegen (Oberschenkel berühren den Boden)
- Zur Ausgangsposition zurückkehren, dann Beine zur linken Seite hin ablegen
- Bewegung muß aus der Taille heraus erfolgen
- Schultern bleiben am Boden
- Immer auf derselben Seite ein- bzw. ausatmen

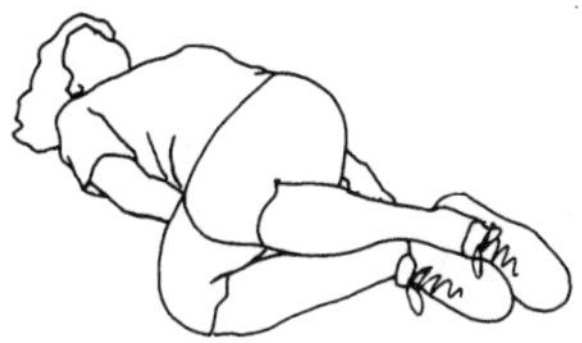

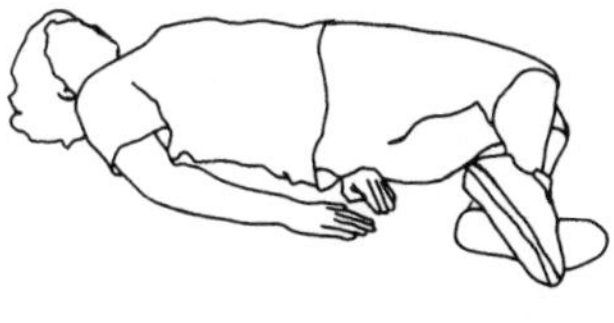

17 Diagonales Überspreizen in Rückenlage

Hüfte und äußere schräge Bauchmuskeln

- In Rückenlage einen Gegenstand als Stütze mit etwas mehr als schulterbreitem Griff hinter dem Kopf halten
- Schultern bleiben auf dem Boden
- Rechtes Bein möglichst weit über das linke grätschen, bis es beinahe in Kopfhöhe liegt
- Bein nah am Boden halten
- Zur Ausgangsposition zurückkehren, dann Übung gegengleich mit dem linken Bein wiederholen
- Kniegelenk bleibt gestreckt, Beine möglichst gerade
- Beim Überspreizen des Beines ausatmen, beim Ablegen einatmen

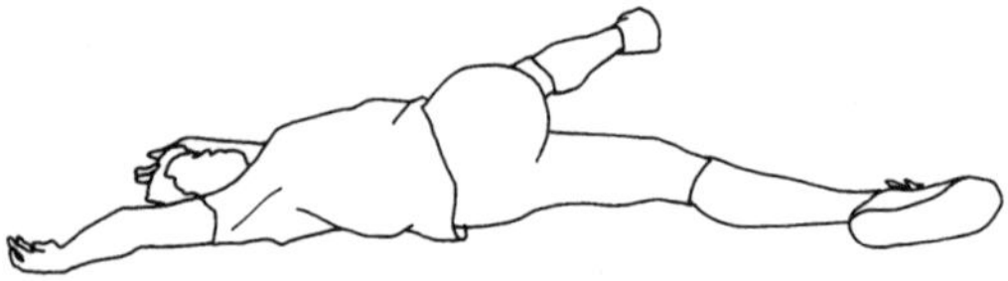

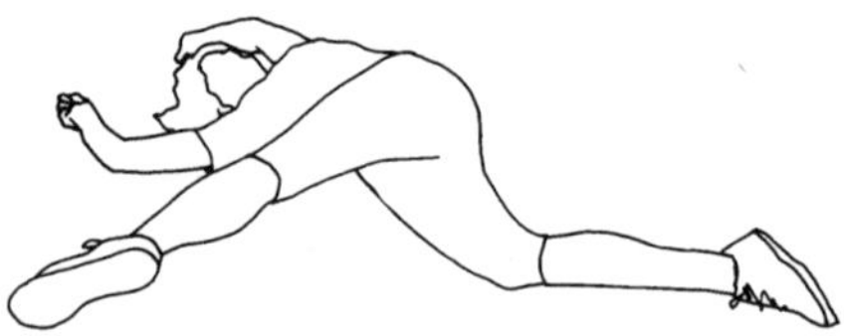

18 Beinspreizen seitwärts

Hüfte

- Mit linkem Knie auf eine Bank knien, rechtes Bein hängt zur Seite herunter
- Rechtes Bein seitlich abspreizen
- Wieder in die Ausgangsposition zurückkehren
- Übung zur anderen Seite wiederholen
- Beim Abspreizen einatmen, beim Ablegen ausatmen

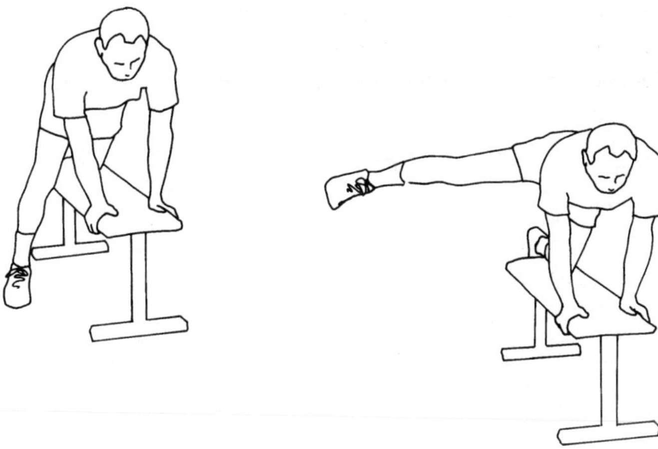

Rücken

1 Wechselweises Anheben der Beine in Bauchlage

Untere Rückenmuskulatur

- In Bauchlage auf dem Boden, Kopf ruht auf den verschränkten Armen
- Linkes Bein aus der Hüfte heraus anheben, bis eine Dehnung spürbar ist
- Beim Heben ausatmen, beim Senken einatmen
- Bein ablegen
- Übung mit dem rechten Bein wiederholen

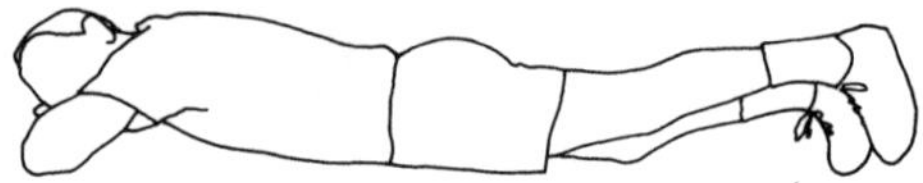

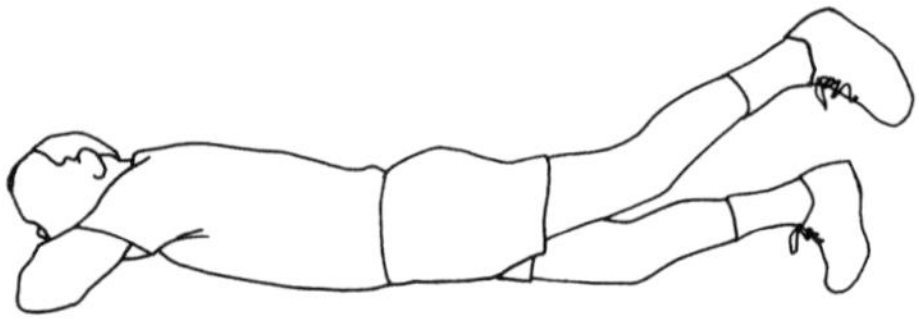

2 Beckenheben

Untere Rückenmuskulatur

- Mit angewinkelten Beinen auf dem Boden liegen, Füße flach aufgestellt
- Becken heben, Arme liegen dabei seitlich am Körper
- Dehnung halten und gleichmäßig weiteratmen
- Beim Heben einatmen, beim Senken ausatmen
- Becken wieder ablegen

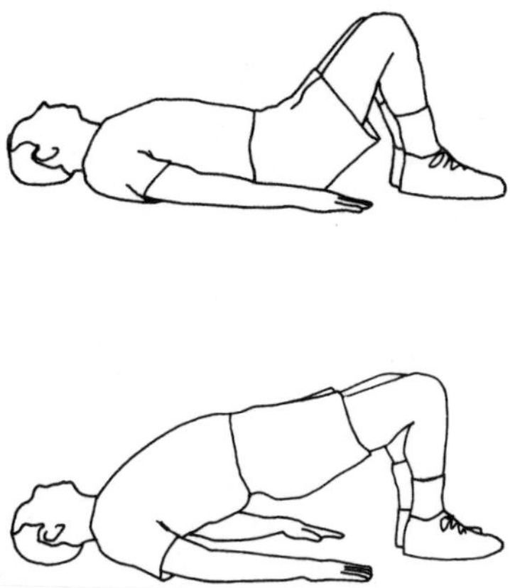

3 Kniebeugen

Vordere Oberschenkelmuskulatur

- Aufrecht stehen und sich mit ausgestreckten Armen an einer Türklinke halten, Füße schulterbreit geöffnet
- Beine beugen, bis Oberkörper und Oberschenkel einen 90°-Winkel bilden
- Zur Ausgangsposition zurückkehren
- Arme beim Beugen und Strecken gestreckt lassen
- Mit den breiten Rückenmuskeln dagegenhalten

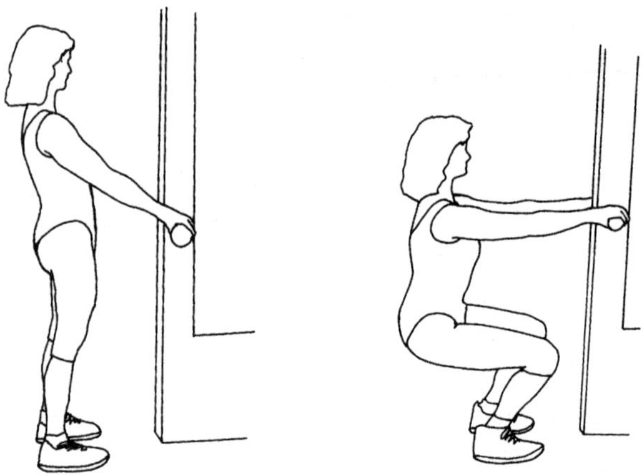

4 Oberkörper aufrichten, mit Langhantel

Untere Rücken- und Bauchmuskulatur

- Aufrecht stehen, Füße etwa 40 cm geöffnet
- Leichte Langhantel unter dem Nacken auf die Schultern legen
- Rücken und Kopf unbedingt strecken!
- Oberkörper nach vorne beugen, bis er parallel zum Boden ist
- Wieder aufrichten
- Knie eingerastet
- Beim Beugen ausatmen, beim Strecken einatmen

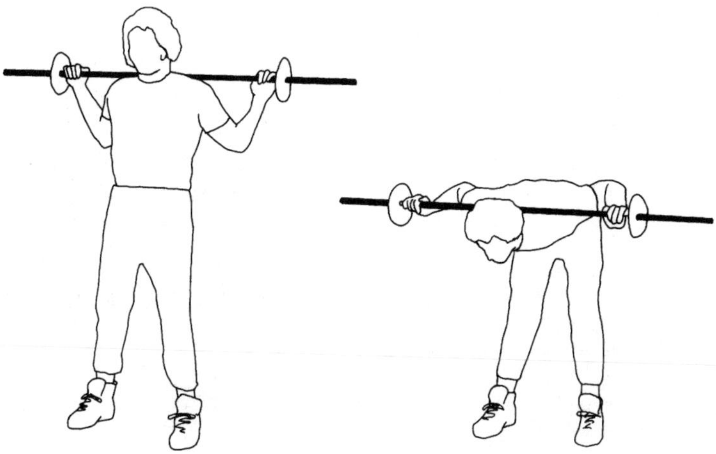

5 Kreuzheben mit Langhantel

Äußere schräge Bauchmuskeln und untere Rückenmuskeln

- Langhantel vor sich auf den Boden legen
- Beine leicht grätschen – Fußabstand etwa 40 cm –, Oberkörper beugen, leicht in die Knie gehen und Stange mit schulterweitem Griff fassen
- Oberkörper aufrichten
- Nur mit den unteren Rückenmuskeln arbeiten, mit gestreckten Armen *gestreckten* Oberkörper aufrichten
- Kniegelenk erst einrasten, wenn Gewicht oben ist; Rücken und Kopf sind gestreckt (wichtig!!)
- Gewicht zum Boden senken
- Beim Aufrichten einatmen, beim Senken ausatmen
- Nur wenig Gewicht verwenden

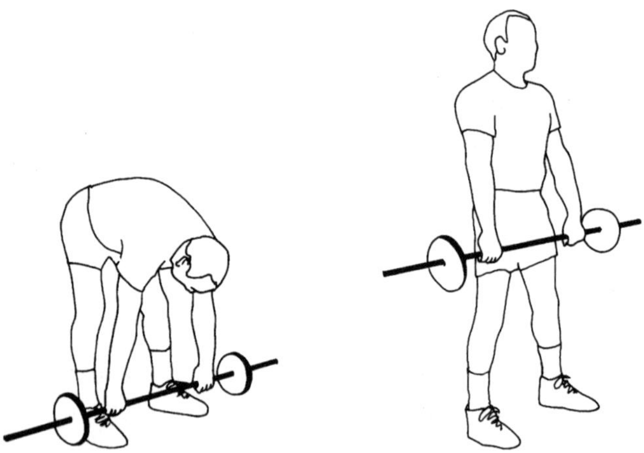

***Achtung:** In den Übungen 5 und 6 beim Hochheben der Hantel Rücken unbedingt gerade halten!!*

6 Schulterheben mit Langhantel

Trapezmuskel

- Langhantel so greifen, daß Handinnenflächen nach unten zeigen, Handabstand etwa 40 cm
- Füße ebenfalls etwa 40 cm geöffnet
- Aufrecht stehen, Stange mit gestreckten Armen halten
- Schultern hochziehen und nach hinten kreisen
- Zu Beginn der Übung einatmen, am Ende ausatmen

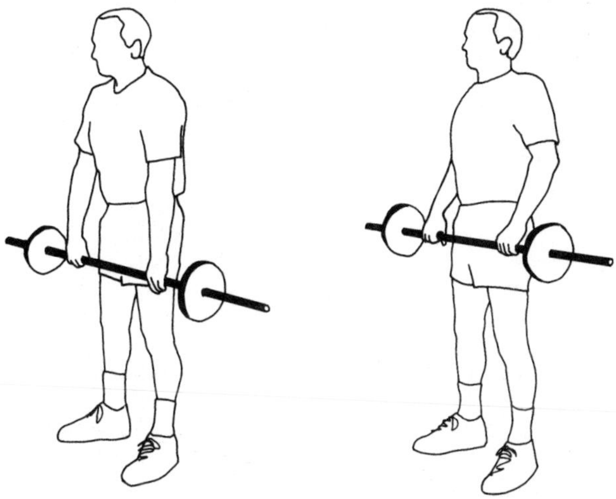

***Achtung:** In den Übungen 5 und 6 beim Hochheben der Hantel Rücken unbedingt gerade halten!!*

7 Einarmiges Rudern mit Kurzhantel

Breiter Rückenmuskel (Latissimus)

- Kurzhantel auf den Boden vor eine Übungsbank legen
- Linken Unterarm und Stirn auf die Bank ablegen
- Rechtes Bein gestreckt einen knappen Meter zurückstellen
- Linkes Knie leicht beugen
- Hantel in die rechte Hand nehmen
- Hantel senkrecht zur Brust hochziehen
- Wieder senken
- Beim Heben einatmen, beim Senken ausatmen
- Die Seite wechseln und die Übung gegengleich wiederholen

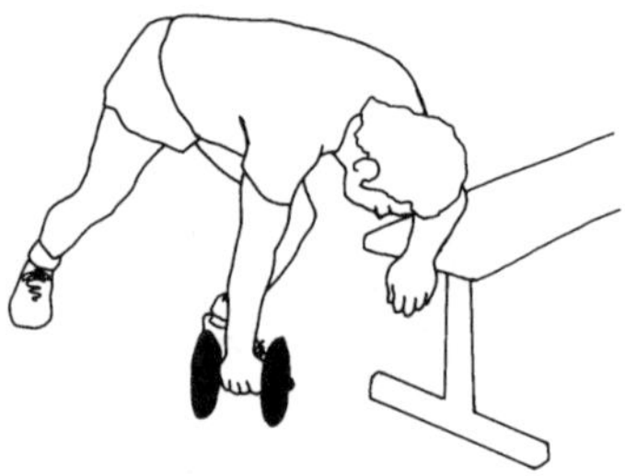

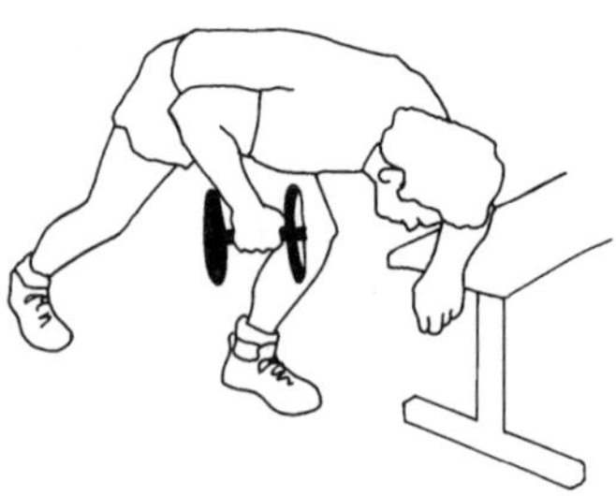

8 Einarmiges Rudern mit Kurzhantel

Oberer und unterer Teil des breiten Rückenmuskels

- Rechtes Bein mit gestrecktem Kniegelenk nach hinten stellen; linkes Knie leicht beugen
- Hantel mit der rechten Hand (Handfläche nach innen) greifen, Oberkörper nach vorne beugen, bis Hantel bei ausgestrecktem Arm ca. 15 cm vom Boden entfernt ist
- Hantel senkrecht zur Brust hochziehen, Arm bleibt nah am Körper
- Über den gleichen Weg senken
- Beim Heben einatmen, beim Senken ausatmen
- Die Seite wechseln und die Übung gegengleich wiederholen

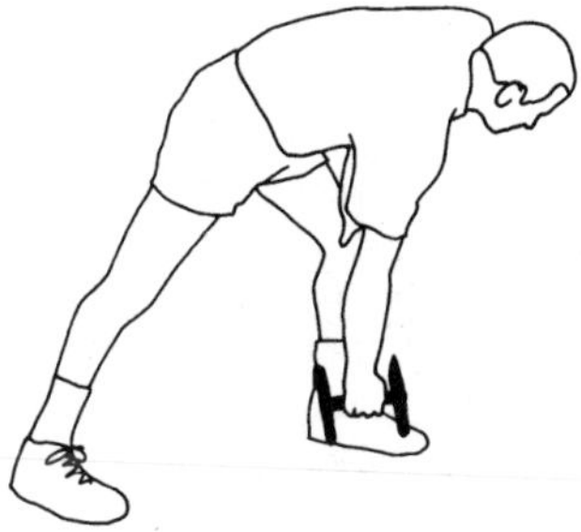

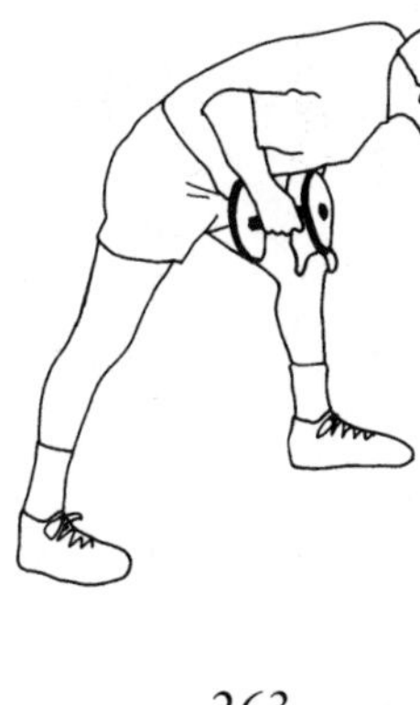

9 Rudern mit Langhantel – Variante 1

Breiter Rückenmuskel sowie Muskeln des oberen Rückens

- Langhantel auf den Boden vor dem Körper ablegen; Füße etwa 45 cm auseinander
- Stirn auf einer Bank abstützen
- Oberkörper nach vorne beugen und Langhantel mit möglichst weitem Griff fassen
- Beine leicht gebeugt, Rumpf parallel zum Boden
- Die Stange senkrecht zur Brust hochziehen; Rücken bleibt gerade
- Wieder Richtung Boden senken
- Beim Heben einatmen, beim Senken ausatmen
- Die Stange darf während der Übung nicht den Boden berühren

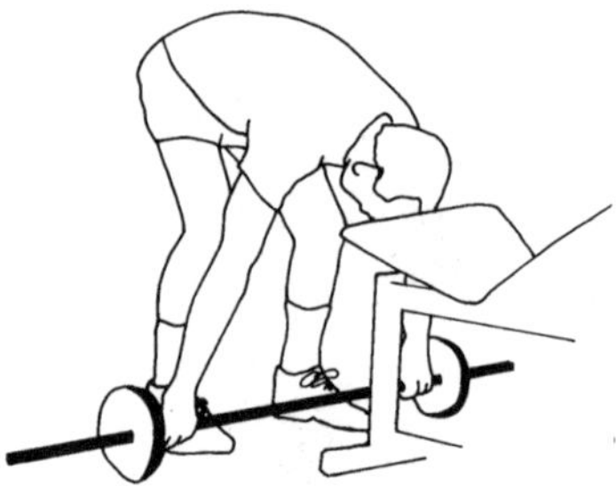

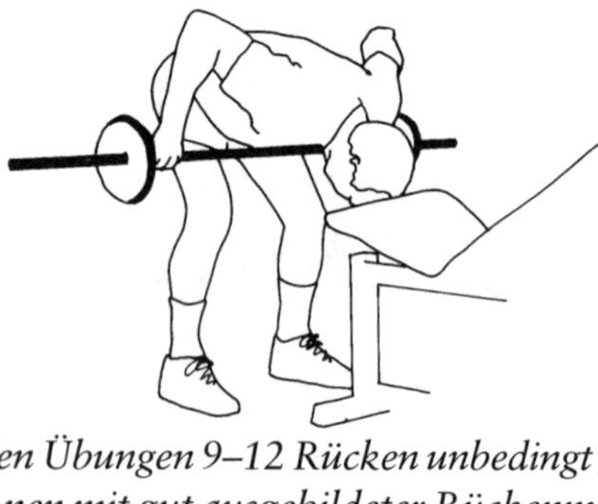

***Achtung:** In den Übungen 9–12 Rücken unbedingt gerade halten! Nur für Personen mit gut ausgebildeter Rückenmuskulatur und ohne Rückenproblemen!!*

10 Rudern mit Langhantel – Variante 2

Breiter Rückenmuskel sowie Muskeln des oberen Rückens

- Langhantel auf den Boden vor dem Körper ablegen; Füße etwa 45 cm auseinander
- Oberkörper nach vorne beugen; Stange etwa 15 bis 20 cm weiter als schulterbreit greifen.
- Beine leicht gebeugt, Rumpf parallel zum Boden
- Stange senkrecht zur Brust ziehen
- Kopf aufrecht, Rücken gerade
- Hantel wieder knapp über den Boden senken
- Beim Heben einatmen, beim Senken ausatmen
- Hantel darf während der Übung nicht den Boden berühren

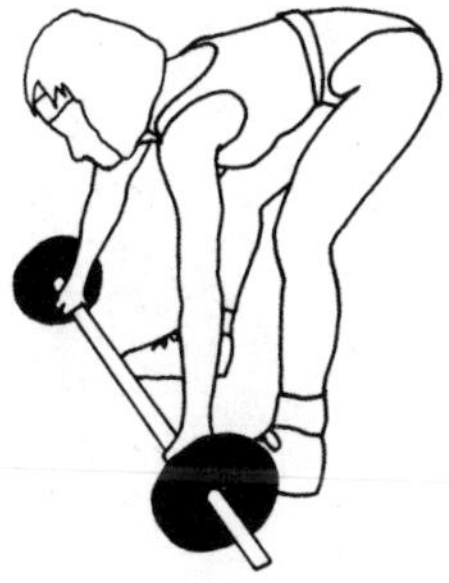

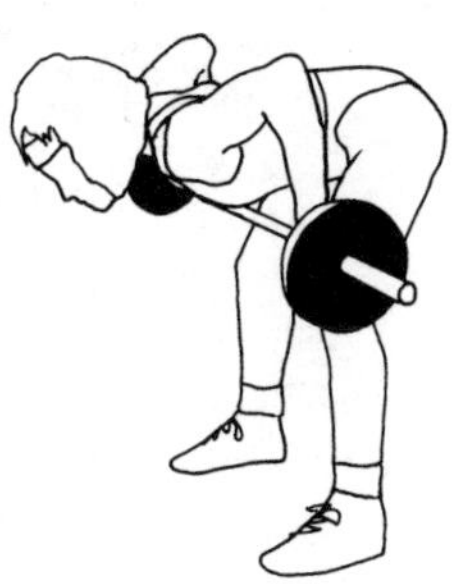

11 Beidarmiges Rudern mit der Kurzhantel

Breiter Rückenmuskel sowie Muskeln des oberen Rückens

- Füße eng zusammen; Kurzhanteln links und rechts an der Fußaußenseite ablegen
- Oberkörper nach vorne beugen, Stirn an einer taillenhohen Stütze ablegen
- Knie leicht gebeugt
- Hanteln senkrecht bis zur Brust hochziehen
- Wieder knapp über den Boden senken
- Beim Heben einatmen, beim Senken ausatmen
- Hanteln sollen während der Übung nicht den Boden berühren

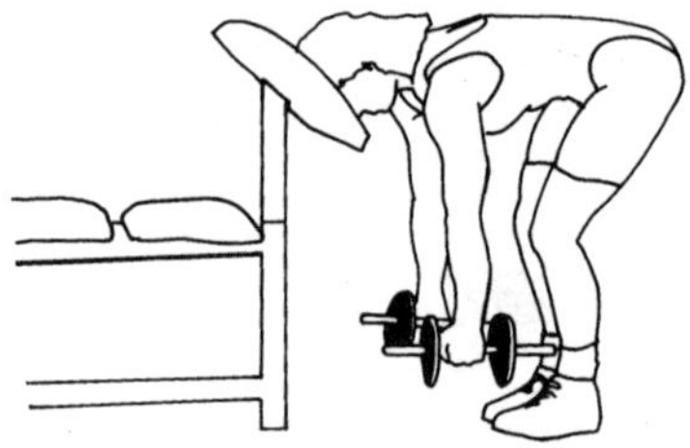

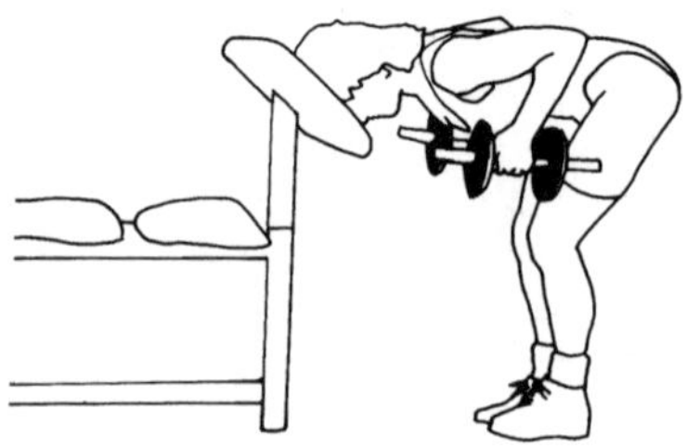

12 Rudern mit Langhantel – Variante 3

Breiter Rückenmuskel sowie Muskeln des oberen Rückens

- Langhantel ohne Scheibe in eine Ecke oder gegen eine Stütze stemmen
- Gewicht auf oberes Ende auflegen
- Stange zwischen die gespreizten Beine nehmen; Oberkörper nach vorne beugen, bis Rumpf parallel zum Boden ist
- Knie bleiben leicht gebeugt, Rücken gerade
- Langhantel mit beiden Händen direkt hinter den Scheiben ergreifen
- Stange gerade nach oben an die Brust ziehen, Ellbogen zeigen dabei nach innen
- Hantel wieder bis knapp über den Boden absenken
- Beim Heben einatmen, beim Senken ausatmen
- Scheiben sollen während der Übung nicht den Boden berühren

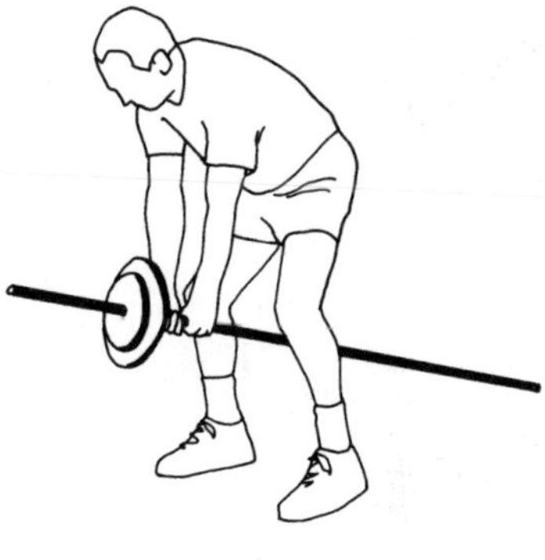

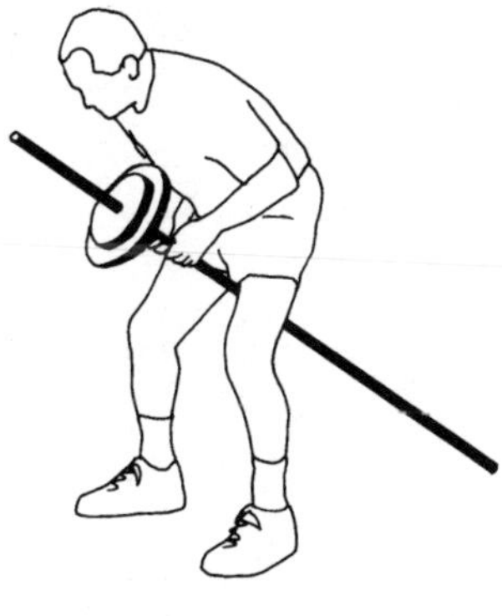

Bizeps

1 Armbeugen mit Kurzhanteln, gleichzeitig

Bizeps

- Im Stand (Fußabstand etwa 40 cm) Kurzhanteln mit nach unten gestreckten Armen halten
- Handinnenflächen sind einander zugewandt
- Rücken und Kopf gerade, Hüfte und Beine fixiert
- Gewichte mit den Unterarmen in einem halbkreisförmigen Bogen bis auf Schulterhöhe führen. Dabei die Handgelenke so drehen, daß ab der zweiten Hälfte der Bewegung die Handinnenflächen nach oben zeigen.
- Auf dem gleichen Weg und mit der entgegengesetzten Drehung des Unterarmes langsam wieder in die Ausgangsposition zurückkehren
- Oberarme bleiben während der gesamten Übung fest an den Oberkörper gepreßt
- Konzentrieren Sie sich beim Beugen und Strecken fest auf den Bizeps

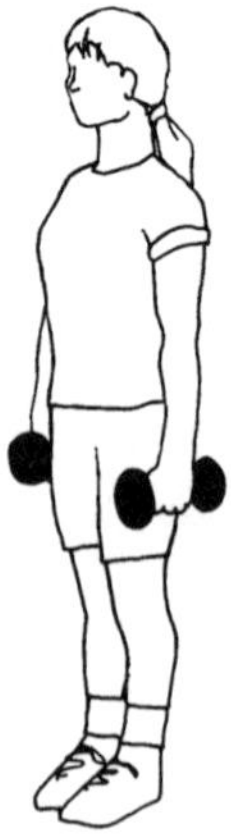

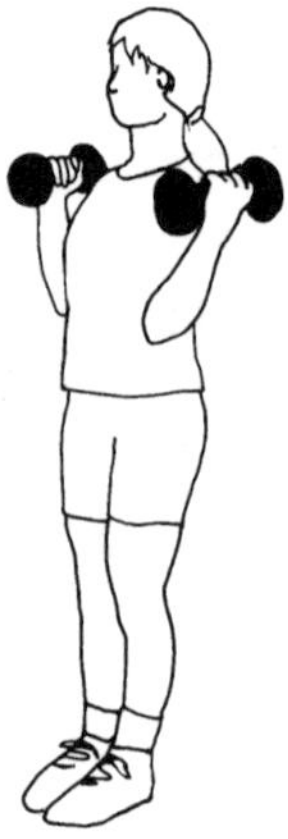

2 Armbeugen mit Kurzhanteln, abwechselnd

Bizeps

- Im Stand (Füße etwa 40 cm geöffnet) Kurzhanteln mit nach unten gestreckten Armen halten
- Handinnenflächen sind einander zugewandt
- Rücken und Kopf gerade, Hüfte und Beine fixiert
- Bizeps-Beuge mit dem rechten Arm beginnen, Gewicht in einem halbkreisförmigen Bogen bis auf Schulterhöhe führen. Dabei das Handgelenk so drehen, daß ab der zweiten Hälfte der Bewegung die Handinnenfläche nach oben zeigt
- Auf dem gleichen Weg und mit der entgegengesetzten Drehung des Unterarmes langsam wieder in die Ausgangsposition zurückkehren
- Oberarme bleiben während der gesamten Übung fest an den Oberkörper gepreßt
- Rechten Arm noch einmal beugen, dann Übung mit dem linken Arm wiederholen
- Beim Beugen ausatmen, beim Strecken einatmen

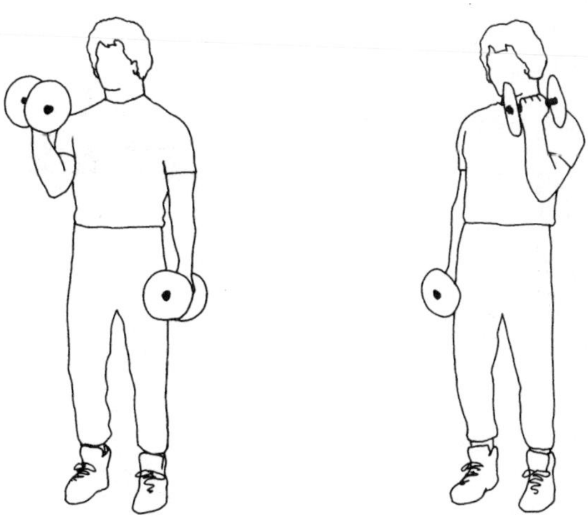

3 Armbeugen mit Langhantel, mittlerer Griff

Bizeps

- Im Stand, die Füße sind etwa 40 cm breit geöffnet, Rücken und Kopf gerade, Langhantel mit schulterbreitem Kammgriff (Handinnenflächen zeigen vom Körper weg, Handabstand etwa 45 cm) fassen
- Stange mit gestreckten Armen am Oberschenkel halten
- Aus dem Bizeps heraus das Gewicht in einem halbkreisförmigen Bogen bis auf Schulterhöhe anheben, Oberarme bleiben eng an den Rumpf gepreßt
- Gewicht auf dem gleichen Weg langsam wieder in die Ausgangsstellung senken
- Sich nicht vor- oder zurücklehnen, um die Stange leichter heben zu können
- Beim Beugen ausatmen, beim Strecken einatmen

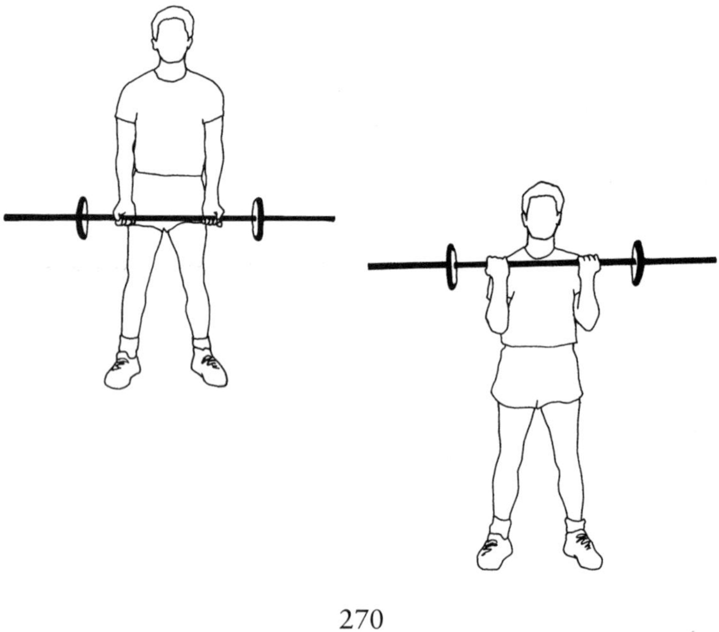

4 Armbeugen mit Langhantel, enger Griff

Bizeps

- Im Stand, die Füße sind etwa 40 cm breit geöffnet, Rücken und Kopf gerade, Langhantel mit engem Untergriff fassen (Handinnenflächen zeigen vom Körper weg, Handabstand etwa 30 cm)
- Stange mit gestreckten Armen am Oberschenkel halten
- Aus dem Bizeps heraus das Gewicht in einem halbkreisförmigen Bogen bis auf Schulterhöhe anheben, Oberarme bleiben an den Rumpf gepreßt
- Gewicht auf dem gleichen Weg langsam wieder in die Ausgangsstellung senken
- Sich nicht vor- oder zurücklehnen, um die Stange leichter heben zu können
- Beim Beugen ausatmen, beim Strecken einatmen

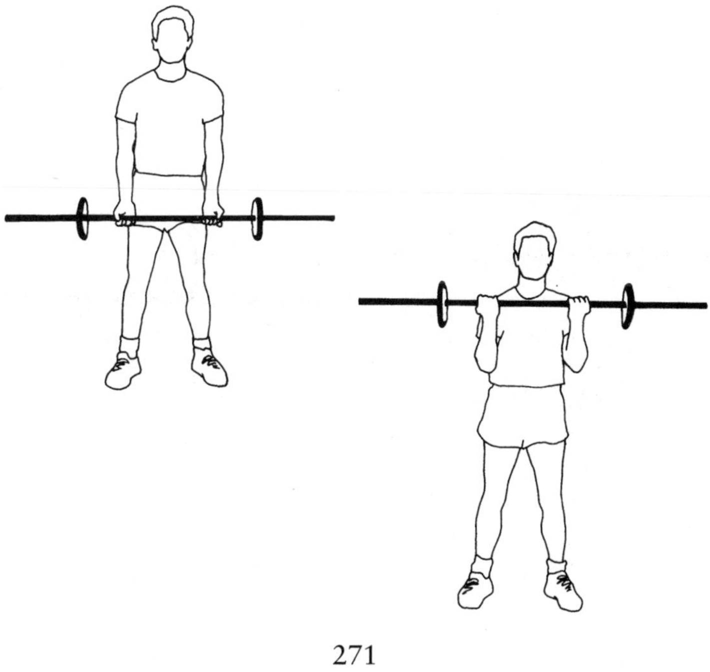

5 Armbeugen mit Kurzhanteln, sitzend

Bizeps

- Zwei Kurzhanteln fassen
- Sich aufrecht auf eine Bank setzen, Füße fest auf den Boden stellen, Arme nach unten strecken
- Rücken und Kopf bleiben gerade
- Gewichte so halten, daß die Handinnenflächen einander zugewandt sind. Aus dem Bizeps heraus beide Gewichte in einem halbkreisförmigen Bogen bis auf Schulterhöhe führen. Dabei die Handgelenke so drehen, daß ab der zweiten Hälfte der Bewegung die Handinnenflächen nach oben zeigen.
- Auf dem gleichen Weg und mit der entgegengesetzten Drehung des Unterarmes langsam wieder in die Ausgangsposition zurückkehren
- Oberarme bleiben während der gesamten Übung fest an den Oberkörper gepreßt
- Konzentrieren Sie sich beim Beugen und Strecken fest auf den Bizeps
- Beim Beugen ausatmen, beim Strecken einatmen

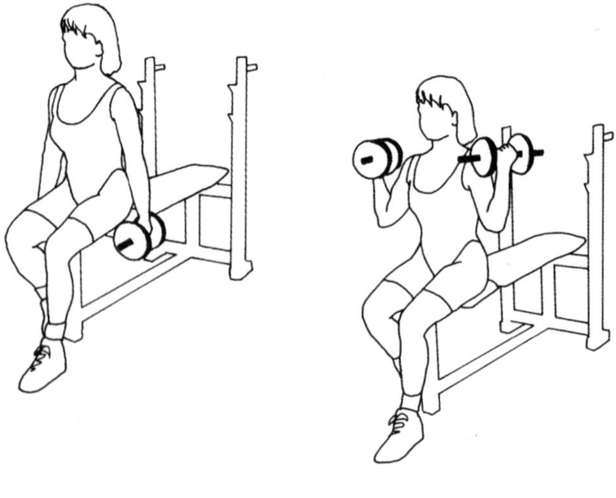

6 Armbeugen einarmig, kniend

Bizeps

- Hantel in die rechte Hand nehmen (Handinnenfläche zeigt nach oben)
- Stützen Sie sich auf dem linken Knie ab
- Rechtes Bein etwa im 45°-Winkel gebeugt
- Linke Hand auf Hüfte
- Gewicht in einem halbkreisförmigen Bogen bis auf Schulterhöhe führen
- Rechten Oberarm nicht am Oberschenkel abstützen
- Auf dem gleichen Weg wieder in die Ausgangsposition zurückkehren
- Beim Beugen ausatmen, beim Strecken einatmen
- Seite wechseln und Übung mit linkem Arm wiederholen

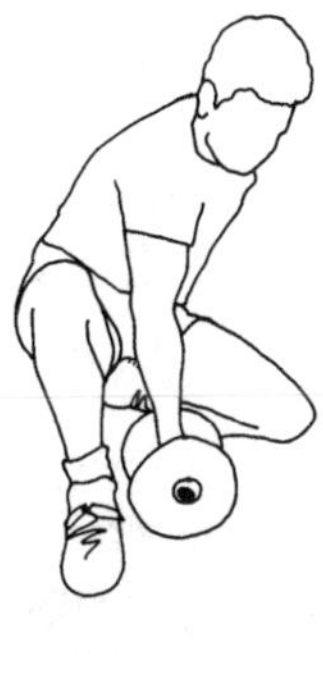

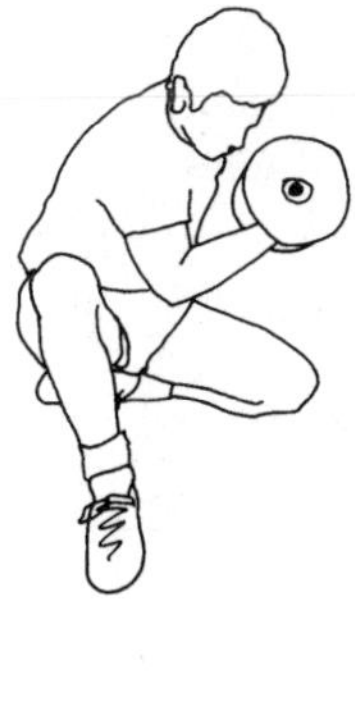

7 Armbeugen auf der Schrägbank

Bizeps

- Zwei Kurzhanteln fassen
- Auf einer Schrägbank Platz nehmen, die Arme sind nach unten gestreckt (Handinnenflächen einander zugewandt)
- Aus dem Bizeps heraus beide Gewichte in einem halbkreisförmigen Bogen bis auf Schulterhöhe führen. Dabei die Handgelenke so drehen, daß ab der zweiten Hälfte der Bewegung die Handinnenflächen nach oben zeigen.
- Auf dem gleichen Weg und mit der entgegengesetzten Drehung des Unterarmes langsam wieder in die Ausgangsposition zurückkehren
- Oberarme bleiben während der gesamten Übung fest an den Oberkörper gepreßt
- Beim Beugen ausatmen, beim Strecken einatmen

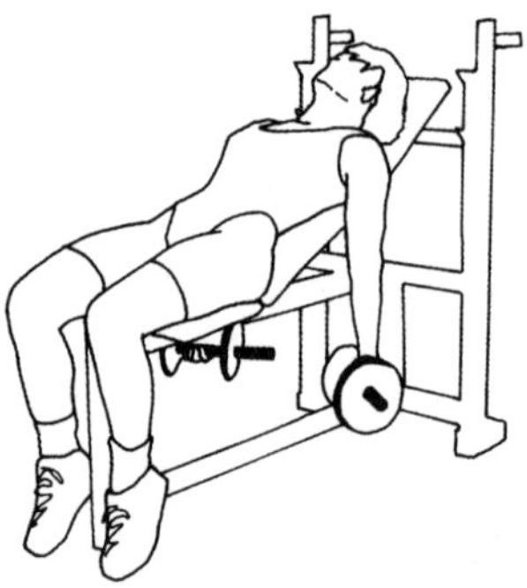

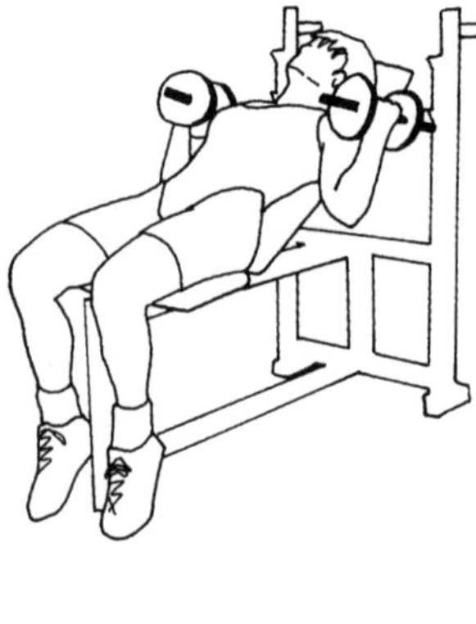

8 Armbeugen auf der Flachbank

Bizeps

- Zwei Kurzhanteln fassen
- Sich auf eine Schrägbank legen, die Arme sind nach unten gestreckt (Handinnenflächen einander zugewandt)
- Aus dem Bizeps heraus beide Gewichte in einem halbkreisförmigen Bogen bis auf Schulterhöhe führen. Dabei die Handgelenke so drehen, daß ab der zweiten Hälfte der Bewegung die Handinnenflächen nach oben zeigen.
- Auf dem gleichen Weg und mit der entgegengesetzten Drehung des Unterarmes langsam wieder in die Ausgangsposition zurückkehren
- Oberarme bleiben während der gesamten Übung fest an den Oberkörper gepreßt
- Beim Beugen einatmen, beim Strecken ausatmen

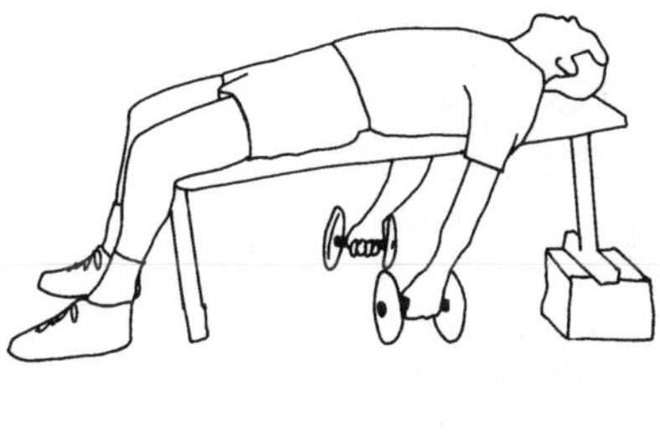

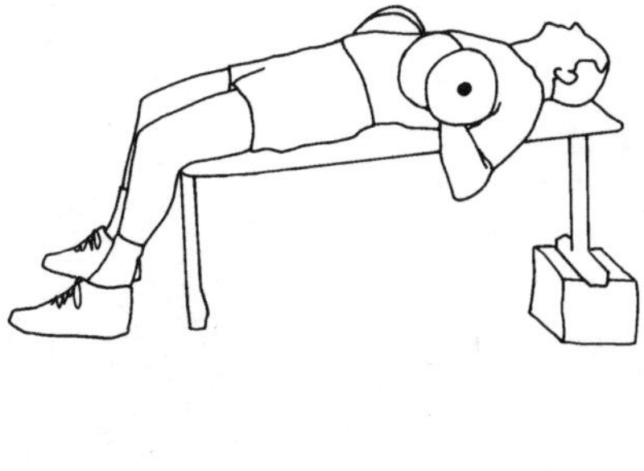

Waden

1 Zehen strecken, Variante 1

Wadenmuskulatur

- Stellen Sie sich mit dem Gesicht zur Wand auf ein etwa 1 Meter von der Wand entferntes Brett
- Neigen Sie sich mit ausgestreckten Armen nach vorne und stützen Sie sich mit den Händen an der Wand ab
- Rücken und Kopf bleiben gerade, Beine fixiert
- Heben Sie sich nun möglichst weit auf die Zehenspitzen
- Dabei in der Hüfte nicht einknicken
- Am höchsten Punkt kurz verharren, dann in Ausgangsstellung zurückkehren
- Beim Heben des Körpers ausatmen, beim Senken einatmen

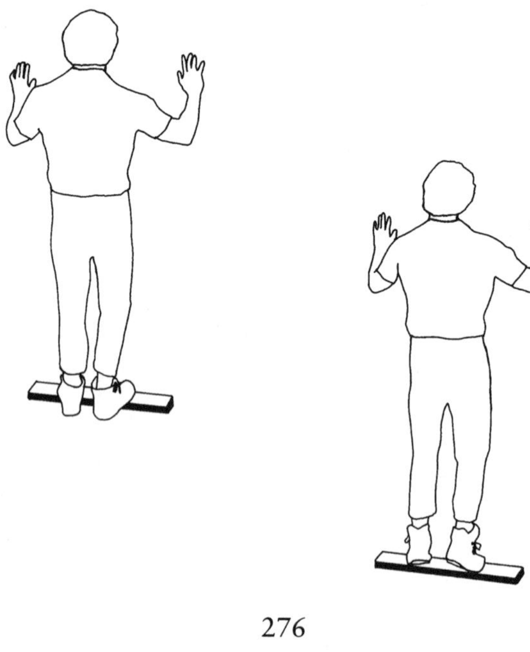

2 Zehen strecken, Variante 2

Wadenmuskeln

- Stellen Sie sich etwa 1 Meter vor die Wand
- Neigen Sie sich nach vorne, Hände überkreuzt, und stützen Sie sich an der Wand ab
- Rücken und Kopf bleiben gerade, Beine fixiert
- Heben Sie sich nun möglichst weit auf die Zehenspitzen
- Dabei nicht in der Hüfte einknicken
- Am höchsten Punkt kurz verharren, dann in Ausgangsposition zurückkehren
- Beim Heben des Körpers ausatmen, beim Senken einatmen

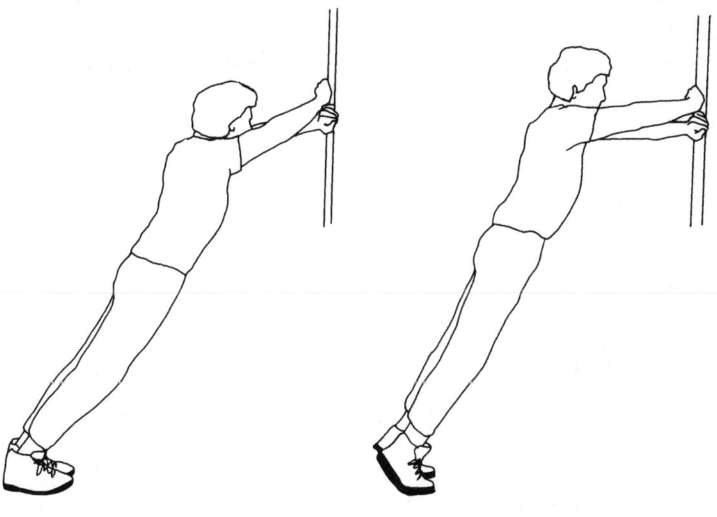

3 Zehen strecken, mit Kurzhantel

Wadenmuskulatur

- Brett ca. 60 cm von der Wand entfernt plazieren, linken Fußballen daraufstellen
- Kurzhantel in die linke Hand nehmen, Arm hängt locker herab, rechte Hand an die Wand, rechter Fuß gegen linke Ferse
- Rücken und Kopf gerade
- Gehen Sie nun möglichst weit auf die Zehenspitzen
- Dabei in der Hüfte nicht einknicken
- Am höchsten Punkt kurz verharren, dann in Ausgangsposition zurückkehren
- Beim Heben des Körpers aus-, beim Senken einatmen
- Gleiche Übung mit dem rechten Bein

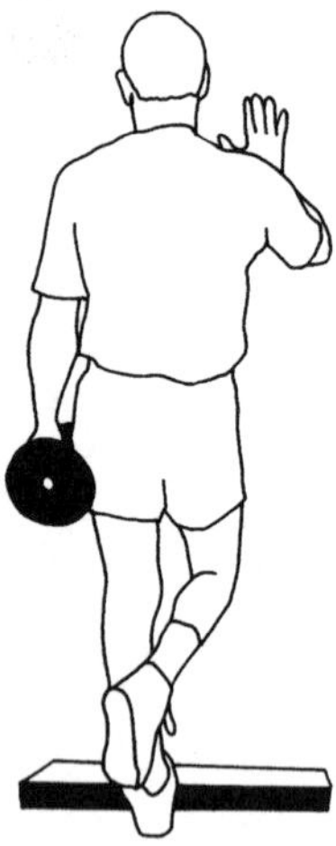

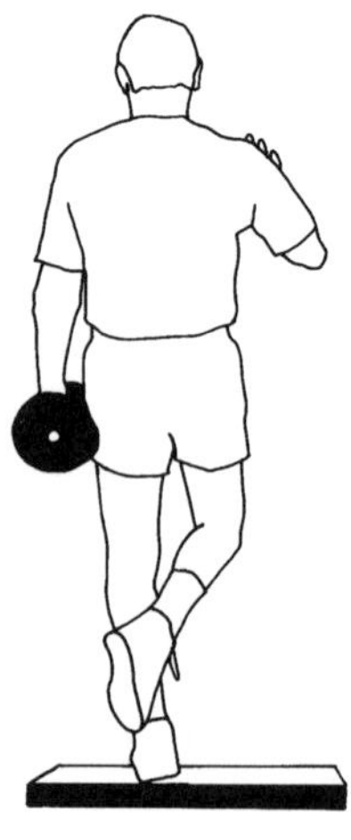

4 Zehen strecken, sitzend, mit Langhantel

Wadenmuskulatur

- Setzen Sie sich auf die Bank
- Langhantel hinter dem Knie auf den Oberschenkel legen
- Fersen heben, bis Sie möglichst weit auf den Zehenspitzen stehen
- Am höchsten Punkt kurz verharren, dann in Ausgangsposition zurückkehren
- Beim Heben der Fersen aus-, beim Senken einatmen

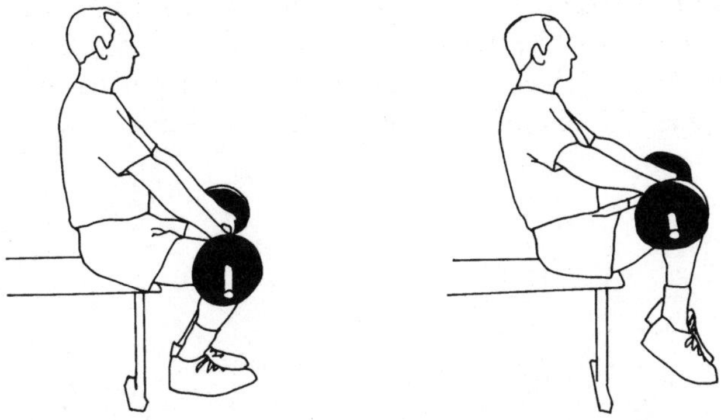

5 Zehen strecken, Partnerübung

Wadenmuskulatur

- Brett einen knappen Meter von der Bank entfernt plazieren
- Fußballen auf das Brett stellen, Beine zusammen und gestreckt
- Oberkörper nach vorne neigen und sich dabei mit den Händen an der Bank abstützen
- Trainingspartner sitzt im unteren Rückenbereich mit Gewicht an der Hüfte
- Fersen heben, bis Sie möglichst weit auf den Zehenspitzen stehen
- Am höchsten Punkt kurz verharren, dann in Ausgangsposition zurückkehren
- Beim Heben der Fersen aus-, beim Senken einatmen

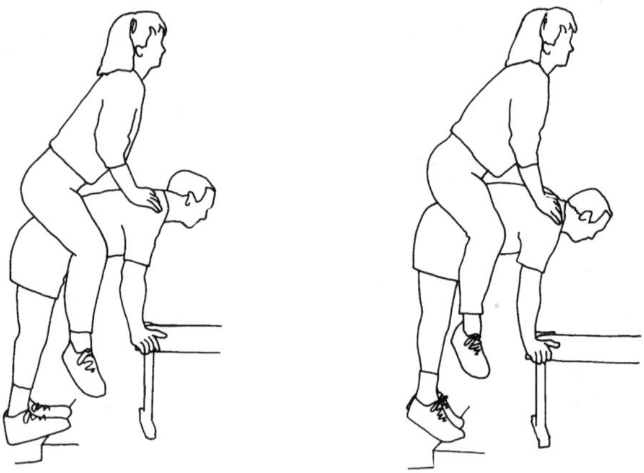

Brust

1 Kurzhanteldrücken auf der Schrägbank

Großer Brustmuskel

- Greifen Sie zwei Kurzhanteln, und setzen Sie sich so auf eine Schrägbank, daß der Rücken festen Kontakt mit der Rückenstütze hat
- Gewichte bis auf Schulterhöhe heben und sie senkrecht nach oben drücken, bis Arme gestreckt sind
- Langsam wieder bis auf Brusthöhe absenken (seitlicher Abstand zur Brust ca. 25 cm)
- Ellbogen zeigen nach außen und sind auf Ohrhöhe
- Darauf achten, daß Unterarme nicht ganz senkrecht stehen, Gewichte in die Ausgangsposition zurückdrücken
- Beim Senken des Gewichts einatmen, beim Heben ausatmen

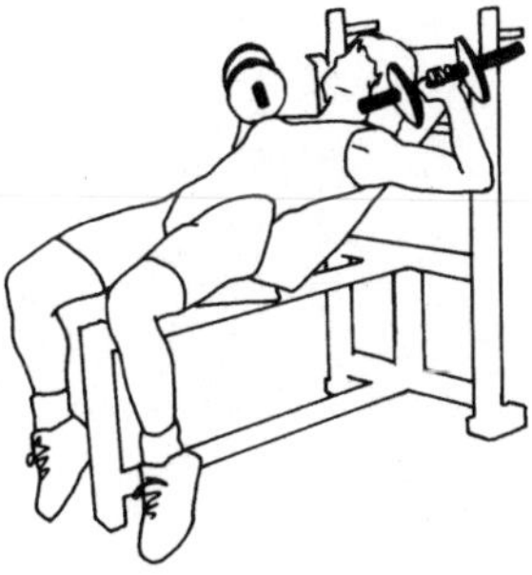

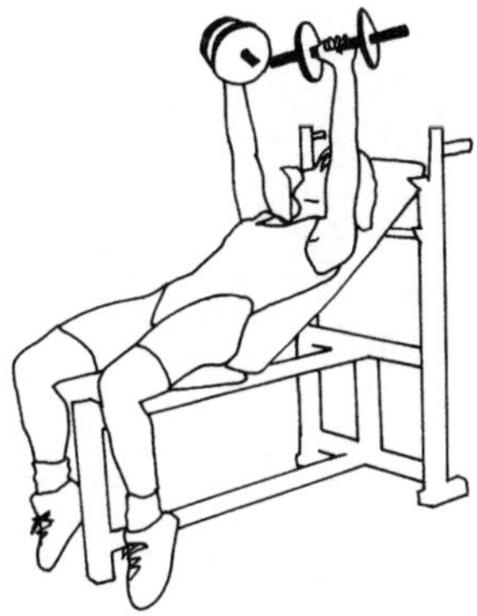

2 Kurzhanteldrücken auf der Schrägbank

Großer Brustmuskel

- Legen Sie sich mit dem Kopf nach unten auf die nach hinten geneigte Schrägbank, Kurzhanteln mit gestreckten Armen oberhalb der Schultern zusammenführen, Handinnenflächen zeigen zueinander
- Gewichte langsam auf Brusthöhe absenken, (seitlicher Abstand jeweils ca. 25 cm)
- Ellbogen auf Ohrhöhe, nach außen zeigend, Unterarme stehen nicht ganz senkrecht
- Gewichte in die Ausgangsposition zurückdrücken
- Beim Senken der Gewichte einatmen, beim Heben ausatmen

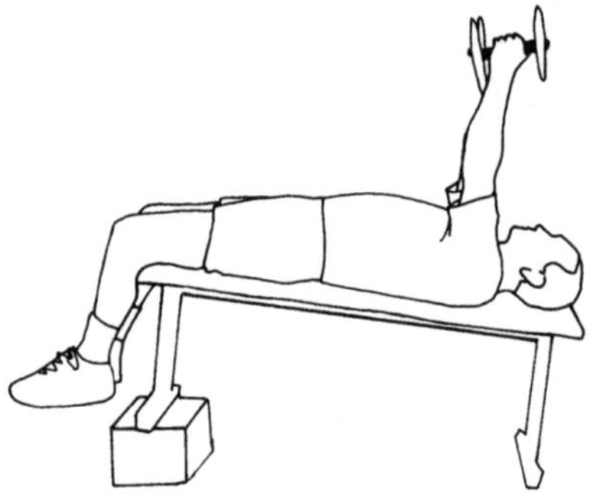

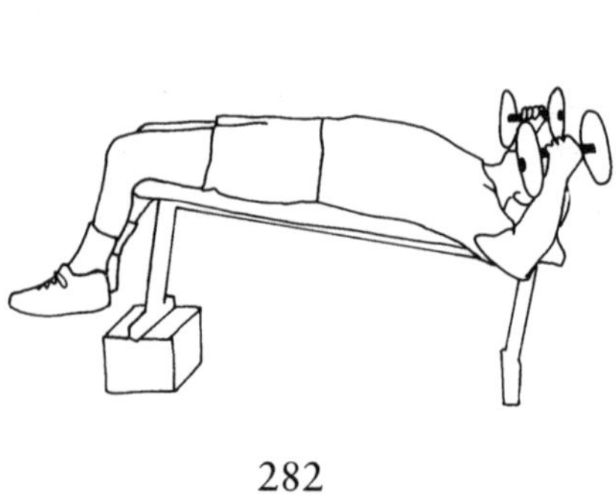

3 Liegestütz

Brustmuskeln und Trizeps

- Im Kniestand auf den Boden, Handabstand 30, 45 oder 60 cm
- Beine nach hinten ausstrecken, Rücken und Kopf gerade
- Mit geradem Körper so tief gehen, daß die Brust den Boden berührt
- Ellbogen am Körper halten
- Kurz verharren, dann wieder in die Ausgangslage zurückkehren
- Beim Tiefgehen ein-, beim Hochgehen ausatmen

Superzirkeltraining: enger Handabstand
Brustmuskeltraining: weiter Handabstand
Fitneßprogramm für unterwegs: Übung mit allen drei Handabständen ausführen

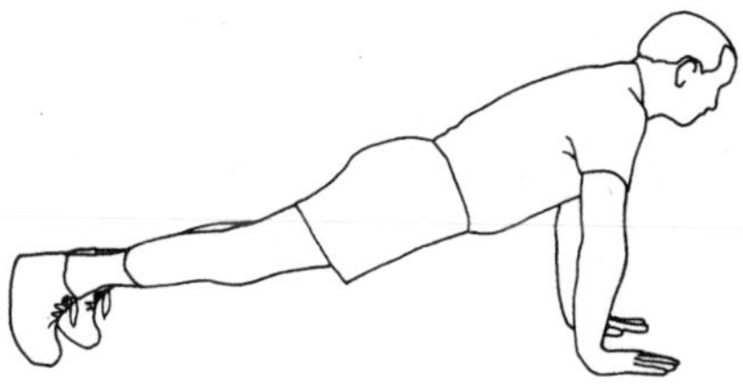

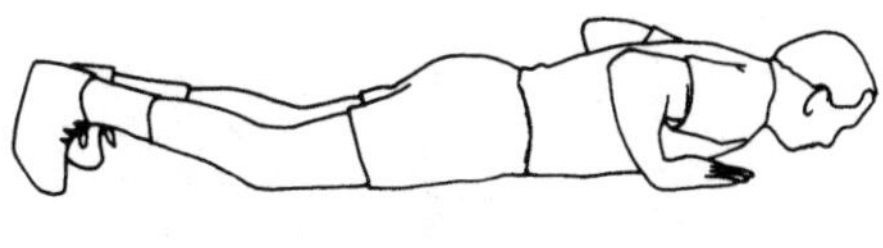

4 Überzüge mit Kurzhantel

Brustmuskeln und Brustkorb

- Legen Sie sich in Rückenlage auf eine Flachbank, Füße stehen flach auf dem Boden
- Mit beiden Händen eine Kurzhantel greifen – die Handinnenflächen zeigen nach oben, die Daumen umfassen die Stange – und mit ausgestreckten Armen direkt über der Brust halten
- Gewicht nun in einer halbkreisförmigen Bewegung langsam hinter dem Kopf absenken, aber nicht so weit, daß es schmerzt
- Hantel wieder in die Ausgangsposition zurückheben, Ellbogen nicht beugen
- Beim Senken einatmen, beim Heben ausatmen
- Tief ein- und ausatmen, Kopf und Hüfte bleiben auf der Bank, Brustkorb herausstrecken

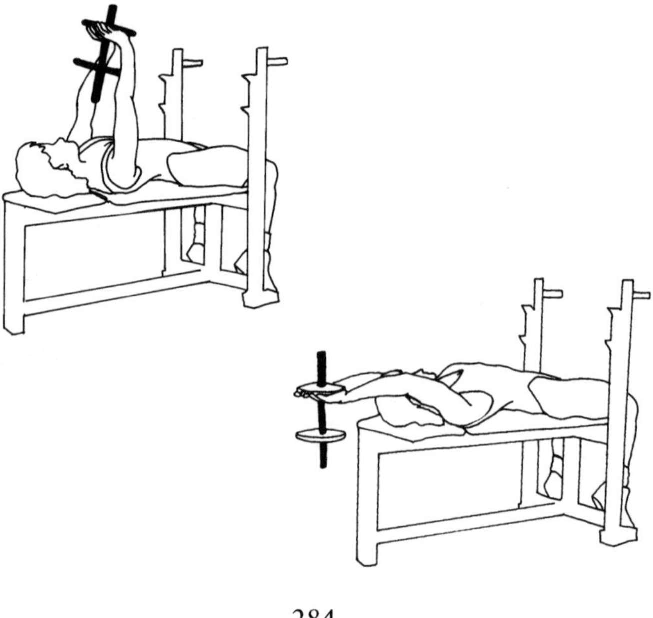

5 Liegestütz rücklings, am Tisch

Brustmuskeln und Trizeps

- Stützen Sie sich mit dem Rücken zum Tisch an der Tischkante ab, Arme und Beine müssen gestreckt sein
- Arme beugen, wobei das gesamte Körpergewicht auf den Armen ruht
- Dehnung halten und atmen
- Zur Ausgangsposition zurückkehren und ausatmen

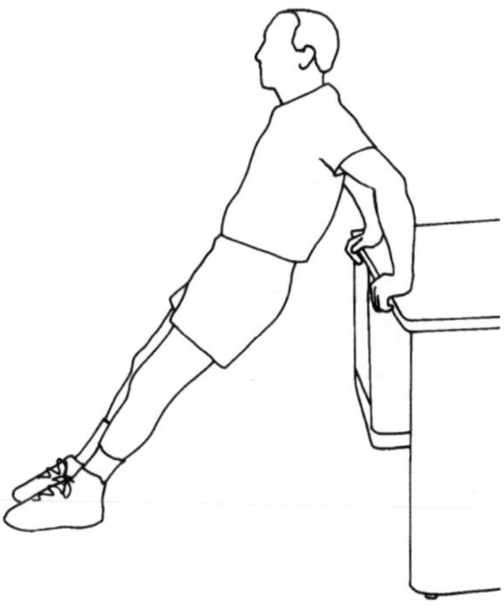

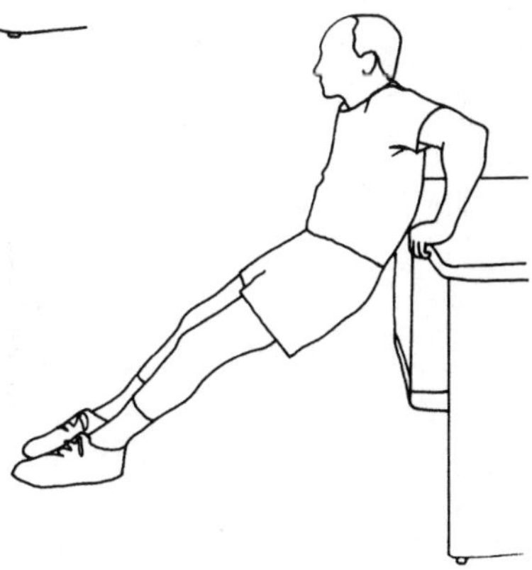

6 Liegestütz rücklings, an der Bank

Brustmuskeln und Trizeps

- Stützen Sie sich mit dem Rücken zur Bank an der Bankkante ab, Knie gebeugt
- Arme beugen und bis in die Sitzposition gehen
- Dehnung halten und atmen
- Zur Ausgangsposition zurückkehren und ausatmen

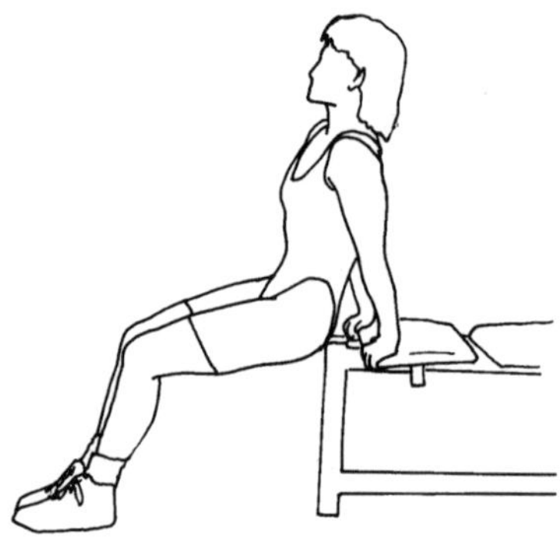

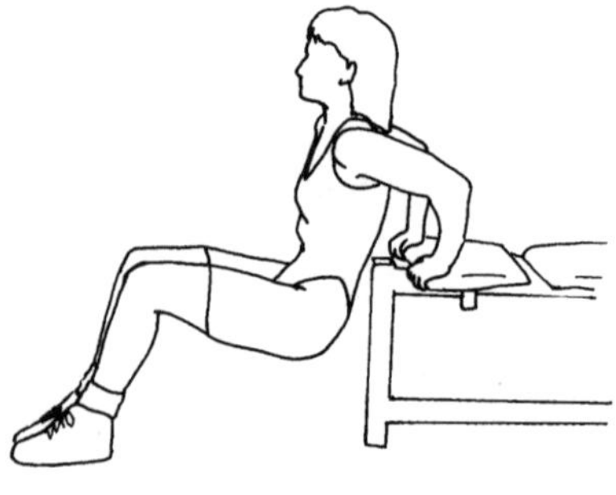

7 Liegestütz am Tisch

Brustmuskeln und Trizeps

- Füße zusammen, mit gestreckten Armen an der Tischkante abstützen
- Einatmen und Oberkörper nach vorne drücken, Arme beugen, bis Ober- und Unterarm einen rechten Winkel bilden
- Beine bleiben gestreckt, Fersen am Boden
- Zur Ausgangsposition zurückkehren, ausatmen

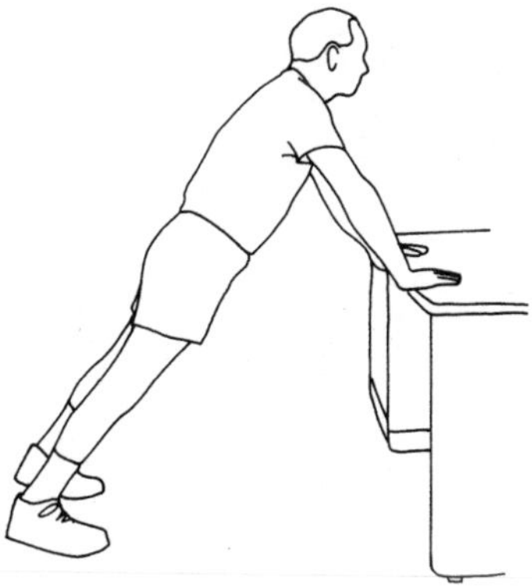

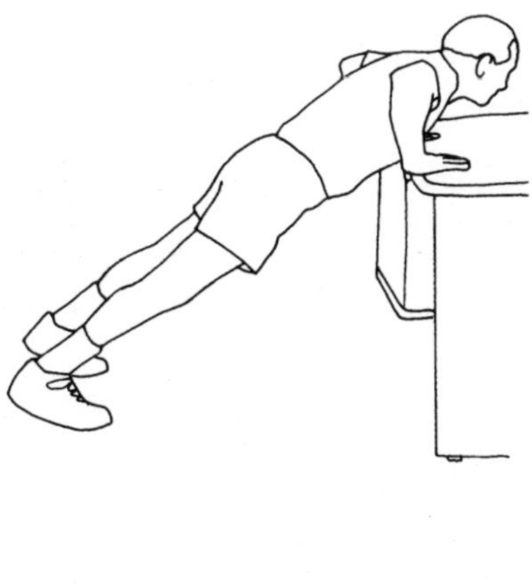

8 Liegestütz zwischen Türrahmen

Brustmuskeln und Trizeps

- Hände etwa in Schulterhöhe gegen Türrahmen drücken
- Füße schulterbreit geöffnet
- Körper durch die Arme in die Tür beugen, Knie durchgestreckt
- Zur Ausgangsposition zurückkehren, ausatmen

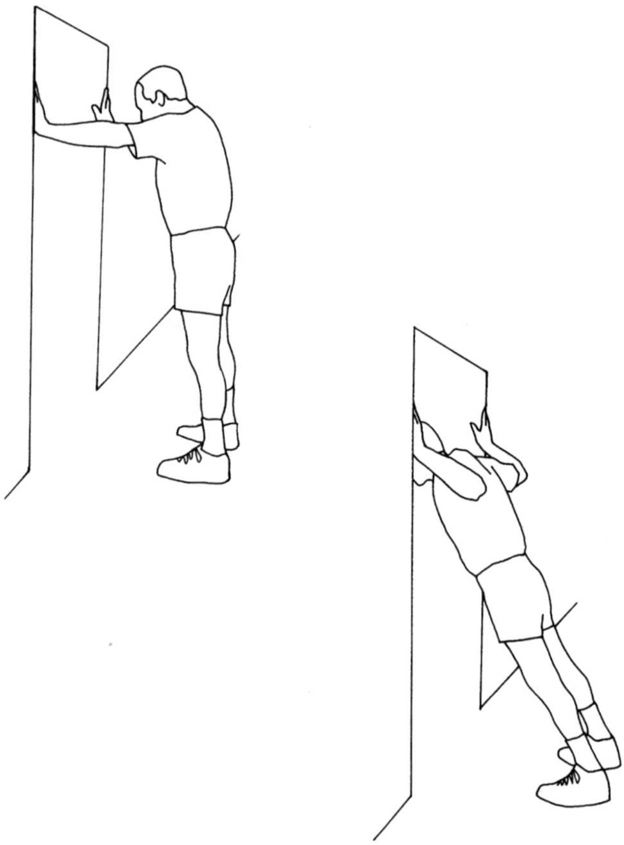

9 Fliegende Bewegung mit Kurzhanteln

Brustmuskeln

- Legen Sie sich in Rückenlage auf den Boden. Kurzhanteln mit ausgestreckten Armen senkrecht über den Schultern halten. Handinnenflächen sind einander zugewandt
- Einatmen, Gewichte in einem weiten Halbkreis langsam seitlich herunterführen, bis sie sich etwa auf Brusthöhe befinden. Die Oberarme zeigen leicht nach hinten, so daß sie mit den Ohren eine Linie bilden
- Auf gleichem Weg Hanteln langsam wieder in die Ausgangsposition zurückführen, ausatmen
- Während der gesamten Übung tief und gleichmäßig atmen, Brustkorb herausstrecken, Kopf bleibt am Boden; bewußt mit den Brustmuskeln arbeiten

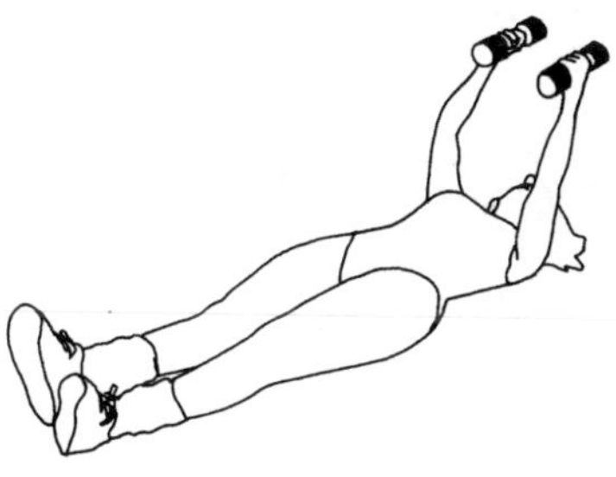

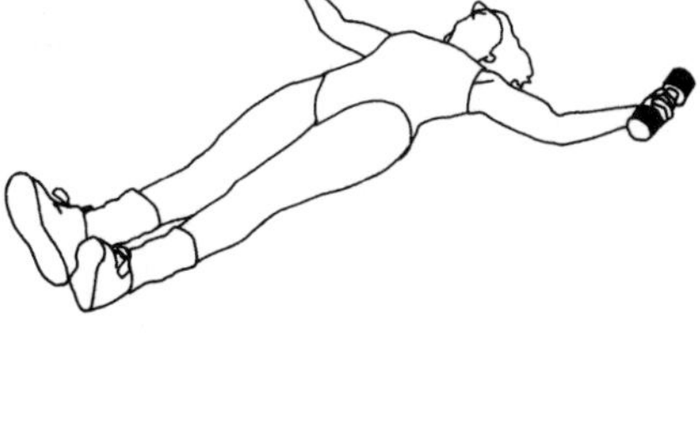

10 Bankdrücken mit Langhantel

Äußere Brustmuskeln

- Legen Sie sich mit dem Rücken auf eine Bank
- Langhantel ca. 15 cm weiter als schulterbreit fassen
- Durch Beugen der Arme Gewicht langsam absenken, bis die Stange den Körper etwa 2,5 cm unterhalb der Brustmitte leicht berührt, kurz innehalten
- Stange wieder bis zur Streckung der Arme hochdrücken, Ellbogen zeigen nach außen, Brustkorb ist herausgestreckt
- Kopf und Hüfte bleiben flach auf der Bank; nicht ins Hohlkreuz gehen
- Die Senkbewegung immer kontrolliert ausführen
- Beim Senken einatmen, beim Hochdrücken ausatmen

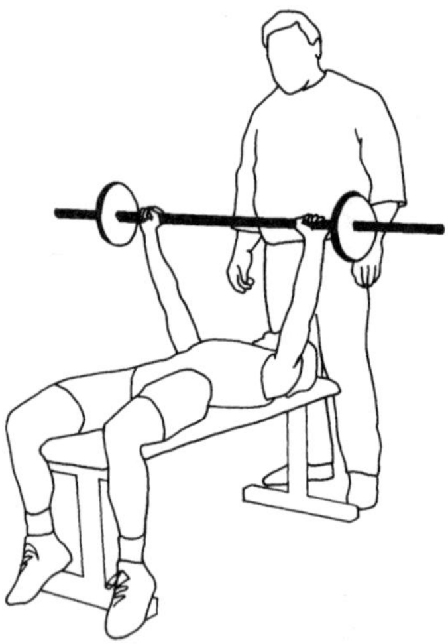

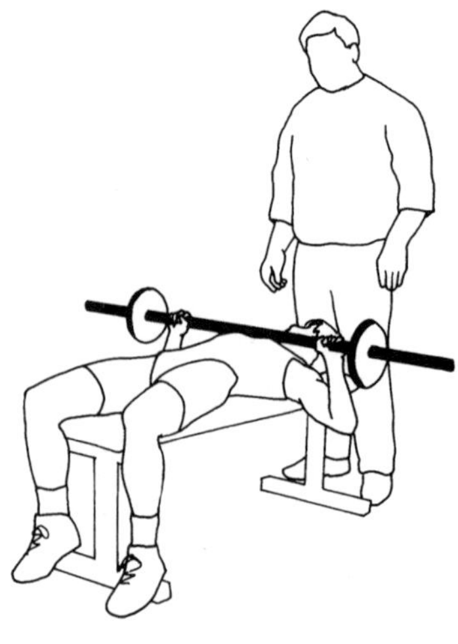

11 Bankdrücken mit Kurzhanteln

Brustmuskeln

- Legen Sie sich mit dem Rücken auf eine Flachbank; Arme mit Hanteln nach oben strecken und oberhalb der Schultern zusammenführen, Handinnenflächen zeigen zueinander
- Arme nun langsam beugen, bis Hanteln neben dem Oberkörper ungefähr auf Brusthöhe liegen (seitlicher Abstand jeweils ca. 25 cm)
- Ellbogen zeigen nach unten und bilden eine Linie mit den Ohren
- Unterarme stehen nicht ganz senkrecht; Hanteln wieder in derselben Bewegung nach oben drücken
- Beim Beugen der Arme einatmen, beim Hochdrücken ausatmen

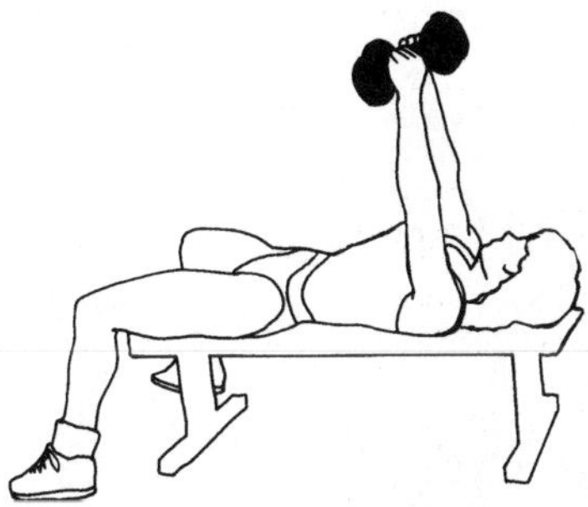

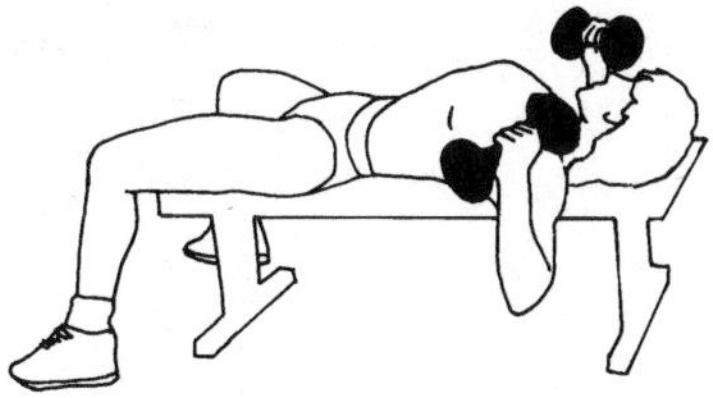

12 Schrägbankdrücken mit Langhantel

Brustmuskeln

- Legen Sie sich in Rückenlage auf eine Schrägbank
- Fassen Sie die Stange mit beiden Händen an den Scheibeninnenseiten
- Beugen Sie die Arme langsam und senken Sie die Stange bis knapp 8 cm über der Brustmitte
- Gewicht langsam bis zur Streckung der Arme nach oben drücken, Ellbogen dürfen dabei nicht nach vorne kommen, Hüfte bleibt auf der Bank
- Die Senkbewegung immer kontrolliert ausführen; an der Brust kurz innehalten
- Kopf bleibt auf der Bank, Rücken möglichst wenig überstrecken, kein Hohlkreuz
- Beim Senken ein-, beim Hochdrücken ausatmen

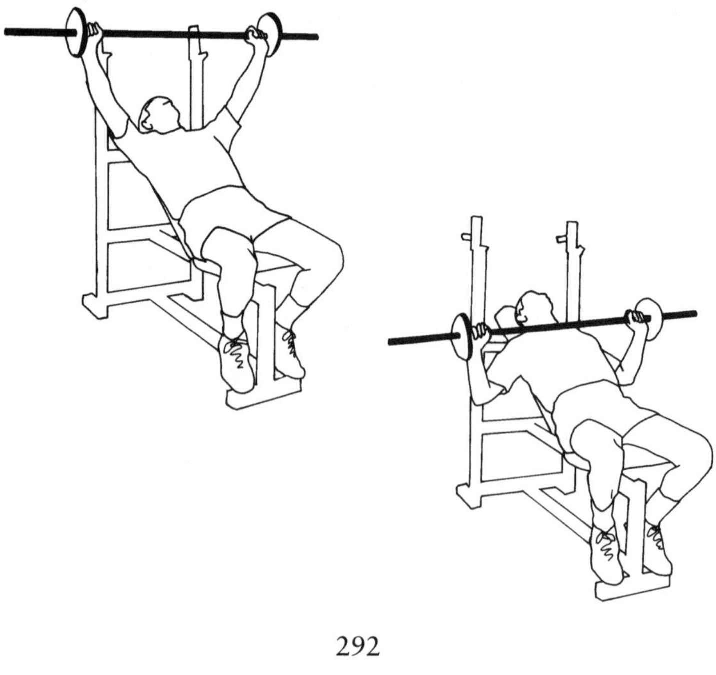

Schultern

1 Rudern mit Langhantel, stehend

Teile des Delta- und Trapezmuskels

- Aufrecht stehen, Langhantel mit einem Handabstand von 15 bis 20 cm so greifen, daß Handinnenflächen dem Körper zugewandt sind
- Stange zuerst mit gestreckten Armen halten
- Dann gerade bis knapp unter das Kinn hochziehen
- Ellbogen befinden sich in Ohrhöhe und zeigen nach außen, Stange dicht vor dem Körper halten
- Oben kurz pausieren, dann Stange in die Ausgangsposition zurückführen
- Beim Heben einatmen, beim Senken ausatmen
- Konzentrieren Sie sich beim Senken bewußt auf den Deltamuskel
- Übung kann auch mit mittlerer oder breiter Griffweite durchgeführt werden

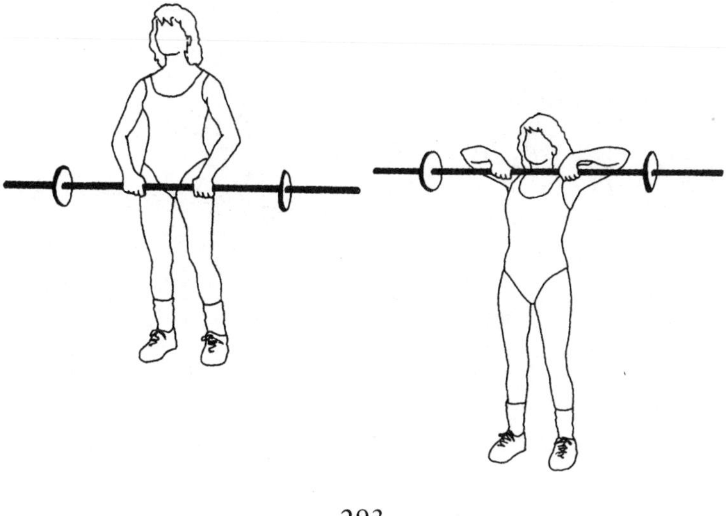

2 Frontheben mit Langhantel

Vorderer Anteil des Deltamuskels

- Aufrecht stehen, die Füße etwa 40 cm geöffnet, Rücken gerade, Beine und Hüfte fixiert
- Langhantel mit schulterbreitem Griff fassen; Ellbogen nicht beugen
- Stange zuerst mit ausgestreckten Armen gegen die Oberschenkel halten
- Dann in einer halbkreisförmigen Bewegung bis zur vollständigen Streckung der Arme nach oben führen
- In der gleichen Halbkreisbewegung Stange wieder senken
- Beim Heben einatmen, beim Senken ausatmen
- Übung kann auch mit enger oder breiter Griffweite durchgeführt werden

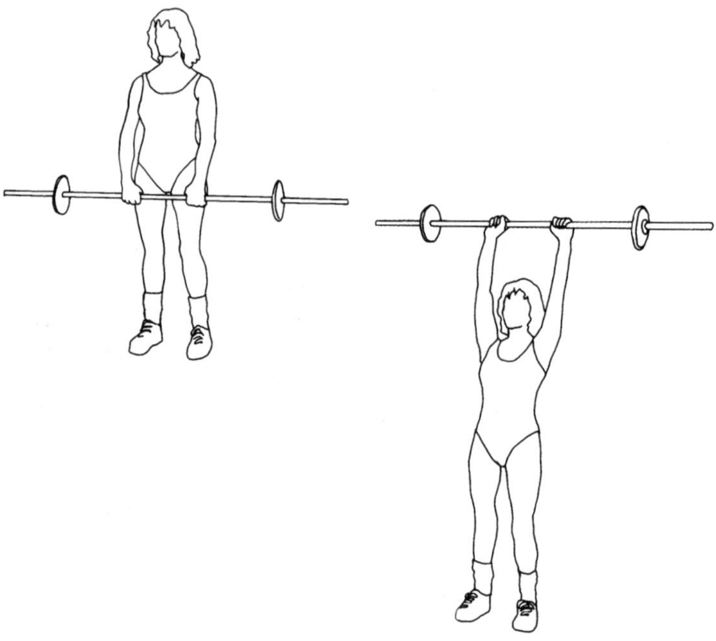

3 Seitheben mit Kurzhantel, Variante 1

Mittlerer Anteil des Deltamuskels

- Setzen Sie sich mit angelehntem Rücken auf eine Flachbank
- Zwei Kurzhanteln fassen und mit nach unten gestreckten Armen halten
- Gewichte nun langsam in einer Halbkreisbewegung etwas über Schulterhöhe heben, Arme stehen nicht ganz rechtwinklig vom Körper ab
- Kurz halten, dann in derselben Halbkreisbewegung in die Ausgangsposition zurückbringen
- Arme dabei möglichst gestreckt halten
- Beim Heben einatmen, beim Senken ausatmen

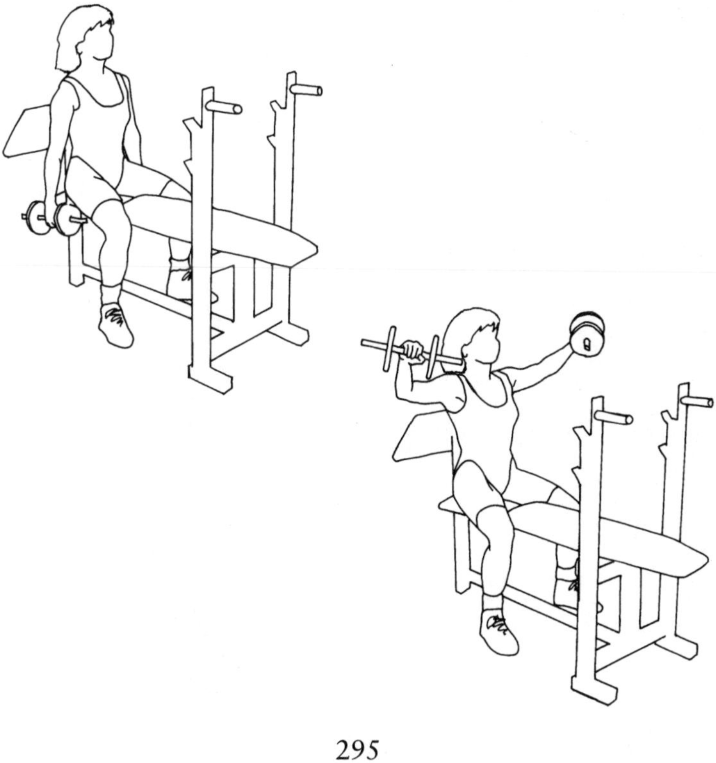

4 Seitheben mit Kurzhantel, Variante 2

Vorderer und mittlerer Anteil des Deltamuskels

- Setzen Sie sich an das Ende einer Flachbank und stellen Sie die Füße fest auf den Boden
- Zwei Kurzhanteln so fassen, daß die Handinnenflächen einander zugewandt sind, Arme nach unten strecken
- Gewichte nun langsam in einer Halbkreisbewegung etwas über Schulterhöhe heben
- Kurz halten, dann auf gleichem Weg in die Ausgangsposition zurückgehen
- Arme dabei gestreckt halten
- Beim Heben einatmen, beim Senken ausatmen
- Kann auch im Stehen ausgeführt werden

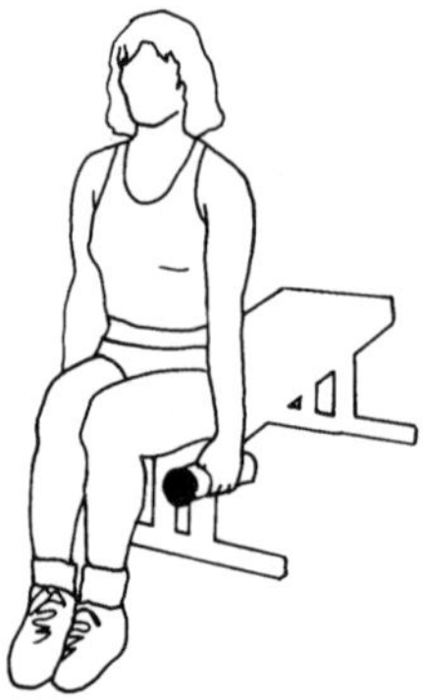

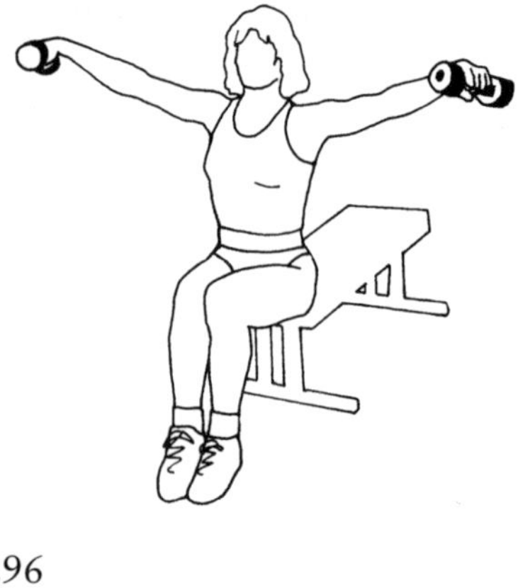

5 Seitheben auf der Schrägbank

Rückwärtiger Anteil des Deltamuskels

- Legen Sie sich mit dem Bauch auf eine Schrägbank und fassen Sie zwei Kurzhanteln so, daß die Handinnenflächen einander zugewandt sind
- Gewichte in einer Halbkreisbewegung bis auf Schulterhöhe heben, Hände bilden mit den Ohren eine Linie, Ellbogen nicht beugen, Arme möglichst gestreckt
- Beim Heben ausatmen, beim Senken einatmen

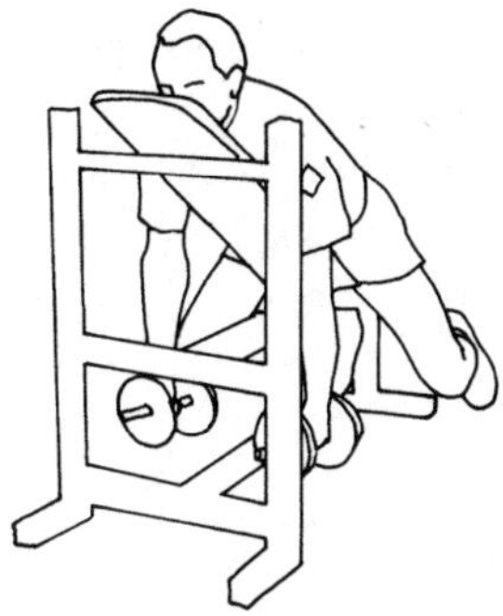

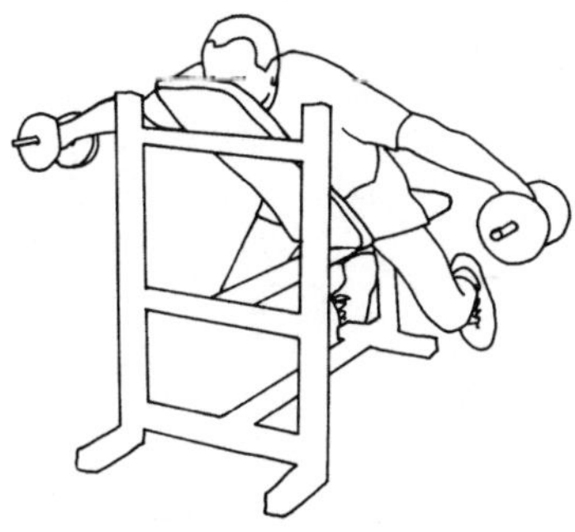

6 Langhanteldrücken, stehend

Vorderer und mittlerer Anteil des Deltamuskels

- Aufrecht im leichten Grätschstand stehen. Eine Langhantel mit schulterbreitem Griff fassen und vor dem Körper auf Schulterhöhe halten
- Beine und Hüfte bleiben fest; Brustkorb wird herausgestreckt
- Darauf achten, daß sich die Ellbogen unter der Stange befinden und nach innen zeigen
- Stange langsam nahe am Gesicht vorbei hochdrücken, bis die Arme über dem Kopf vollständig gestreckt sind
- Stange wieder in die Ausgangsposition senken
- Achten Sie darauf, daß zwischen den einzelnen Wiederholungen die Stange auf dem Brustkorb aufliegt und nicht von den Armen gehalten wird
- Beim Hochdrücken aus-, beim Senken einatmen

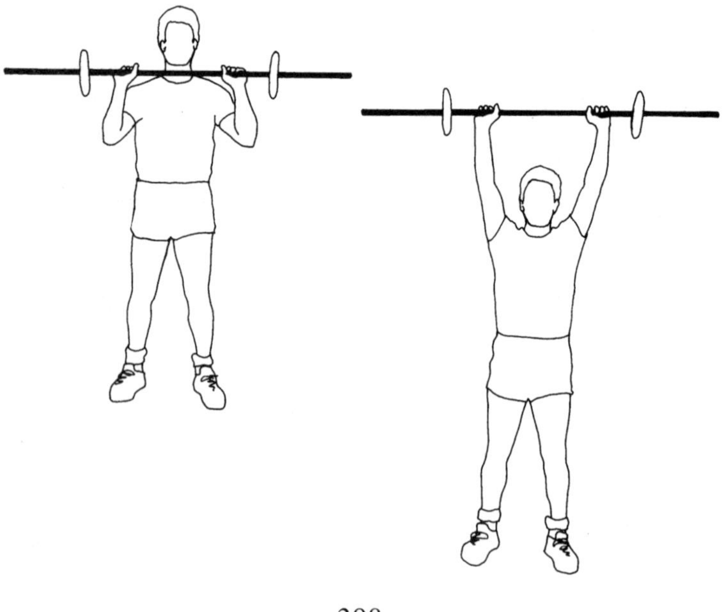

7 Langhanteldrücken, sitzend

Vorderer und mittlerer Anteil des Deltamuskels

- Setzen Sie sich ans Ende einer Flachbank und stemmen Sie die Füße fest gegen den Boden
- Langhantel vor dem Körper auf Schulterhöhe halten
- Brustkorb herausstrecken, Rücken gerade halten
- Stange nahe am Gesicht vorbei hochdrücken, bis die Arme über dem Kopf vollständig gestreckt sind
- Bewegung langsam und gleichmäßig ausführen, Spannung im Muskel halten
- Stange wieder zurück in die Ausgangsposition senken
- Beim Hochdrücken aus-, beim Senken einatmen

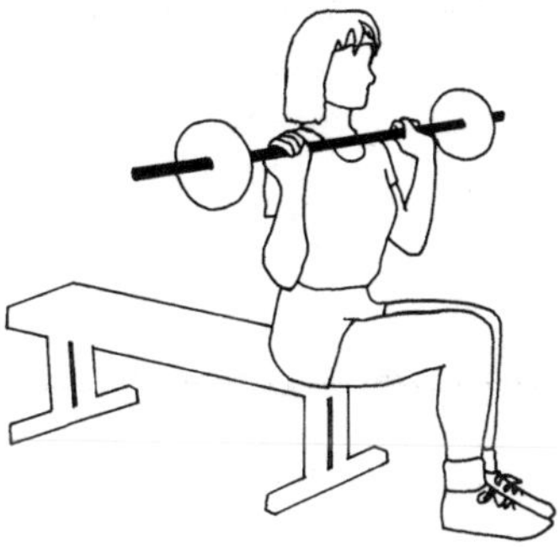

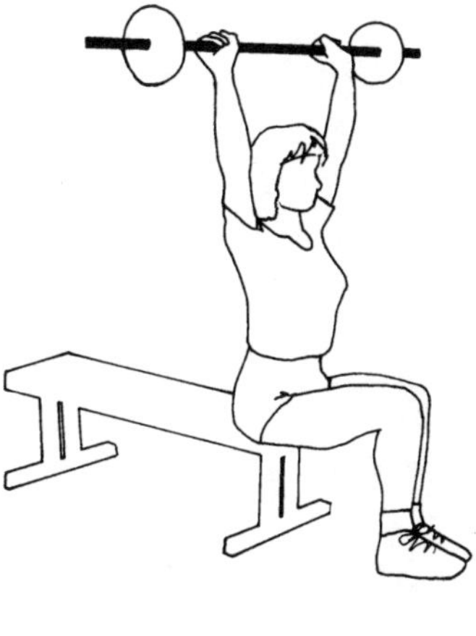

8 Kurzhanteldrücken, sitzend

Vorderer und mittlerer Anteil des Deltamuskels

- Setzen Sie sich ans Ende einer Flachbank und stemmen Sie die Füße fest gegen den Boden
- Kurzhanteln vor dem Körper auf Schulterhöhe halten
- Ellbogen zeigen nach außen, die Handinnenflächen nach vorn
- Hanteln senkrecht nach oben über den Kopf drücken, bis die Arme gestreckt sind
- Gewichte wieder in die Ausgangsposition zurückbringen
- Beim Hochdrücken aus-, beim Senken einatmen

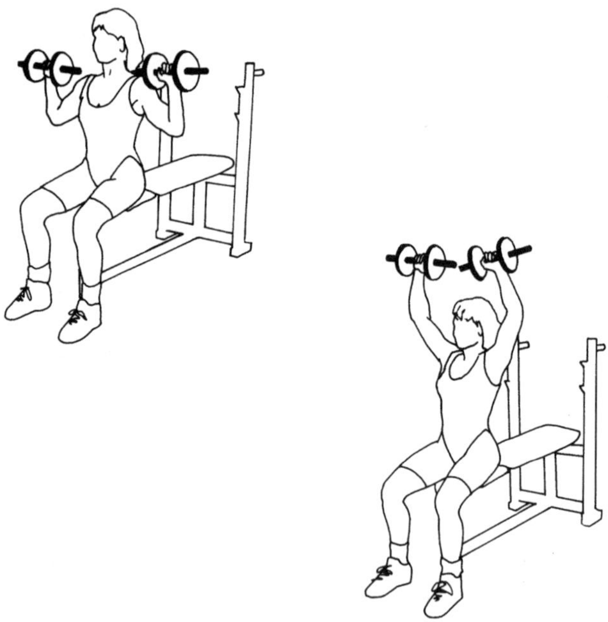

9 Wechselweises Kurzhanteldrücken, stehend

Vorderer und mittlerer Teil des Deltamuskels

- Im Stand Kurzhanteln auf Schulterhöhe heben
- Bein und Hüfte fixieren, Handinnenflächen sind einander zugewandt
- Hantel in der rechten Hand nach oben über den Kopf drücken, bis der rechte Arm gestreckt ist
- Zurück in die Ausgangsposition bringen und andere Hantel hochdrücken
- Darauf achten, daß der Körper gerade bleibt und nicht zur Seite schwankt
- Aus Schultern und Armen heraus arbeiten
- Beim Hochdrücken ausatmen, beim Senken einatmen

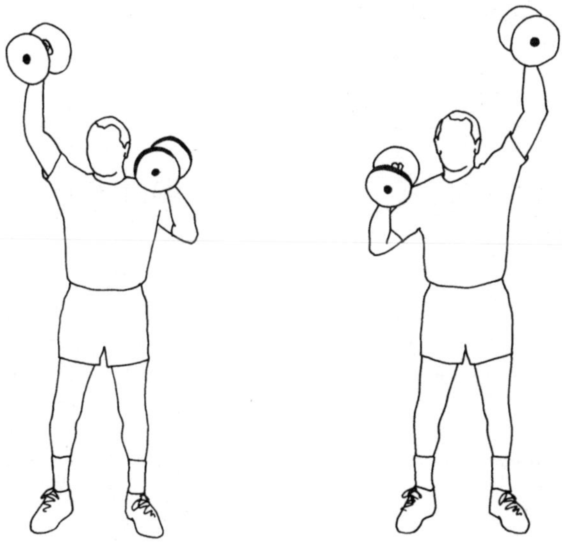

10 Einarmiges Kurzhanteldrücken, stehend

Vorderer und mittlerer Teil des Deltamuskels

- Mit der freien Hand an einer Stütze festhalten
- Kurzhantel mit gebeugtem Arm in Schulterhöhe halten
- Beine und Hüfte fixieren, Ellbogen und Handfläche zeigen nach innen
- Hantel gerade nach oben über den Kopf drücken, bis der Arm gestreckt ist
- Zurück in die Ausgangsposition bringen
- Übung mit dem anderen Arm wiederholen
- Beim Hochdrücken aus-, beim Senken einatmen

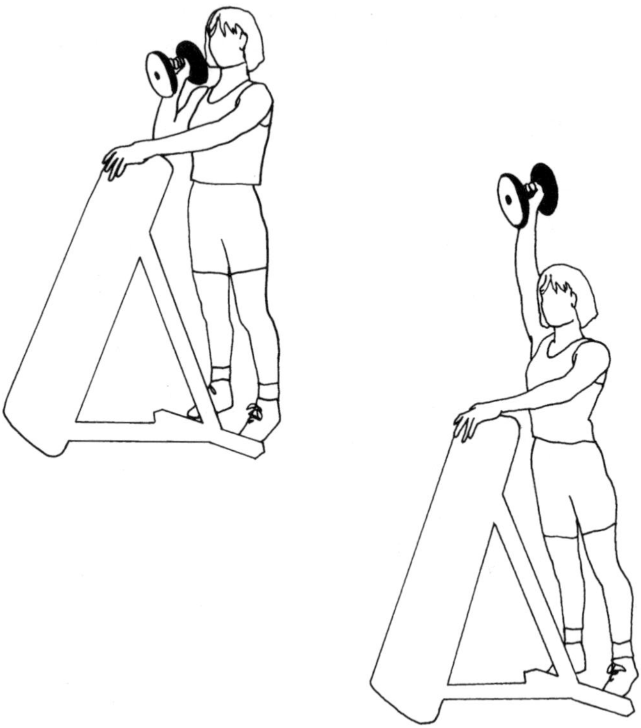

11 Wechselweises Kurzhanteldrücken, sitzend

Vorderer und mittlerer Teil des Deltamuskels

- Setzen Sie sich ans Ende einer Flachbank und stemmen Sie die Füße fest gegen den Boden
- Kurzhanteln vor dem Körper auf Schulterhöhe halten, Handinnenflächen sind einander zugewandt
- Hantel in der einen Hand nach oben über den Kopf drücken, bis der Arm gestreckt ist
- Zurück in die Ausgangsposition bringen und andere Hantel hochdrücken
- Darauf achten, daß der Körper gerade bleibt und nicht zur Seite schwankt
- Aus Schultern und Armen heraus arbeiten
- Beim Hochdrücken ausatmen, beim Senken einatmen

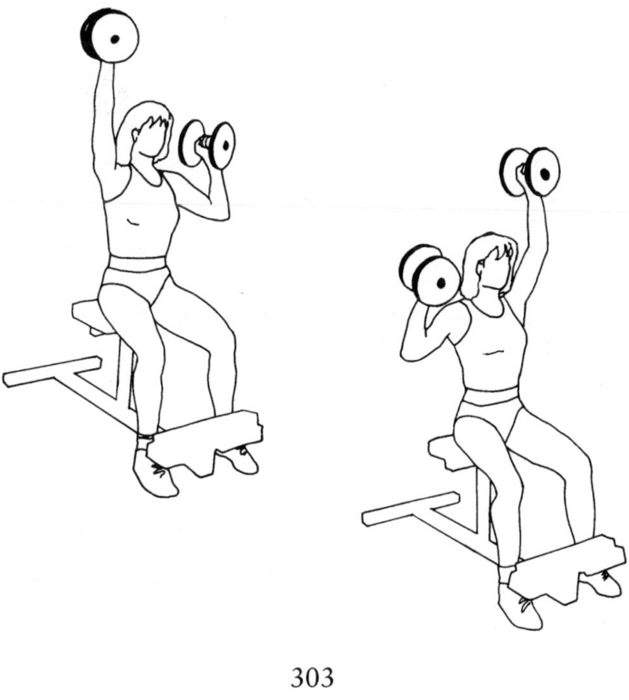

12 Nackendrücken mit Langhantel, sitzend

Vorderer und hinterer Anteil des Deltamuskels

- Setzen Sie sich auf eine Flachbank, Fußabstand etwa 40 cm
- Greifen Sie die Langhantel mit etwas mehr als schulterbreitem Griff und legen Sie sie unter dem Nacken auf die Schultern
- Das Gewicht nun langsam senkrecht bis zur vollständigen Streckung der Arme nach oben drücken
- Arme wieder beugen und in die Ausgangsposition zurückkehren; kurz pausieren
- Beim Heben ausatmen, beim Senken einatmen

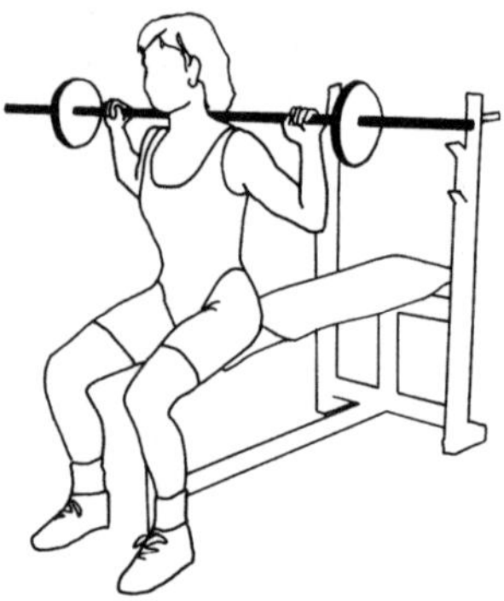

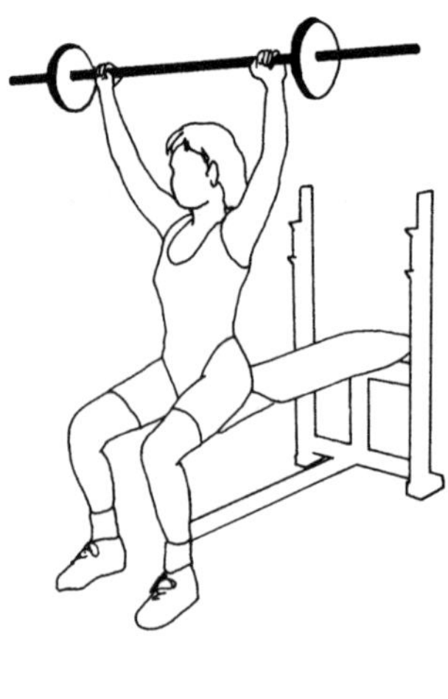

Oberschenkel

1 Kniebeuge mit verschränkten Armen

Vordere Oberschenkelmuskeln

- Stellen Sie sich 40 cm vor eine Bank, Füße schulterbreit geöffnet, Arme vor der Brust verschränkt
- Blick geradeaus richten, Rücken gerade halten
- Nun langsam die Knie beugen, bis das Gesäß die Bank berührt; dabei Oberkörper möglichst aufrecht halten
- Spannung im Oberschenkel halten; sich nicht auf die Bank setzen
- Rücken und Kopf bleiben gerade, Knie zeigen leicht nach außen
- In die Ausgangsposition zurückkehren
- Beim Beugen einatmen, beim Strecken ausatmen

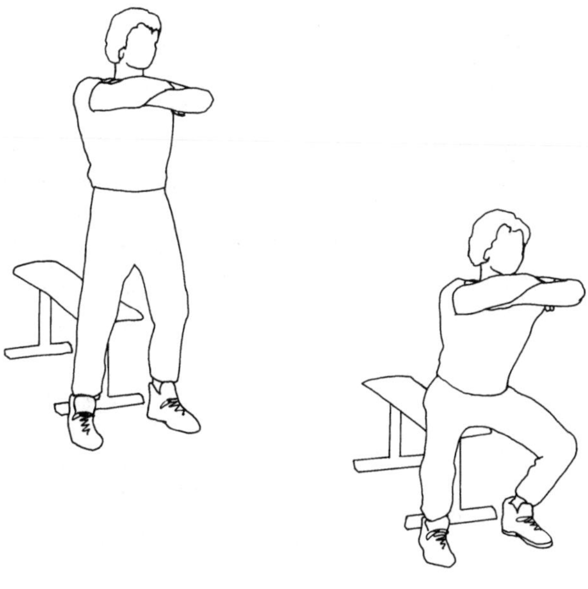

2 Kniebeuge mit erhöhter Ferse

Vordere Oberschenkelmuskeln

- Stellen Sie sich mit den Fersen auf ein Brett, Arme vor der Brust verschränkt, Kopf aufrecht, Rücken gerade, Füße etwa schulterbreit geöffnet
- Einatmen und Knie beugen, bis die Oberschenkel parallel zum Boden sind
- Kopf und Rücken bleiben gerade, Knie zeigen leicht nach außen
- Während des Ausatmens in die Ausgangsposition zurückkehren

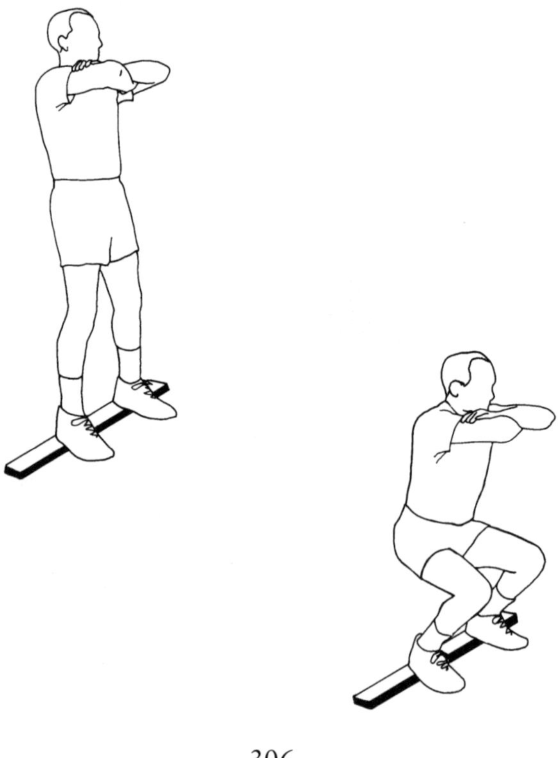

3 Beinstrecken, sitzend

Vordere Oberschenkelmuskeln

- Setzen Sie sich so auf die Bank, daß die Kniekehlen das Sitzende der Polsterung umfangen und der Fußrücken an den Rollen anliegt
- Halten Sie sich zur Stabilisierung des Körpers mit den Händen links und rechts hinter dem Gesäß an der Bank fest
- Zehenspitzen zeigen leicht nach unten
- Durch Strecken der Beine Gewicht hochheben, bis Beine parallel zum Boden sind
- Zur Ausgangsposition zurückkehren
- Beim Strecken ausatmen, beim Beugen einatmen

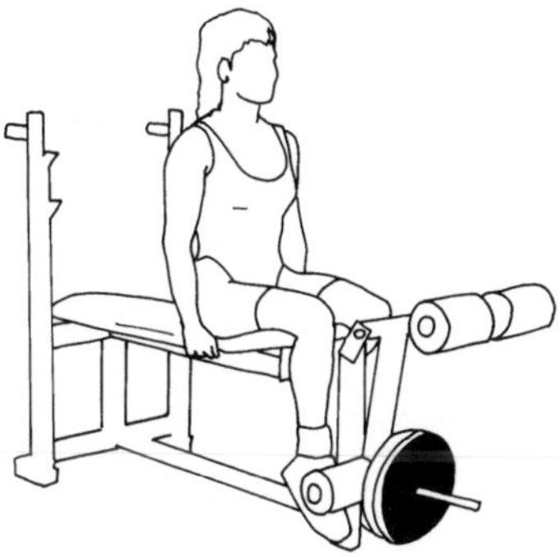

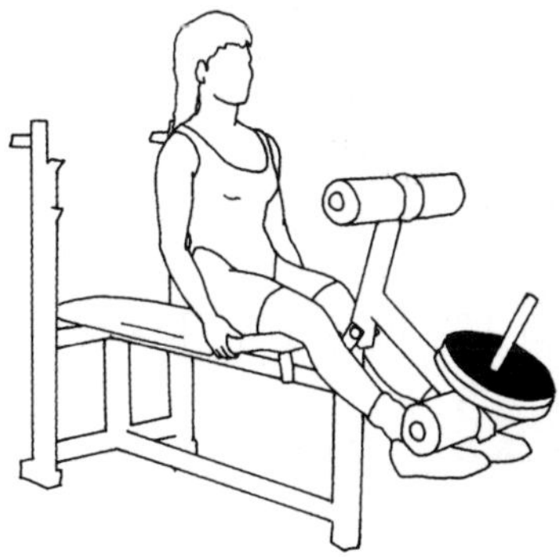

4 Kniebeuge mit Kurzhantel

Vordere Oberschenkelmuskeln

- Kurzhanteln mit ausgestreckten Armen so halten, daß Handinnenflächen einander zugewandt sind
- Stellen Sie sich mit den Fersen auf ein Brett, Kopf aufrecht, Rücken gerade, Füße etwa schulterbreit auseinander
- Nun einatmen und Knie langsam beugen, bis die Oberschenkel parallel zum Boden sind
- Kopf und Rücken bleiben gerade, Knie zeigen leicht nach außen
- Ausatmen und dabei in die Ausgangsposition zurückkehren

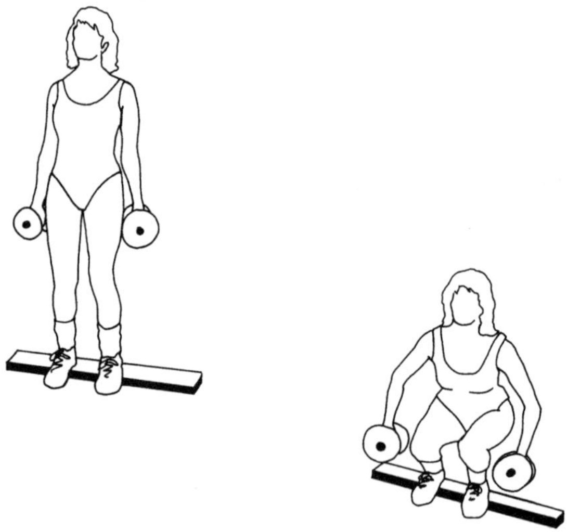

5 Frontkniebeuge mit Langhantel, Variante 1

Vordere Oberschenkelmuskeln

- Stellen Sie sich mit den Fersen auf ein Brett, Füße etwa schulterbreit geöffnet
- Langhantel vor dem Körper so halten, daß sie auf Brustkorb und Schultermuskeln aufliegt
- Arme dabei überkreuzt
- Oberarme parallel halten, um ein Abrutschen der Stange zu verhindern
- Nun Knie langsam beugen, bis die Oberschenkel parallel zum Boden sind
- Kopf aufrecht, Rücken gerade, Knie zeigen leicht nach außen
- Zur Ausgangsposition zurückkehren
- Beim Beugen einatmen, beim Strecken ausatmen

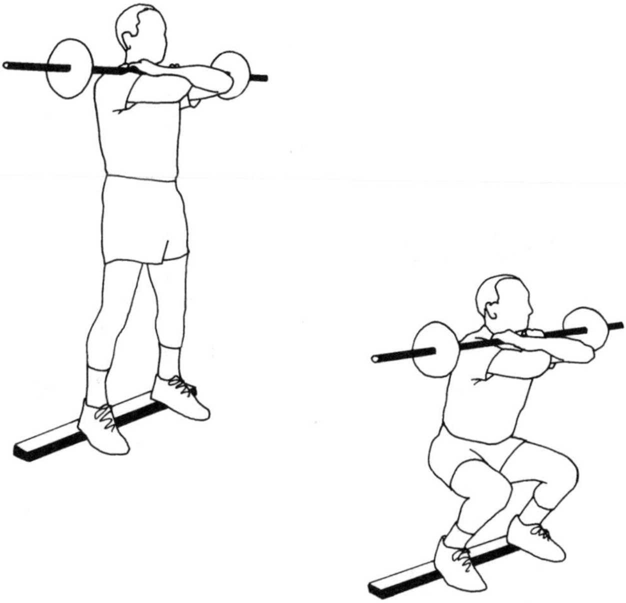

6 Frontkniebeuge mit Langhantel, Variante 2

Oberschenkel- und Gesäßmuskulatur

- Langhantel in einer bequemen Griffweite fassen und sie unter dem Nacken auf die Schultern legen
- Kopf aufrecht, Rücken gerade, Fußabstand etwa 40 cm
- Einatmen und Knie beugen, bis die Oberschenkel parallel zum Boden sind
- Kopf und Rücken bleiben gerade, Knie sind nah zusammen
- Zur Ausgangsposition zurückkehren
- Beim Beugen einatmen, beim Strecken ausatmen

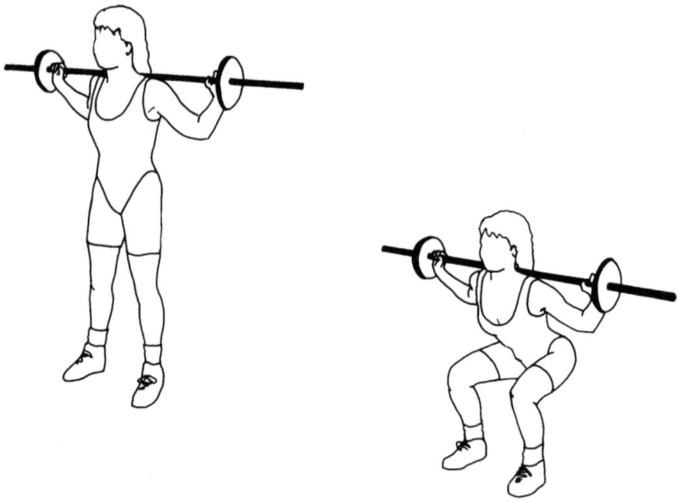

7 Ausfallschritt, Variante 1

Oberschenkel- und Kniebeugemuskulatur

- Aufrecht stehen, Hände an der Hüfte abgestützt
- Kopf aufrecht und Rücken gerade, Beine parallel etwa hüftbreit geöffnet
- Mit dem rechten Bein einen großen Ausfallschritt nach vorne machen und so weit beugen, bis der Oberschenkel fast parallel zum Boden ist
- Linkes Bein möglichst gestreckt halten
- Zur Ausgangsposition zurückkehren
- Im Ausfallschritt ein-, beim Zurückgehen ausatmen
- Gleiche Übung mit dem linken Bein

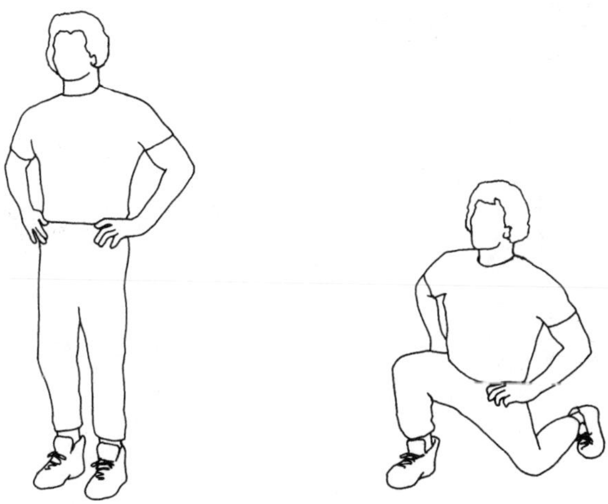

8 Ausfallschritt, Variante 2

Oberschenkel- und Kniebeugemuskulatur

- Aufrecht mit verschränkten Armen stehen
- Kopf aufrecht, Rücken gerade, Beine parallel etwa hüftbreit geöffnet
- Mit dem rechten Bein einen großen Ausfallschritt nach vorne machen und so weit beugen, bis der Oberschenkel fast parallel zum Boden ist
- Linkes Bein möglichst gestreckt halten
- Zur Ausgangsposition zurückkehren
- Im Ausfallschritt ein-, beim Zurückgehen ausatmen

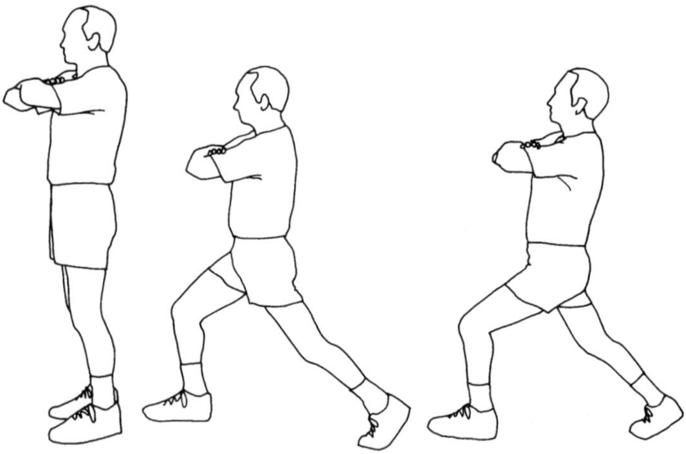

9 Ausfallschritt, Variante 3

Oberschenkel- und Kniebeugemuskulatur

- Zwei Kurzhanteln fassen und mit nach unten gestreckten Armen halten, Handinnenflächen sind einander zugewandt
- Kopf und Oberkörper aufrecht halten, Beine parallel etwa 15 cm auseinander
- Mit dem linken Bein einen großen Schritt nach vorne machen und so weit beugen, bis der Oberschenkel fast parallel zum Boden ist
- Rechtes Bein möglichst gestreckt halten
- Zur Ausgangsposition zurückkehren
- Beim Beugen einatmen, beim Strecken ausatmen
- Gleiche Übung mit dem rechten Bein

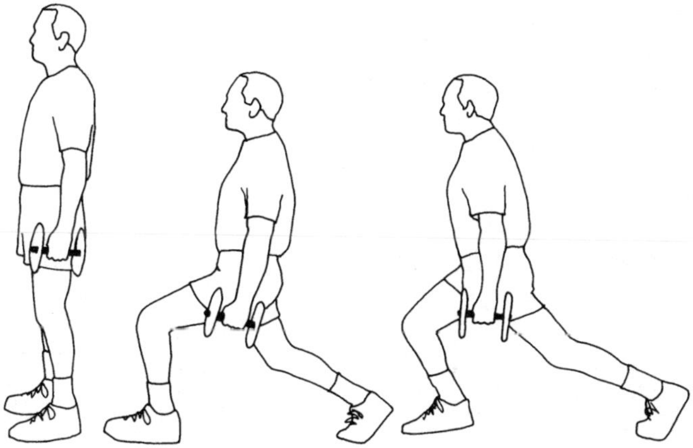

10 Frontkniebeuge mit Langhantel, Variante 3

Vordere Oberschenkelmuskeln

- Langhantel mit gestreckten Armen hinter dem Körper halten
- Stellen Sie sich mit den Fersen auf ein Brett, Fußabstand etwa 70 cm
- Langhantel gegen Gesäß und Oberschenkel halten
- Die Stange mit hüftbreitem Griff so halten, daß Handinnenflächen nach hinten zeigen, Handgelenk bleibt gerade
- Kopf gerade im Nacken (nach vorne oben schauen)
- Knie beugen, bis die Oberschenkel parallel zum Boden sind
- Zur Ausgangsposition zurückkehren
- Beim Beugen einatmen, beim Strecken ausatmen

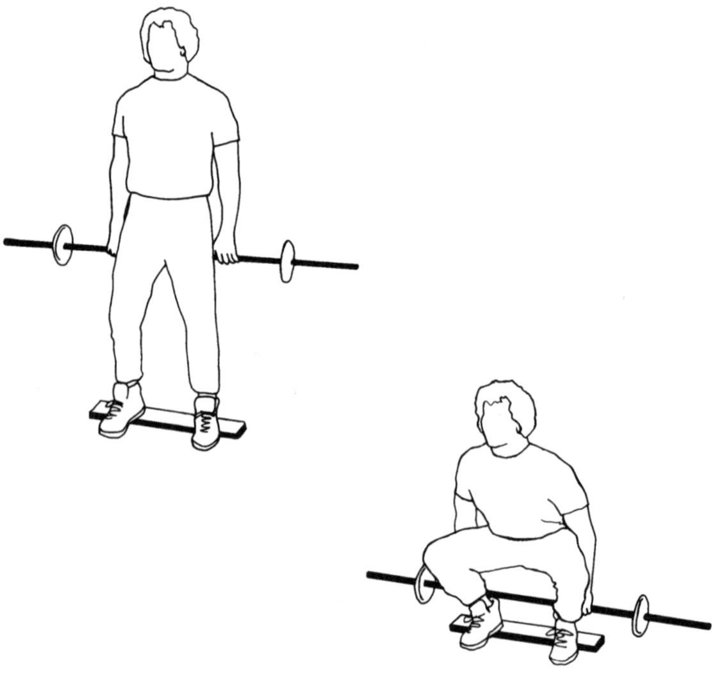

11 Kniebeuge mit verschränkten Armen

Vordere Oberschenkelmuskeln

- Aufrecht mit vor der Brust überkreuzten Armen stehen
- Kopf und Rücken gerade, Fußabstand etwa 40 cm
- Knie beugen, bis die Oberschenkel parallel zum Boden sind
- Zur Ausgangsposition zurückkehren
- Beim Beugen einatmen, beim Strecken ausatmen

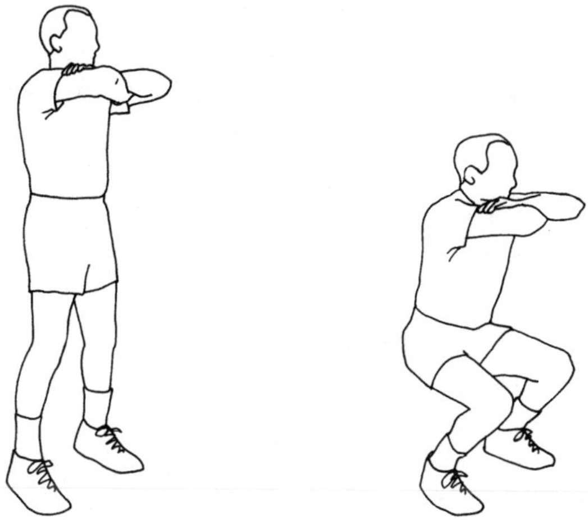

12 Unterschenkelanbeugen, liegend

Hintere Oberschenkelmuskeln

- Legen Sie sich in Bauchlage auf die Bank
- Fersen unter die Fußrollen schieben
- Halten Sie sich mit den Händen vorne an der Maschine fest
- Beine beugen, bis die Waden die Oberschenkel berühren
- Zur Ausgangsposition zurückkehren
- Beim Beugen ausatmen, beim Senken einatmen

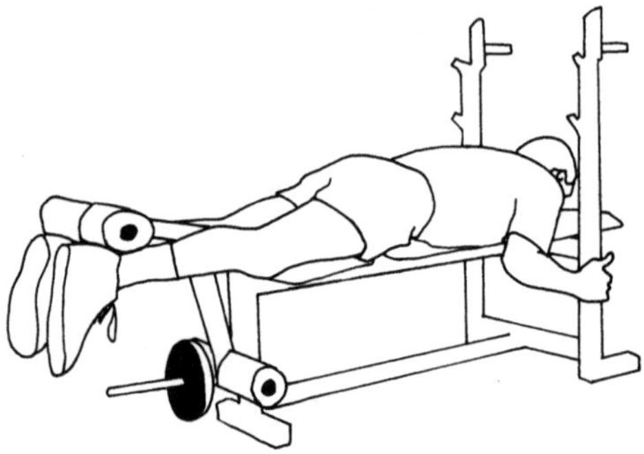

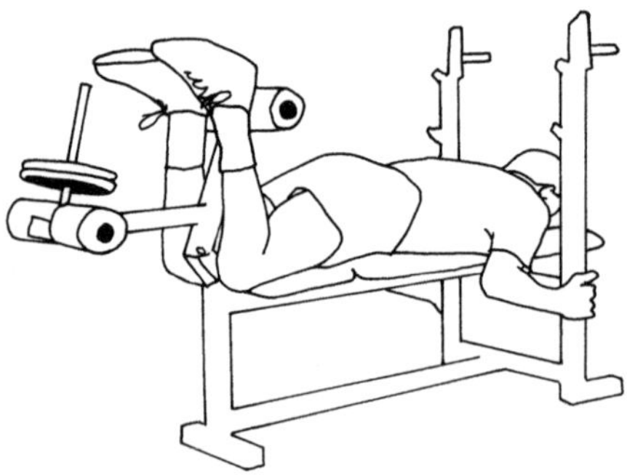

Trizeps

1 Liegestütz, stehend

Trizeps

- Stellen Sie sich breitbeinig (Fußabstand etwa 40 cm) so vor einen Tisch oder eine andere Kante zum Abstützen, daß zwischen Füßen und Tisch etwa ein Meter Abstand ist
- Stützen Sie sich mit den Händen an der Tischkante ab und neigen Sie sich so weit nach vorne, daß die Brust fast die Kante berührt
- Rücken und Kopf bleiben gerade, Ellbogen zeigen nach außen
- Am Anfang der Übung ein-, am Ende ausatmen

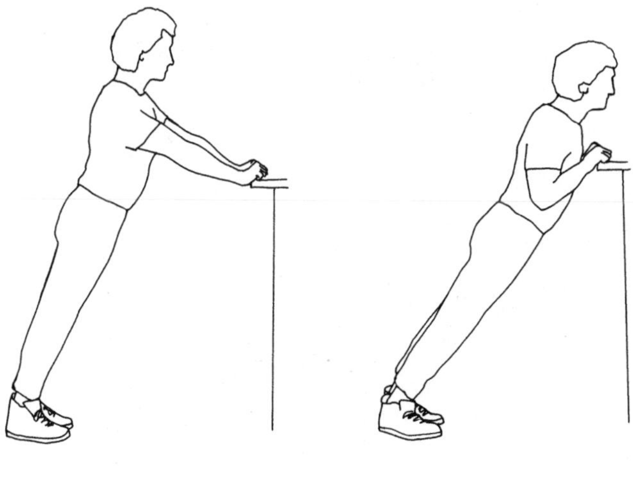

2 Kurzhanteldrücken beidhändig

Trizeps

- Nehmen Sie im Stand eine Kurzhantel in beide Hände, Kopf gerade, Füße etwa 40 cm geöffnet
- Nun Kurzhantel mit beiden Händen nach oben über den Kopf drücken, bis die Arme ganz durchgestreckt sind; Oberarme liegen am Kopf an
- Kurzhantel so halten, daß die obere Hantelscheibe in den Handflächen liegt und die Daumen den Griff umfassen
- Hantel in einer halbkreisförmigen Bewegung hinter dem Kopf absenken, bis Unterarme den Bizeps berühren
- Zur Ausgangsposition zurückkehren
- Beim Senken einatmen, beim Heben ausatmen

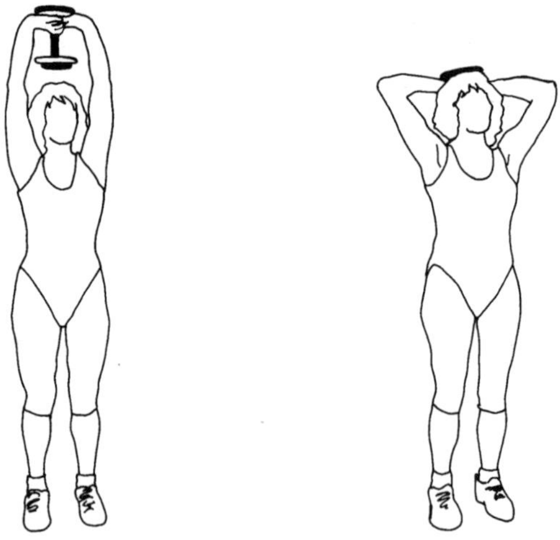

3 Unterarmstrecken mit Langhantel, stehend

Trizeps

- Aufrecht stehen, Kopf gerade, Füße etwa 40 cm geöffnet
- Langhantel mit engem Griff (Handabstand 15 cm) so ergreifen, daß die Handinnenflächen nach unten zeigen
- Stange nun nach oben über den Kopf drücken, bis Arme ganz durchgestreckt sind, Oberarme liegen am Kopf an
- Stange in einer halbkreisförmigen Bewegung hinter dem Kopf absenken, bis Unterarme den Bizeps berühren
- Zur Ausgangsposition zurückkehren
- Beim Senken einatmen, beim Heben ausatmen

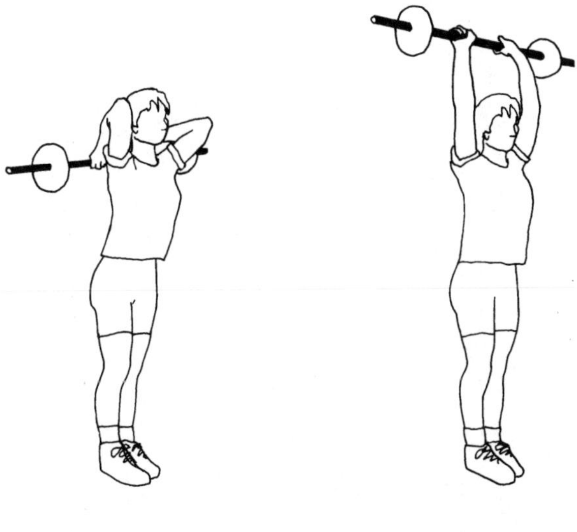

4 Unterarmstrecken mit Kurzhantel, stehend

Trizeps

- Aufrecht stehen, Kopf gerade, Füße etwa 40 cm auseinander
- Kurzhantel in die rechte Hand nehmen, den rechten Arm senkrecht nach oben strecken, Oberarm liegt am Kopf an
- Rechten Arm in einer halbkreisförmigen Bewegung hinter den Kopf führen, bis der Unterarm den Bizeps berührt
- Auf dem gleichen Weg wieder in die Ausgangsposition zurückkehren und Übung mit dem linken Arm wiederholen
- Beim Senken einatmen, beim Heben ausatmen

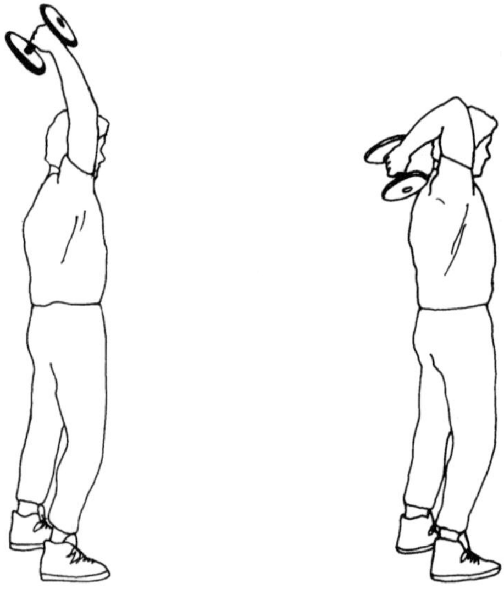

5 Unterarmstrecken mit Langhantel, sitzend

Trizeps

- Setzen Sie sich ans Bankende, Füße flach auf dem Boden, Rücken und Kopf gerade
- Langhantel mit enger Griffweite (15 cm) fassen, Handinnenflächen zeigen nach unten
- Stange nun nach oben über den Kopf drücken, bis Arme ganz durchgestreckt sind, Oberarme liegen am Kopf an
- Stange in einer halbkreisförmigen Bewegung hinter dem Kopf absenken, bis Unterarme den Bizeps berühren
- Zur Ausgangsposition zurückkehren

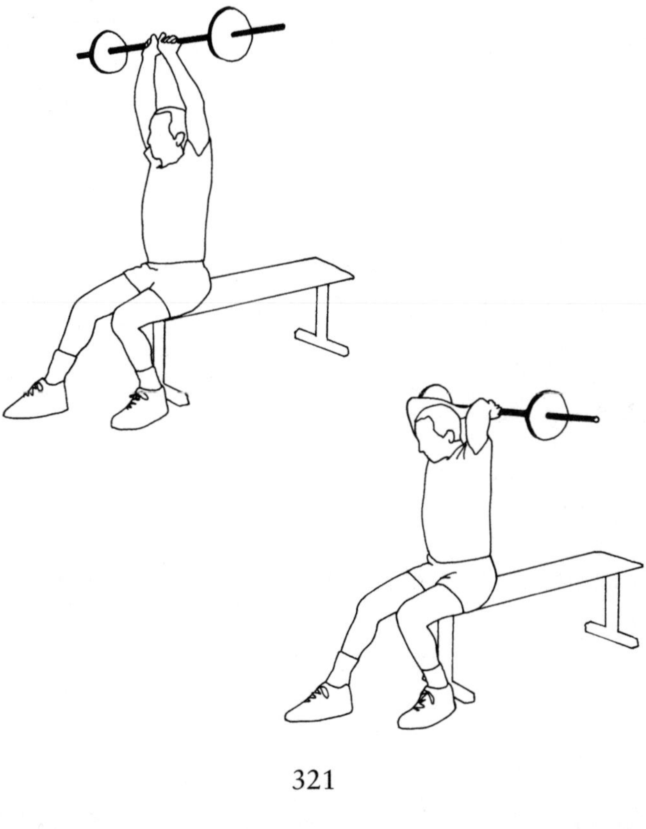

6 Unterarmstrecken mit Kurzhantel, sitzend

Trizeps

- Setzen Sie sich ans Bankende, Füße flach auf dem Boden, Rücken und Kopf gerade
- Kurzhantel in die linke Hand nehmen, den linken Arm senkrecht nach oben strecken, Oberarm liegt am Kopf an
- Hantel in einer halbkreisförmigen Bewegung hinter dem Kopf absenken, bis Unterarm den Bizeps berührt
- Zur Ausgangsposition zurückkehren und Übung mit dem rechten Arm wiederholen
- Beim Senken einatmen, beim Heben ausatmen

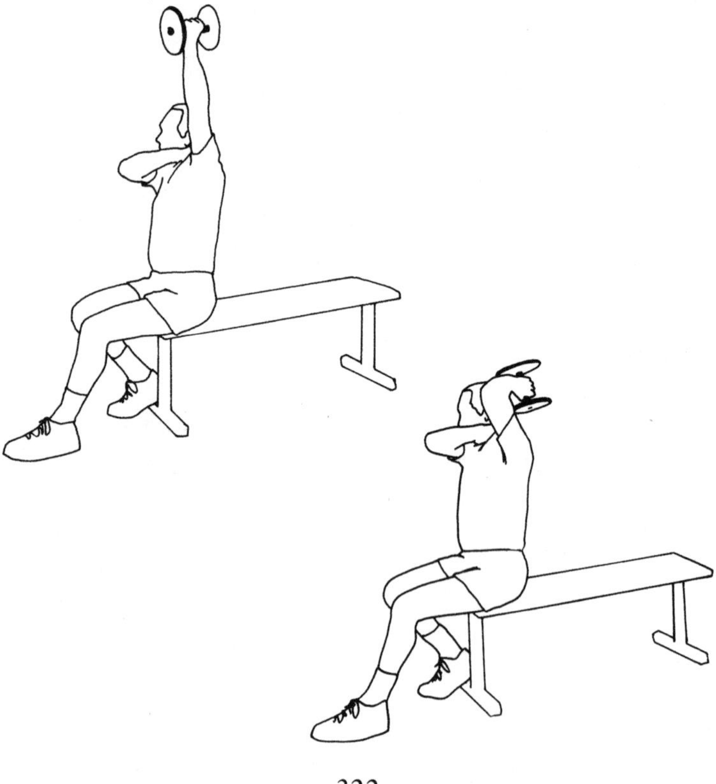

7 Unterarmstrecken mit Kurzhantel, liegend

Trizeps

- Legen Sie sich mit dem Rücken auf den Boden
- Kurzhantel in der linken Hand mit gestrecktem Arm über der Schulter halten
- Arm beugen und Hantel dabei in einer halbkreisförmigen Bewegung seitlich zum Kopf absenken, Ellbogen zeigt senkrecht nach oben
- Zur Ausgangsposition zurückkehren und Übung mit dem rechten Arm wiederholen
- Beim Senken einatmen, beim Heben ausatmen

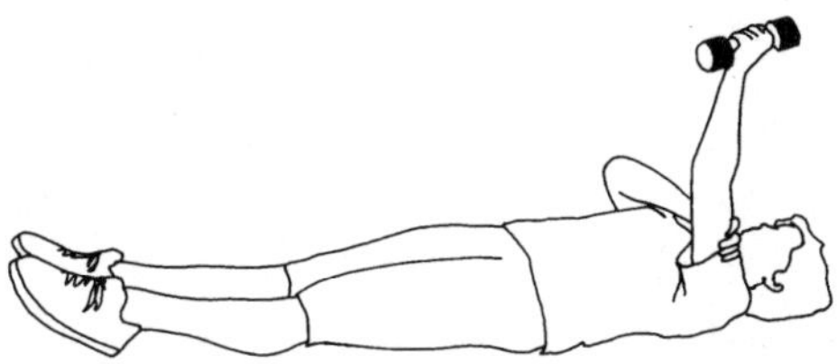

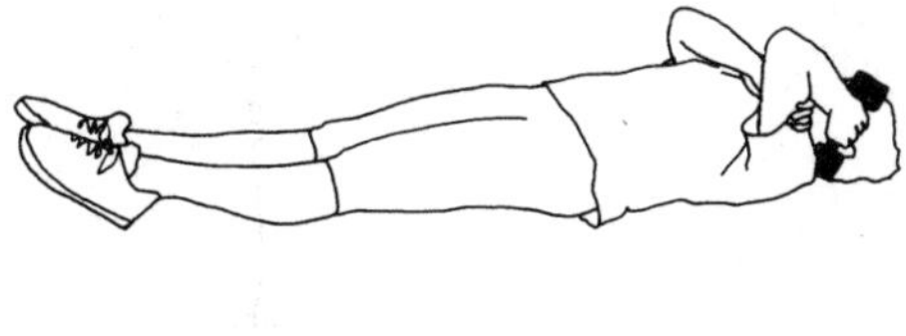

8 Unterarmstrecken mit Langhantel, liegend

Trizeps

- Legen Sie sich mit dem Rücken auf den Boden
- Langhantel mit gestreckten Armen und engem Griff über den Schultern halten
- Einatmen und Stange durch Beugen des Armes in einer halbkreisförmigen Bewegung senken, Ellbogen zeigen senkrecht nach oben
- Stange Richtung Kinn absenken, bis Unterarme Bizeps berühren
- Gewicht in die Ausgangsposition zurückdrücken
- Beim Senken einatmen, beim Heben ausatmen

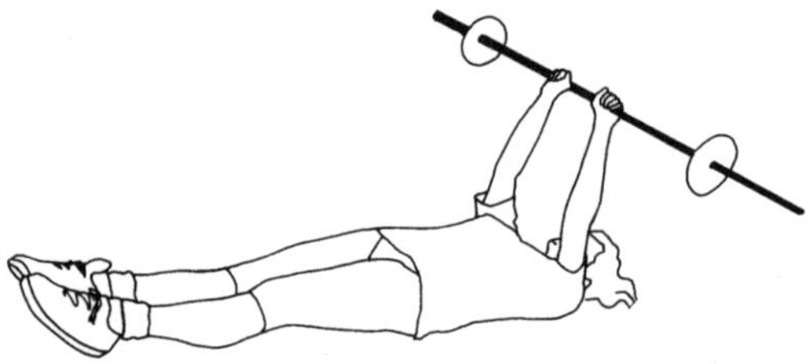

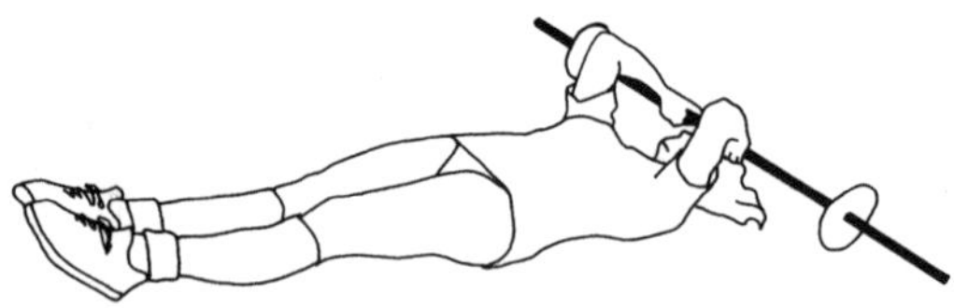

9 Unterarmstrecken mit Langhantel auf der Flachbank

Trizeps

- Legen Sie sich mit dem Rücken auf eine Flachbank
- Langhantel mit gestreckten Armen und engem Griff über den Schultern halten
- Einatmen und Stange langsam nach hinten senken, bis sie annähernd Ihre Stirn berührt. Dabei bewegen sich nur Ihre Unterarme, die Oberarme bleiben während der gesamten Übung in der Senkrechten
- Gewicht in die Ausgangsposition zurückdrücken
- Beim Senken einatmen, beim Heben ausatmen

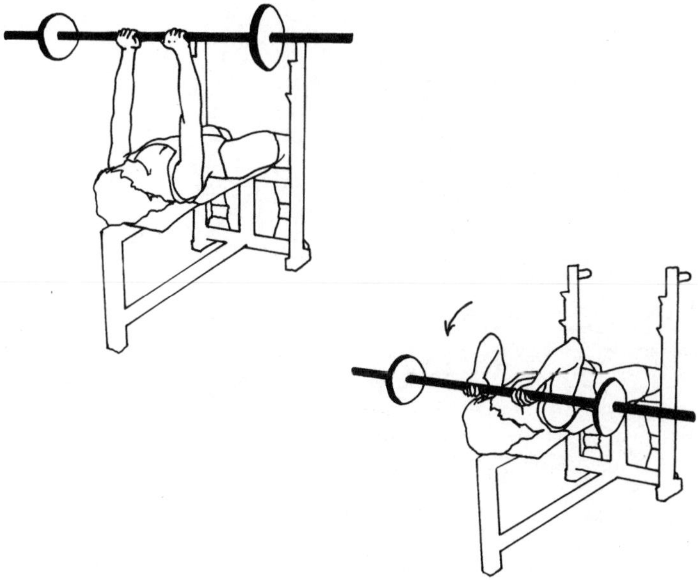

10 Unterarmstrecken mit Langhantel auf der Schrägbank
Trizeps

- Legen Sie sich auf eine Schrägbank
- Langhantel in der Mitte der Stange halten, der Abstand der Hände sollte etwa 15 cm betragen, Handinnenflächen zeigen Richtung Füße
- Arme senkrecht nach oben strecken
- Aus dieser Position Hantel langsam nach hinten absenken, bis die Unterarme den Bizeps berühren. Dabei bewegen sich nur Ihre Unterarme, die Oberarme bleiben während der gesamten Übung senkrecht und liegen am Kopf an.
- Zur Ausgangsposition zurückkehren
- Beim Senken einatmen, beim Heben ausatmen

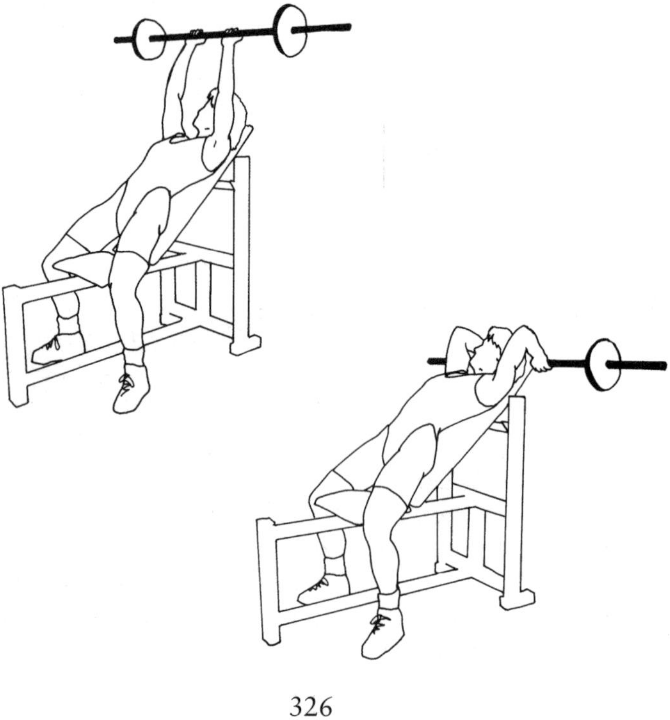

11 Unterarmstrecken mit Kurzhanteln, vorgebeugt

Trizeps

- Im Stand Füße etwa 40 cm weit öffnen, Oberkörper nach vorne beugen, bis er parallel zum Boden ist
- Zwei Kurzhanteln greifen und Arme nach hinten strecken
- Aus dieser Position Hanteln langsam nach vorne führen, dabei bewegen sich nur die Unterarme
- Spannung halten, dann zur Ausgangsposition zurückkehren

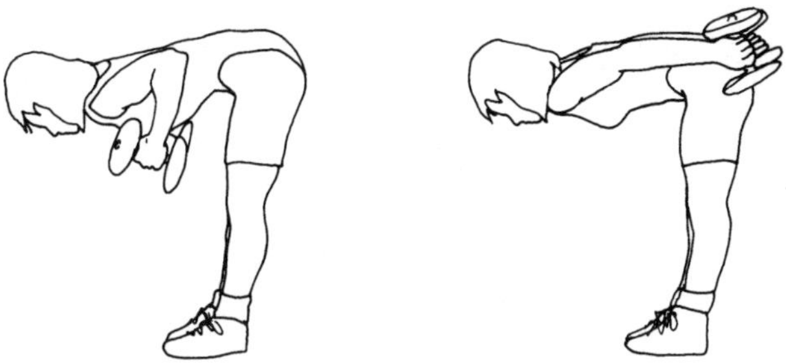

Etwas tun ist besser als gar nichts tun.

Dr. Steven Blair, P.E.D.
Living with Exercise: Improving Your Health Through Moderate Physical Activity

Das heißt unter anderem:

- Körperliche Bewegung in den Alltag mit einbauen
- Training muß nicht schmerzen
- Stehen ist besser als Sitzen, Bewegung ist besser als Stehen
- Fernseher aus, Tritt in den Hintern, raus aus der Tür und Bewegung in die Knochen

Der Puls

Pulsfrequenz

Um die Wirkung aeroben Trainings auf das Herz messen zu können, muß man etwas über die *Pulsfrequenz* wissen. Bei jeder körperlichen Anstrengung erhöht sich die Pulsfrequenz. Bei belastungsniedrigem Training (das Sie über eine längere Zeit durchhalten können) wird sich diese erhöhte Pulsfrequenz auf einem bestimmten Pegel einpendeln (konstanter Belastungspuls). Mit zunehmender Belastung steigt dann auch die Pulsfrequenz. Mit anderen Worten: Je schneller Sie gehen (oder trainieren), um so schneller wird das Herz schlagen.

Ausdauersportler haben in der Regel einen großen Herzmuskel und einen sehr niedrigen Ruhepuls. Als Roger Bannister, der als erster die Meile unter vier Minuten lief, mit seinem Training begann, hatte er noch einen Ruhepuls um die 70. In seiner Spitzenform (mit der ihm diese Rekordleistung gelang) lag sein Ruhepuls bei 36 Schlägen pro Minute (Sportler messen ihren Ruhepuls in der Regel morgens nach dem Aufwachen).

Bei einem Ruhepuls von durchschnittlich 72 Schlägen pro Minute schlägt das Herz in 24 Stunden über hunderttausendmal!

Maximalpuls

Der Maximalpuls ist bei jedem Menschen anders. So kann beispielsweise Ihre Pulsfrequenz von der eines Gleichaltrigen um bis zu zehn oder zwanzig Schläge pro Minute abweichen.

Maximalpuls = 220 minus Lebensalter
Bei einem 45jährigen würde die Formel wie folgt aussehen:
220 – 45 = 175

Sein errechneter Maximalpuls läge demnach bei 175 Schlägen pro Minute.

Der Maximalpuls sinkt mit zunehmendem Alter. Bei einem Sechzigjährigen ist er folglich weitaus niedriger als bei einem Zwanzigjährigen.

Faustregel: *Maximalpuls = 220 minus Lebensalter*

Optimale Trainingspulsfrequenz

Unter *optimaler Trainingspulsfrequenz* ist der beim Training erreichte Puls (Trainingspuls) zu verstehen. Die Formel lautet hierzu wie folgt:

Untergrenze: Maximalpuls (220 – Alter) x 0,60 = optimale Trainingspulsfrequenz

Obergrenze: Maximalpuls (220 – Alter) x 0,90 = optimale Trainingspulsfrequenz

Sollten Sie längere Zeit nicht trainiert haben oder bereits zu den älteren Semestern gehören, beginnen Sie am besten an oder unter der Untergrenze, d.h. trainieren Sie zuerst bei 60 % (oder weniger) Ihres Maximalpulses.

Achten Sie in jedem Fall darauf, wie Sie sich fühlen. Sind Ihnen 60 % immer noch zu anstrengend, setzen Sie Ihren Trainingspuls einfach etwas niedriger an, so daß Sie die jeweilige Aktivität in der vorgegebenen Zeit durchhalten. Dies gilt vor allem für Übergewichtige, Rekonvaleszenten oder Leute, die jahrelang nicht oder kaum mehr sportlich aktiv waren.

Reden und trainieren
Wenn Sie bei 60 % Ihres Maximalpulses trainieren, sollten Sie sich noch mit dem Trainingspartner unterhalten können.

Wie mißt man die Pulsfrequenz

1. Legen Sie während des Trainings zwischendurch eine kurze Pause ein, und messen Sie den Puls, indem Sie Zeige- und Mittelfinger entweder a) an die Halsschlagader oder b) an die Handschlagader oberhalb des Handgelenks legen. Mit den Fingern dabei einen leichten Druck ausüben.
2. 10 Sekunden lang die Pulsschläge zählen und dann mit 6 multiplizieren oder Umrechnungstabelle konsultieren:

Zehn-Sekunden-Pulsmessen

Pulsschläge in 10 Sek.	Schläge pro Minute	Pulsschläge in 10 Sek.	Schläge pro Minute	Pulsschläge in 10 Sek.	Schläge pro Minute
8	48	17	102	26	156
9	54	18	108	27	162
10	60	19	114	28	168
11	66	20	120	29	174
12	72	21	126	30	180
13	78	22	132	31	186
14	84	23	138	32	192
15	90	24	144	33	198
16	96	25	150	34	204

3. Vergleichen Sie nun Ihren Trainingspuls mit den Werten in der Tabelle »Optimale Pulsfrequenz«. Damit können Sie feststellen, ob Sie sich in dem für Sie errechneten Trainingspulsbereich bewegen. Steigern bzw. verringern Sie im Bedarfsfall die Belastungsintensität, um Ihre optimale Pulsfrequenz zu erreichen.

Optimale Pulsfrequenz (% des Maximalpulses)*

Alter	60 %	70 %	75 %	80 %	85 %	100 %
unter 20	126	147	158	168	179	210
20	120	140	150	160	170	200
25	117	137	146	156	166	195
30	114	133	142	152	162	190
35	111	130	139	148	157	185
40	108	126	135	144	153	180
45	105	123	131	140	149	175
50	102	119	127	136	145	170
55	99	116	124	132	140	165
60	96	112	120	128	136	160
65	93	109	116	124	132	155
70	90	105	112	120	128	150
75	87	102	109	116	123	145
80	84	98	105	112	119	140

* Die optimale Pulsfrequenz ist in vielen Fällen individuell anzusetzen. Manche Leute haben von Natur aus einen hohen Puls und erschrecken dann vielleicht, wenn der Trainingspuls über dem berechneten Bereich liegt. Andere wiederum haben grundsätzlich einen niedrigen Puls und sind womöglich frustriert, daß sie ihre optimale Pulsfrequenz nicht höher ansetzen können. Um diese Unterschiede zu berücksichtigen muß die optimale Pulsfrequenz gegebenenfalls korrigiert werden.

Die Geschichte der menschlichen Fitneß

... der letzten zwei Millionen Jahre

Jäger und Sammler

- Physische Tätigkeiten
- Wurzeln, Pflanzen, Früchte sammeln, Wild jagen
- Viel Bewegung
- täglich 3–4 Stunden Arbeit
- Ausruhen zwischen den Arbeitszeiten
- nötige Kraft und Gesundheit zum Überleben

Agrarrevolution

- Ackerbau
- Haustierhaltung
- Seßhaftigkeit
- Leben immer noch sehr auf körperliche Arbeit ausgerichtet
- Pflügen, Säen, Ernten
- Heben, Gehen, Tragen
- Moderne Krankheiten unbekannt

Industrielle Revolution

- Beginn vor 150 Jahren
- Dampf- und Verbrennungsmaschinen
- Landflucht
- Fabrikarbeit
- Deutlicher Anstieg der Lebensmittelproduktion, neue Produkte
- Verbesserung des Lebensstandards
- Städtewachstum
- Erste Anzeichen von Bluthochdruck, hohem Cholesterinspiegel usw.

Elektronische Revolution

- Personalkomputer, elektronische Wunderwerke
- Großteil der Arbeit wird sitzend erledigt, da nunmehr Maschinen die Schwerarbeit ausführen
- Streß
- Luft- und Wasserverschmutzung sowie sonstige Umweltprobleme
- Durch TV, Zuschauersport und Entertainment entsteht die »Sofatomate«
- Statt zu Fuß zu gehen oder Bus bzw. Straßenbahn zu fahren, nimmt man das eigene Auto
- Fast Food, vorbehandelte Lebensmittel, Snacks und Junkfood

... der letzten 25 Jahre

Die siebziger Jahre

- Herausgabe von Aerobics, dem amerikanischen Bestseller: Körperliche Bewegung stärkt die Gesundheit
- Marathon-Fieber: Frank Shorter und Bill Rodgers neue Volkshelden
- American College of Sports Medicine (ACSM) setzt hohe Fitneßstandards (siehe Seite 43)
- Für Millionen von Amerikanern wird »Workout« (Training) zum neuen Zauberwort
- Geburt einer mächtigen Fitneßindustrie

Die achtziger Jahre

- Belastungsintensive Workouts
- Triathlon
- Jane Fondas Buch: »Go for the Burn«
- Hartes Power-Training

- Verletzungen häufen sich
- Leute trainieren bis zur Totalerschöpfung
- Training ödet an

Die neunziger Jahre

- »Der Fitneßboom ist ein Reinfall«: lediglich 10 % der Amerikaner trainieren regelmäßig
- Informationsflut
- Aus Fehlern der Vergangenheit wurde gelernt
- ACSM-Standards stellen sich als unrealistisch heraus
- Ausgewogenere Trainingsprogramme setzen sich allmählich durch
- Mäßiges Trainieren bringt nach neuesten Erkenntnissen mehr
- Als gesundheitsfördernd gelten neben Laufen, Radfahren und Schwimmen nunmehr auch zahlreiche andere Tätigkeiten (Gehen, Garten- und Hausarbeit, Autowaschen usw.)

Die Stretchingübungen

I Unterer Rücken, Hüfte, Leisten, Oberschenkel S. 216-218

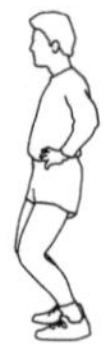
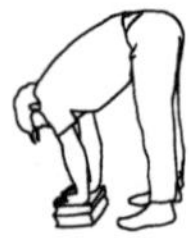
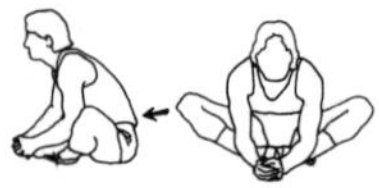
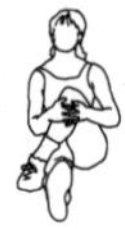
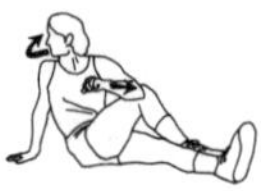
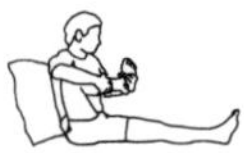

II Beine S. 219–222

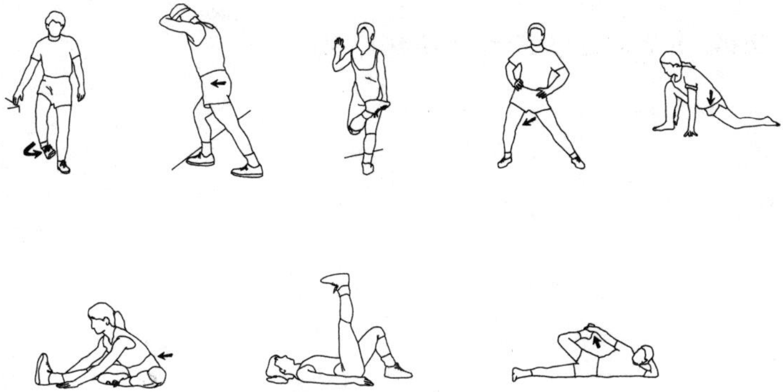

III Brust, Rücken, Schultern und Arme S. 223–227

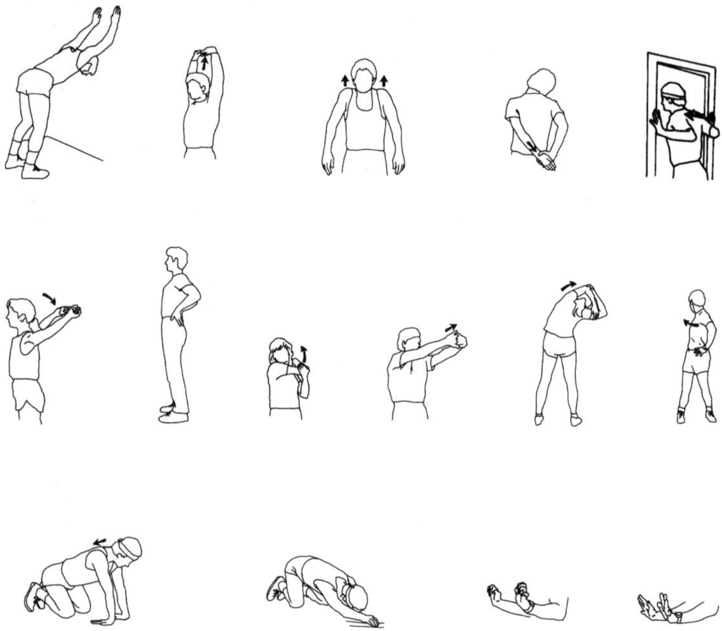

IV Rücken und Nacken S. 228–233

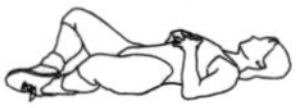
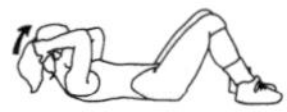
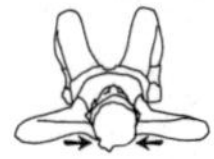

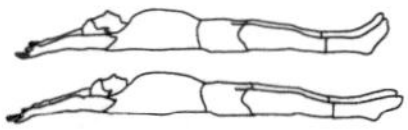
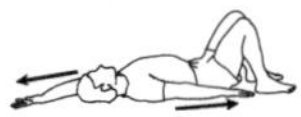
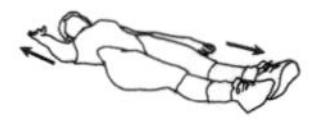

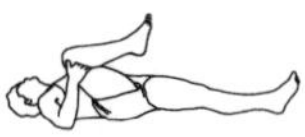
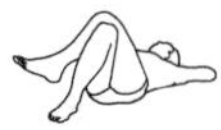
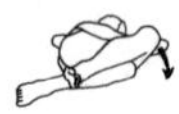

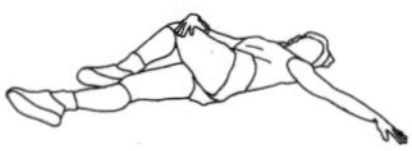
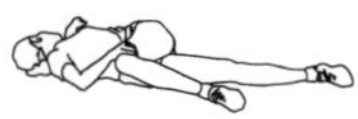
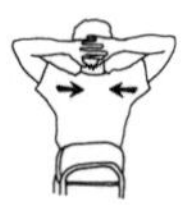
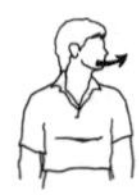

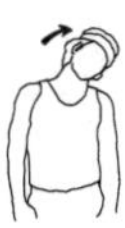
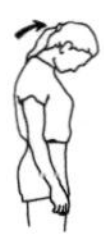

Die Kraftübungen

I Bauch S. 238–249

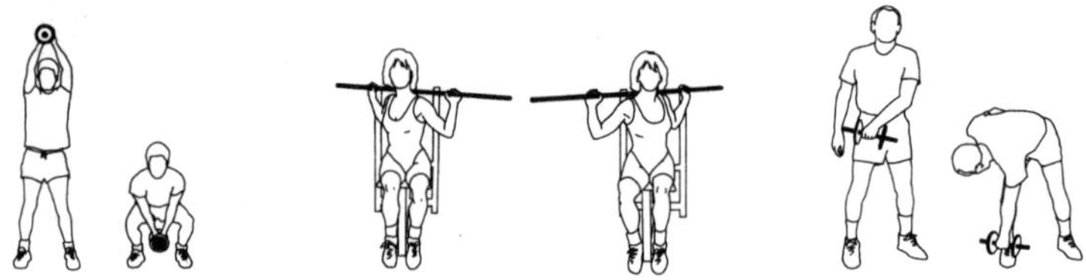

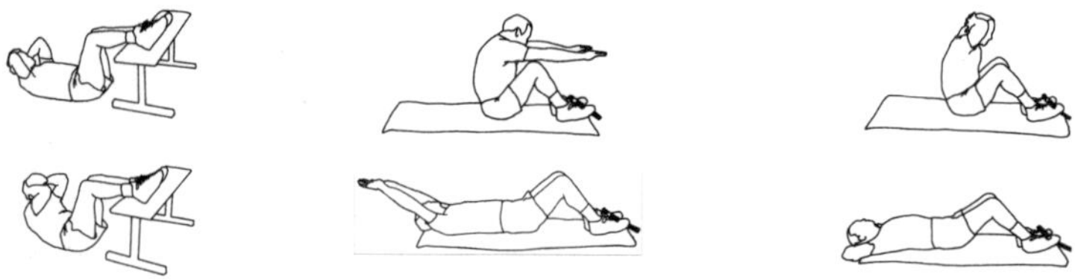

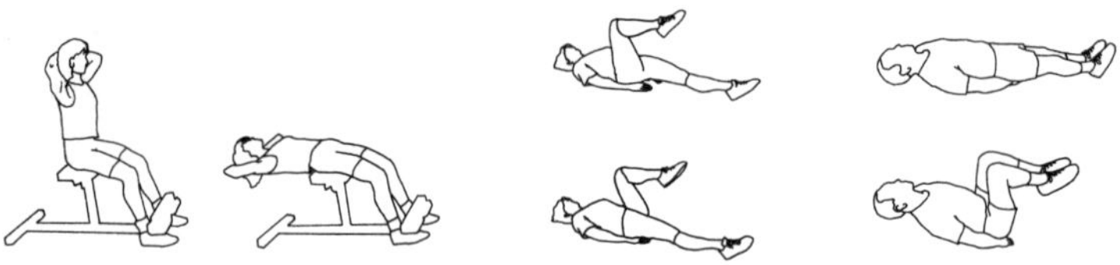

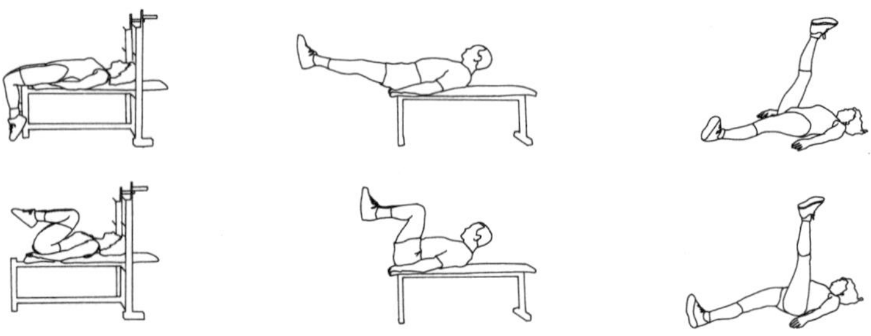

I Bauch S. 250-255

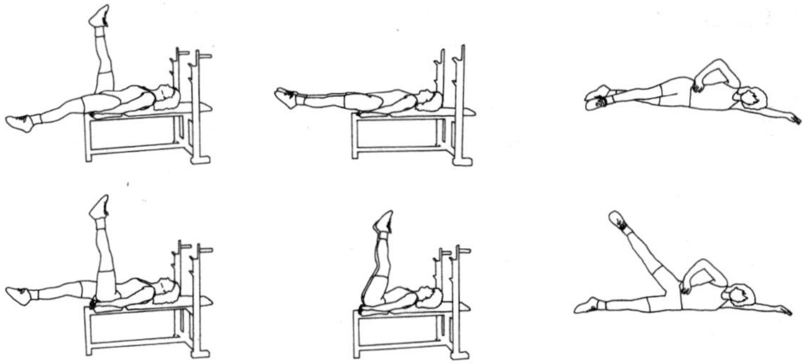

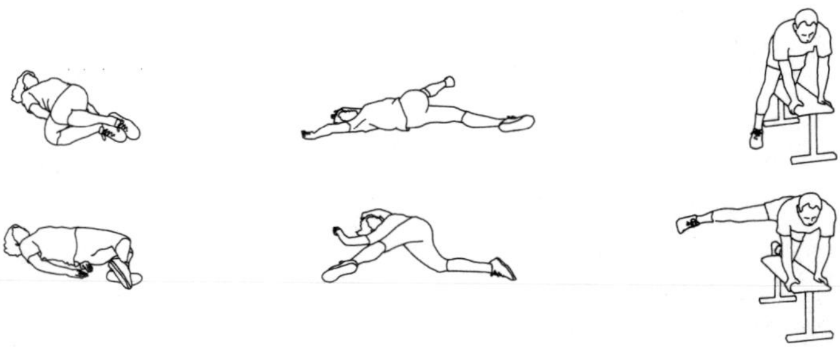

II Rücken S. 256–267

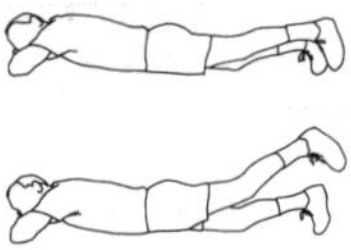
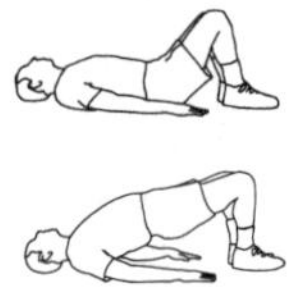
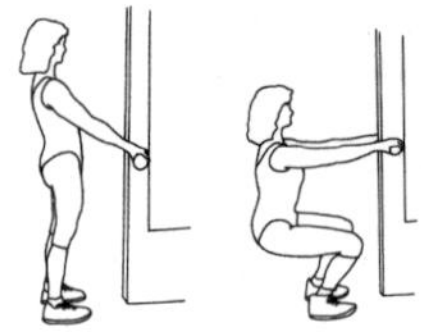

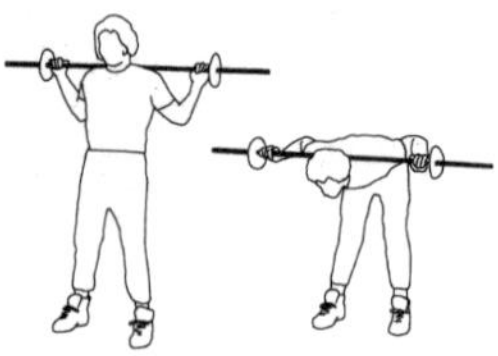
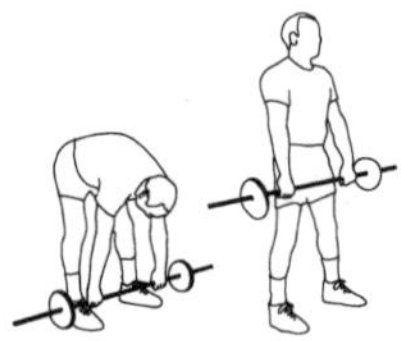
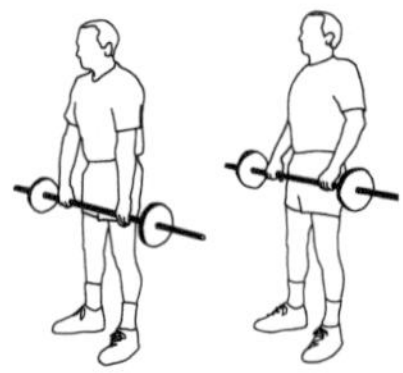

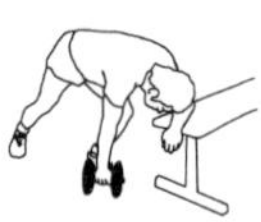
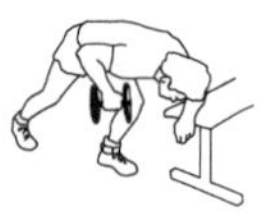
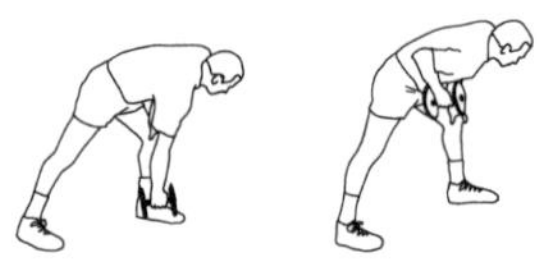

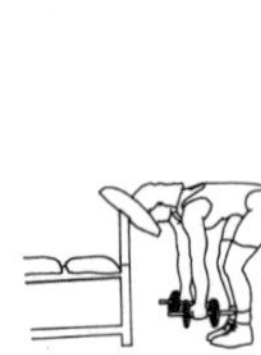
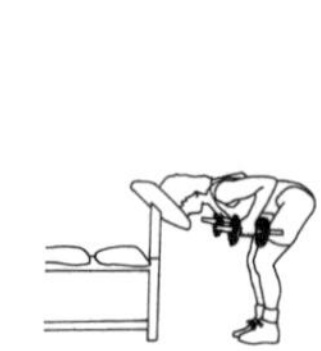
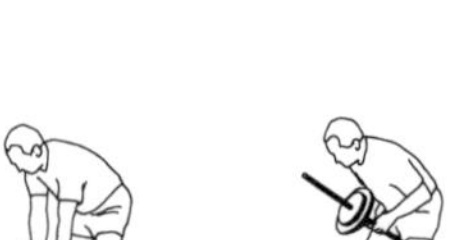

III Bizeps S. 268–275

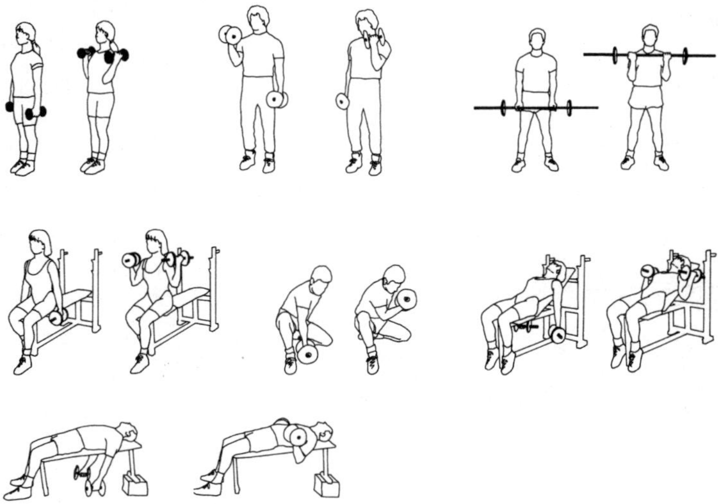

IV Waden S. 276–280

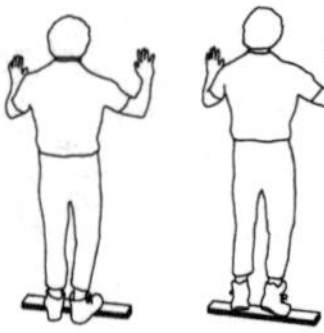

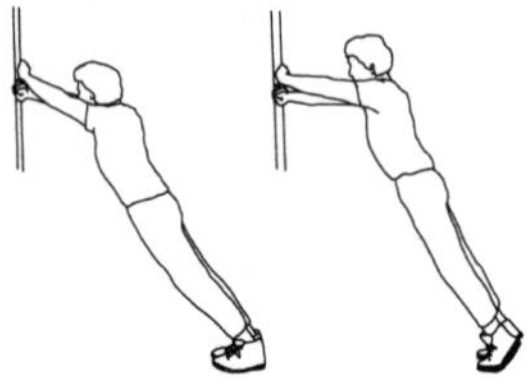

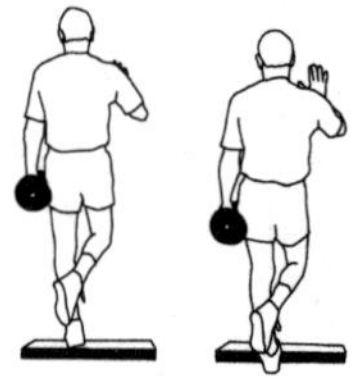

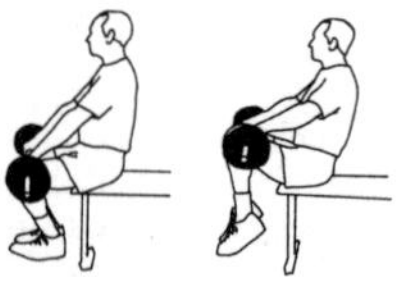

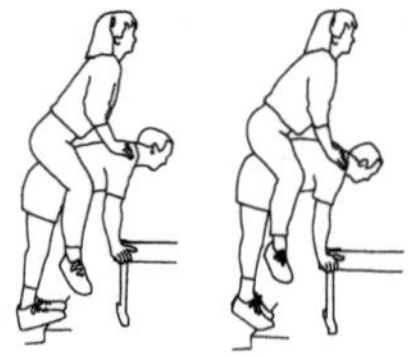

V Brust S. 281–292

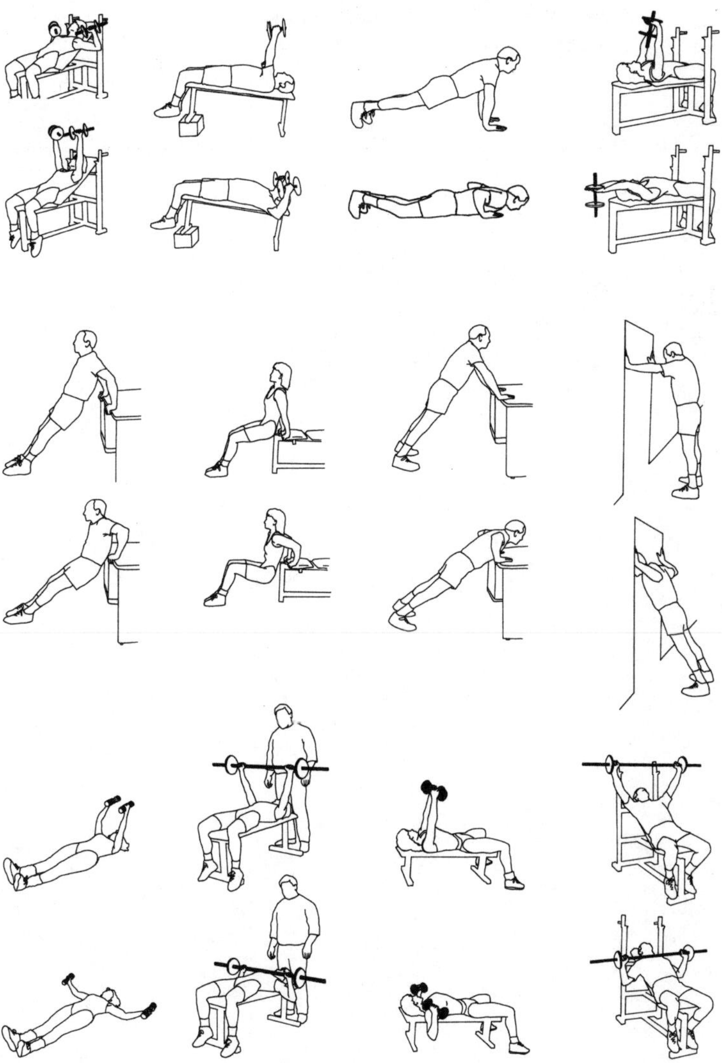

VI Schultern S. 293–304

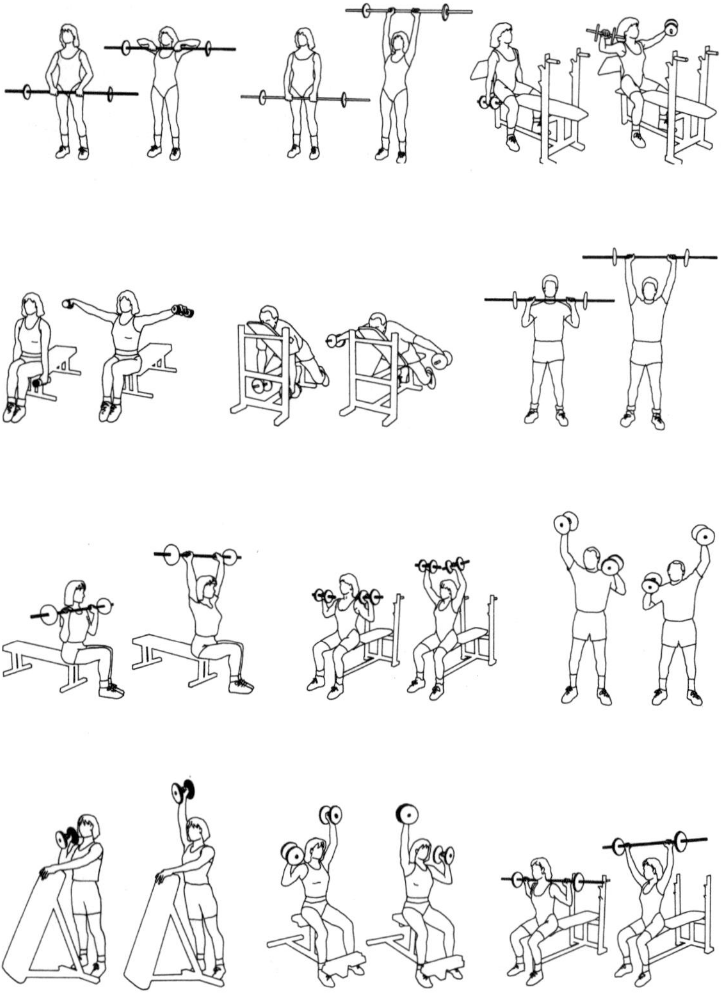

VII Oberschenkel S. 305–316

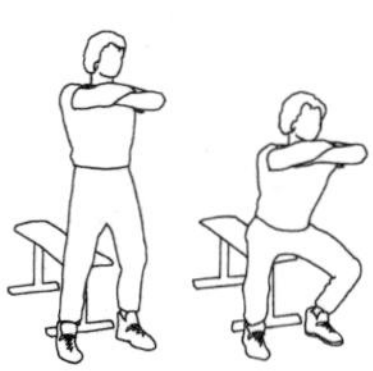
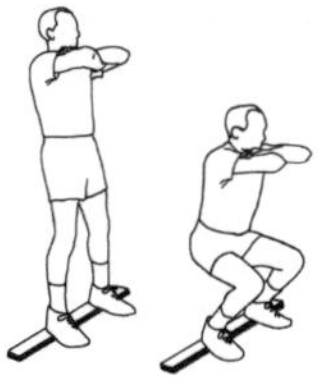
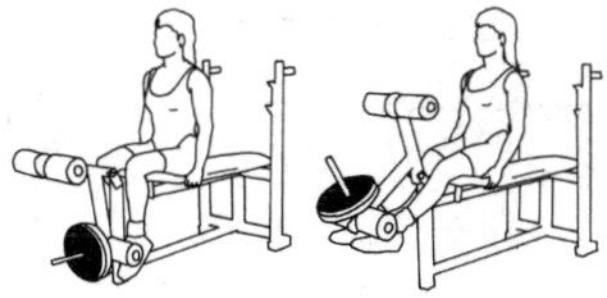
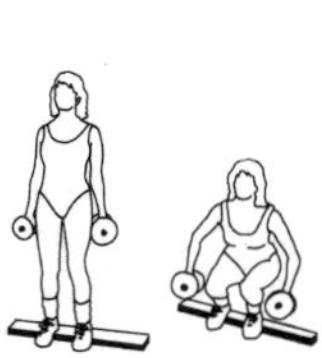
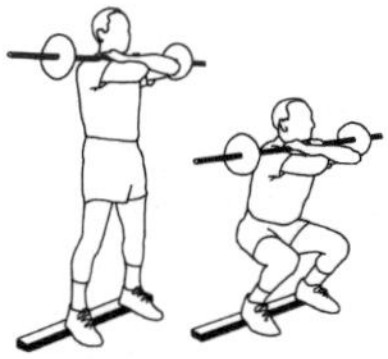
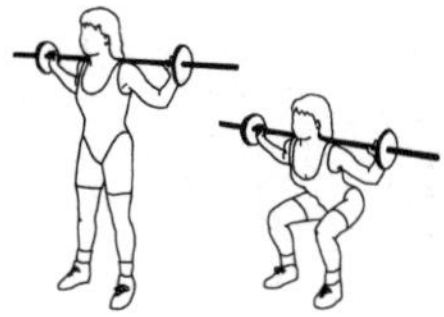
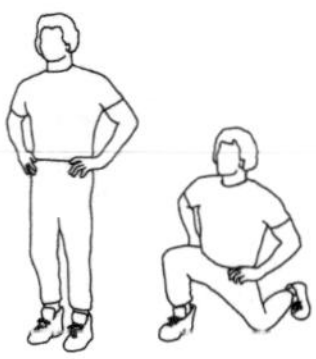
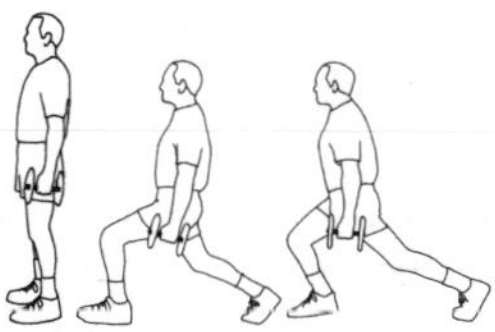
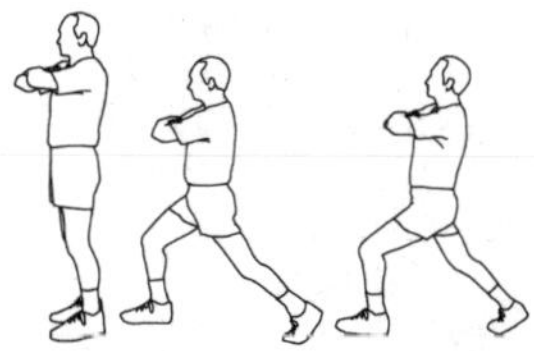
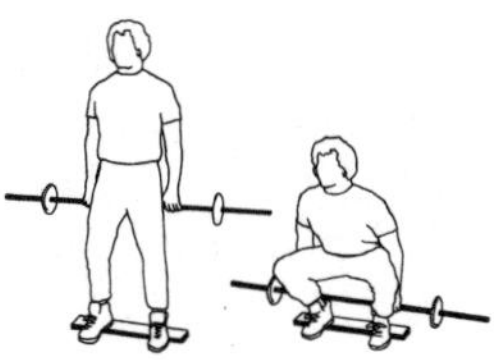
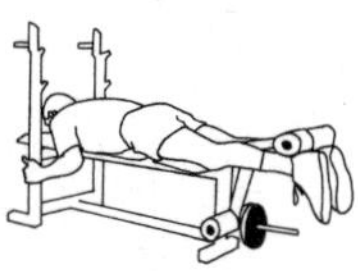
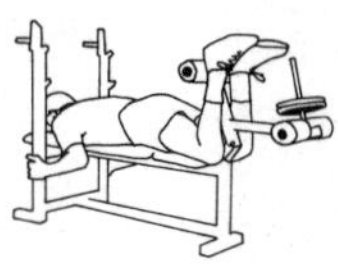

VII Oberschenkel S. 317–327

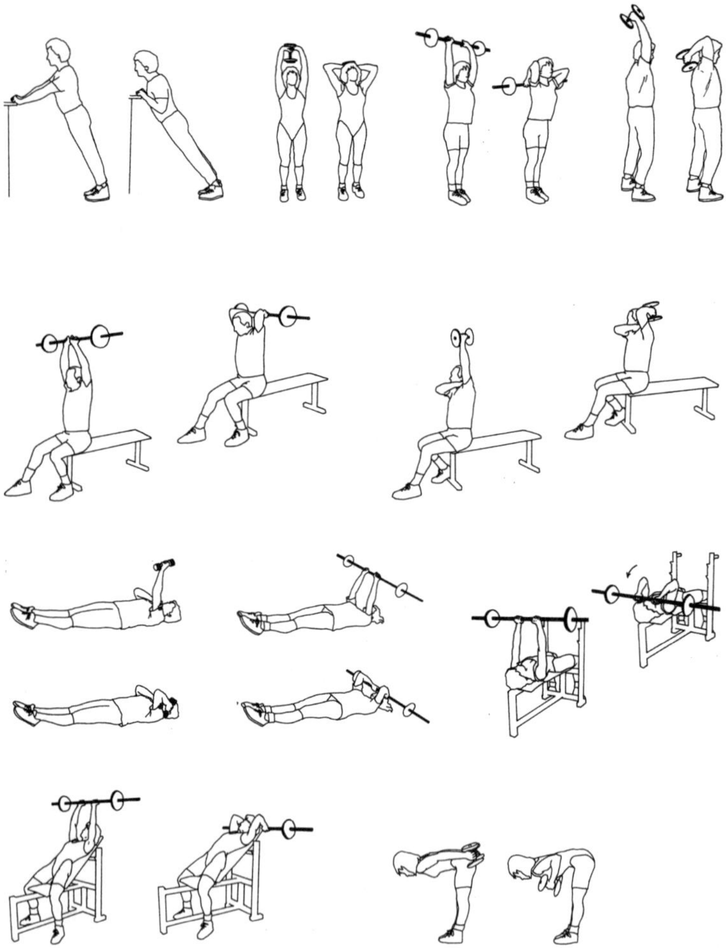

Bücher für positive Lebensgestaltung

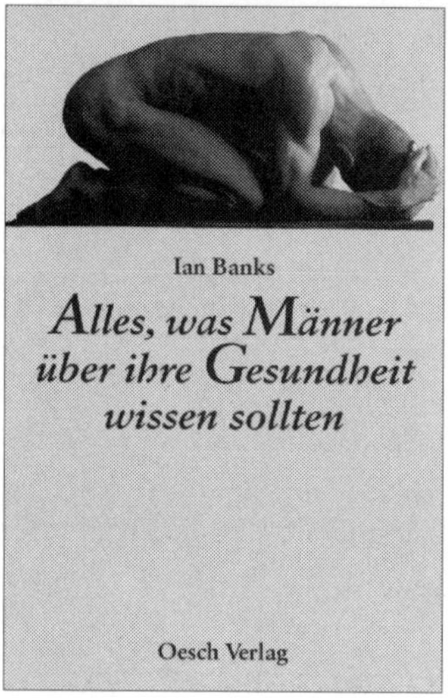

Ian Banks

Alles, was Männer über ihre Gesundheit wissen sollten

247 Seiten, gebunden,
mit Schutzumschlag
ISBN 3-85833-538-X
Jetzt in Ihrer
Buchhandlung

Männer könnten länger, glücklicher und aktiver leben, wenn sie beginnen würden, ihren Körper besser zu verstehen und genauer auf ihn zu achten. Hier ist Ihr offener und pragmatischer »Hausarzt«, den Sie jederzeit und überall zu Rate ziehen können, wenn Sie gesünder, freier und länger leben wollen.

OESCH VERLAG
Jungholzstraße 28, CH-8050 Zürich
E-Mail: info@oeschverlag.ch

Bitte verlangen Sie weitere Informationen über unser Programm direkt beim Verlag

GOLDMANN

Das Gesamtverzeichnis aller lieferbaren Titel erhalten Sie im Buchhandel oder direkt beim Verlag

★

Taschenbuch-Bestseller zu Taschenbuchpreisen
– Monat für Monat interessante und fesselnde Titel –

★

Literatur deutschsprachiger und internationaler Autoren

★

Unterhaltung, Kriminalromane, Thriller
und Historische Romane

★

Aktuelle Sachbücher, Ratgeber, Handbücher und Nachschlagewerke

★

Bücher zu Politik, Gesellschaft, Naturwissenschaft und Umwelt

★

Das Neueste aus den Bereichen
Esoterik, Persönliches Wachstum und Ganzheitliches Heilen

★

Klassiker mit Anmerkungen, Anthologien und Lesebücher

★

Kalender und Popbiographien

★

Die ganze Welt des Taschenbuchs

★

Goldmann Verlag • Neumarkter Str. 18 • 81673 München

Bitte senden Sie mir das neue kostenlose Gesamtverzeichnis

Name: ________________________________

Straße: ________________________________

PLZ / Ort: ________________________________